무료 동영상이 있는

치과
위생사
국 가 시 험
기출유형문제집

SD에듀
㈜시대고시기획

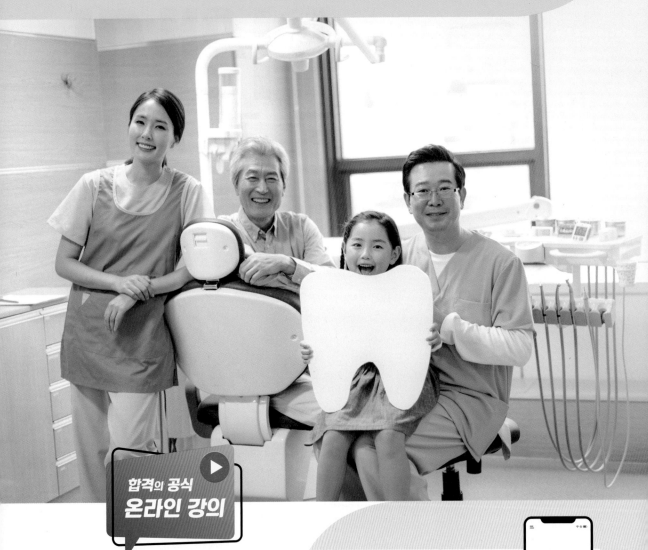

우리나라 치과위생사 교육은 1965년 연세대학교 의학기술학과에서 시작되어, 현재는 전국 78개 대학에서 매년 5,000여 명의 전문보건학사 및 보건학사가 배출되고 있습니다. 치과위생사는 지역 주민과 치과질환을 가진 사람을 대상으로 구강보건교육, 예방치과처치, 치과진료협조 및 경영관리를 지원하여 국민의 구강건강증진의 일익을 담당하는 전문직업으로서, 치과위생사로서 활동하기 위해 반드시 치과위생사 면허를 취득하여야 합니다.

앞서 출간한 이론서 치과위생사 국가시험 한권으로 끝내기의 학생들 반응에 힘입어 국가시험 실전 유형분석을 통한 모의고사 6회분의 문제집을 출간하게 되었습니다.

본 도서의 특징은 다음과 같습니다.

첫 째, 불분명한 정답, 애매한 오답을 배제하기 위해 치과위생사 국가시험 수험서 최초로 QR코드를 도입하여 해설 강의를 무료로 들을 수 있습니다.

둘 째, 정답 및 해설 관련 내용을 상세하게 수록하여 정답과 해설을 보기 위해 다시 원서를 찾아야 하는 번거로움을 최대한 덜어드리고자 하였습니다.

셋 째, 필기시험을 앞두고 시험 직전에 학습할 수 있도록 암기노트를 수록하였습니다. 중요한 내용만 표로 정리하여 시험장에서 시험 직전에 다시 한 번 중요한 내용을 학습한 후 시험을 볼 수 있도록 구성하였습니다.

부족한 내용은 수정·보완할 것을 약속드리며, 치과위생사 국가시험 한권으로 끝내기와 함께 본 도서가 합격에 큰 도움이 되기를 바랍니다.

마지막으로 본 도서가 출판되도록 도움과 배려를 주신 시대고시기획 임직원 여러분께 진심으로 감사드립니다.

편저자 씀

시행처

한국보건의료인국가시험원

개요

치과위생사란 치과의사를 보조하여 치주질환을 예방 · 치료하고 구강관리 안내업무를 수행하는 자이다.

수행직무

치과위생사는 치아 및 구강질환의 예방과 위생관리 등에 관한 다음의 구분에 따른 업무를 수행한다.

① 교정용 호선(弧線)의 장착 · 제거
② 불소 도포
③ 보건기관 또는 의료기관에서 수행하는 구내 진단용 방사선 촬영
④ 임시 충전
⑤ 임시 부착물의 장착
⑥ 부착물의 제거
⑦ 치석 등 침착물(沈着物)의 제거
⑧ 치아 본뜨기

치과위생사의 역할

구강건강증진 및 교육연구가

국민의 구강건강증진을 위해 학교 사업장 및 영유아, 노인, 장애인, 임산부 등을 대상으로 한 공중구강보건사업에 있어 중추적인 역할을 수행하며, 수돗물불소화사업, 불소용액양치사업, 구강보건교육자료 개발 등을 담당한다.

예방치과처치자

잇몸병 및 충치 예방을 위해 치석 제거(Scaling)와 치태 조절, 치아 홈 메우기, 불소 도포, 구강관리용품 사용법 및 칫솔질 교습, 식이조절 등을 수행하여 환자가 최적의 구강건강을 유지하도록 하는 역할을 담당한다.

치과진료협조자

치과의사의 지도에 따라 환자의 구강 내외 치과방사선촬영 및 현상 환자의 치료계획 수립과 치료 전 교육, 진료과정 협조 및 치료 후 유의사항과 계속관리교육 등을 실시하며 효율적인 치과진료가 이루어지도록 진료실의 전반적인 유지 · 관리를 담당한다.

병원관리자

진료에 관계되는 물적 · 인적 자원관리를 담당하는 것으로 효율적 환자 진료시간 배정, 진료절차관리, 환자요양급여 및 의무기록관리, 요양급여비용 청구 및 심사관리, 재료 및 약재관리, 계속관리제도 운영 등 전반적인 병원관리자로서의 역할을 수행한다.

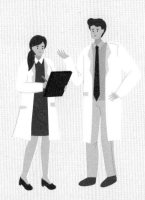

GUIDE

다음의 자격이 있는 자가 응시할 수 있다.

① 취득하고자 하는 면허에 상응하는 보건의료에 관한 학문을 전공하는 대학 · 산업대학 또는 전문대학을 졸업한 자. 단, 졸업예정자의 경우 이듬해 2월 이전 졸업이 확인된 자이어야 하며 만일 동 기간 내에 졸업하지 못한 경우 합격이 취소된다.

② 보건복지부장관이 인정하는 외국에서 취득하고자 하는 면허에 상응하는 보건의료에 관한 학문을 전공하는 대학과 동등 이상의 교육과정을 이수하고 외국의 해당 의료기사 등의 면허를 받은 자. 다만, '95. 10. 6 당시 보건사회부장관이 인정하는 외국의 해당 전문대학 이상의 학교에 재학 중인 자는 그 해당 학교 졸업자

다음에 해당하는 자는 응시할 수 없다.

① 정신건강증진 및 정신질환자 복지서비스 지원에 관한 법률(정신건강복지법) 제3조제1호에 따른 정신질환자. 다만, 전문의가 의료기사 등으로서 적합하다고 인정하는 사람은 그러하지 아니하다.

② 마약 · 대마 또는 향정신성의약품 중독자

③ 피성년후견인, 피한정후견인

④ 의료기사 등에 관한 법률 또는 형법 중 제234조 · 제269조 · 제270조제2항부터 제4항까지 · 제317조제1항, 보건범죄 단속에 관한 특별조치법, 지역보건법, 국민건강증진법, 후천성면역결핍증 예방법, 의료법, 응급의료에 관한 법률, 시체해부 및 보존에 관한 법률, 혈액관리법, 마약류 관리에 관한 법률, 모자보건법 또는 국민건강보험법을 위반하여 금고 이상의 실형을 선고받고 그 집행이 끝나지 아니하거나 면제되지 아니한 사람

시험종별	시험과목 수	문제 수	배 점	총 점	문제형식
필 기	2	200	1점/1문제	200점	객관식 5지 선다형
실 기	1	1	100점/1문제	100점	치석 제거 및 탐지능력 측정

구 분	시험과목 (문제 수)	교시별 문제 수	시험형식	입장시간	시험시간
1교시	• 의료관계법규(20) • 치위생학 1(80) (기초치위생, 치위생관리)	100	객관식	～08:30	09:00～10:25 (85분)
2교시	• 치위생학 2(100) (임상치위생)	100	객관식	～10:45	10:55～12:20 (85분)

※ 의료관계법규 : 의료법, 의료기사 등에 관한 법률, 지역보건법, 구강보건법과 그 시행령 및 시행규칙

① 필기시험에 있어서는 매 과목 만점의 40% 이상, 전 과목 총점의 60% 이상 득점한 자를 합격자로 하고, 실기시험에 있어서는 만점의 60% 이상 득점한 자를 합격자로 한다.

② 응시자격이 없는 것으로 확인된 경우에는 합격자 발표 이후에도 합격을 취소한다.

① 합격자 명단은 다음과 같이 확인할 수 있다.
  • 국시원 홈페이지 [합격자 조회] 메뉴
  • 국시원 모바일 홈페이지

② 휴대전화번호가 기입된 경우에 한하여 SMS로 합격 여부를 통보한다.

[인터넷 접수]

① 인터넷 접수 대상자

    방문 접수 대상자를 제외하고 모두 인터넷 접수만 가능하다.

② 인터넷 접수 준비사항

- 회원가입 : 약관 동의(이용약관, 개인정보 처리지침, 개인정보 제공 및 활용)
- 아이디 / 비밀번호 : 응시원서 수정 및 응시표 출력에 사용
- 연락처 : 연락처 1(휴대전화번호), 연락처 2(자택번호), 전자우편 입력

    ※ 휴대전화번호는 비밀번호 재발급 시 인증용으로 사용됨

- 응시원서 : 국시원 홈페이지 [시험안내 홈]–[원서접수]–[응시원서 접수]에서 직접 입력
- 실명인증 : 성명과 주민등록번호를 입력하여 실명인증 시행. 외국 국적자는 외국인등록증이나 국내 거소신고증상의 등록번호 사용. 금융거래 실적이 없을 경우 실명인증이 불가능함. 코리아크레딧뷰로(02–708–1000)에 문의
- 사진파일 : jpg파일(컬러), 276×354pixel 이상 크기, 해상도는 200dpi 이상

③ 응시 수수료 결제

- 결제방법 : [응시원서 작성 완료] → [결제하기] → [응시 수수료 결제] → [시험 선택] → [온라인계좌 이체 / 가상계좌 이체 / 신용카드] 중 선택
- 마감 안내 : 인터넷 응시원서 등록 후 접수 마감일 18:00시까지 결제하지 않았을 경우 미접수로 처리

④ 접수결과 확인

- 방법 : 국시원 홈페이지 [시험안내 홈]–[원서접수]–[응시원서 접수결과] 메뉴
- 영수증 발급 : https://www.tosspayments.com → [결제내역 확인] → [결제방법 선택 조회] → [출력]

⑤ 응시원서 기재사항 수정

- 방법 : 국시원 홈페이지 [시험안내 홈]–[마이페이지]–[응시원서 수정] 메뉴
- 기간 : 시험 시작일 하루 전까지만 가능
- 수정 가능 범위
  - 응시원서 접수기간 : 아이디, 성명, 주민등록번호를 제외한 나머지 항목
  - 응시원서 접수기간 ～ 시험장소 공고 7일 전 : 응시지역
  - 마감 ～ 시행 하루 전 : 비밀번호, 주소, 전화번호, 전자우편, 학과명 등

    ※ 단, 성명이나 주민등록번호는 개인정보(열람, 정정, 삭제, 처리정지) 요구서와 주민등록초본 또는 기본증명서, 신분증 사본을 제출하여야만 수정이 가능(국시원 홈페이지 [시험안내 홈]–[시험선택]–[서식모음]에서 「개인정보(열람, 정정, 삭제, 처리정지) 요구서」 참고)

⑥ 응시표 출력
- 방법 : 국시원 홈페이지 [시험안내 홈]-[응시표 출력]
- 기간 : 시험장 공고일부터 시험 시행일 아침까지 가능
- 기타 : 흑백으로 출력해도 관계없음

[방문 접수]

① 방문 접수 대상자

보건복지부장관이 인정하는 외국 대학 졸업자 중 국가시험에 처음 응시하는 경우는 응시 자격 확인을 위해 방문 접수만 가능하다.

② 방문 접수 시 준비 서류
- 응시원서 1매(국시원 홈페이지 [시험안내 홈]-[시험선택]-[서식모음]에서 「보건의료인 국가시험 응시원서 및 개인정보 수집 · 이용 · 제3자 제공 동의서(응시자)」 참고)
- 동일 사진 2매(3.5×4.5cm 크기의 인화지로 출력한 컬러사진)
- 개인정보 수집 · 이용 · 제3자 제공 동의서 1매(국시원 홈페이지 [시험안내 홈]-[시험선택]-[서식모음]에서 「보건의료인국가시험 응시원서 및 개인정보 수집 · 이용 · 제3자 제공 동의서(응시자)」 참고)
- 면허증사본 1매
- 졸업증명서 1매
- 성적증명서 1매
- 출입국사실증명서 1매
- 응시 수수료(현금 또는 카드결제)

  ※ 면허증사본, 졸업증명서, 성적증명서는 현지의 한국 주재공관장(대사관 또는 영사관)의 영사 확인 또는 아포스티유(Apostille) 확인 후 우리말로 번역 및 공증하여 제출한다. 단, 영문서류 는 번역 및 공증을 생략할 수 있다(단, 재학사실확인서는 필요시 제출).

  ※ 단, 제출한 면허증, 졸업증명서, 성적증명서, 출입국사실증명서 등의 서류는 서류보존기간(5년) 동안 다시 제출하지 않고 응시할 수 있다.

③ 응시 수수료 결제
- 결제방법 : 현금, 신용카드, 체크카드 가능
- 마감 안내 : 방문 접수 기간 18:00시까지(마지막 날도 동일)

GUIDE

공통 유의사항

[원서 사진 등록]

- 모자를 쓰지 않고, 정면을 바라보며, 상반신만을 6개월 이내에 촬영한 컬러사진
- 응시자의 식별이 불가능할 경우, 응시가 불가능할 수 있음
- 셀프 촬영, 휴대전화기로 촬영한 사진은 인정되지 않음
- 기타 : 응시원서 작성 시 제출한 사진은 면허(자격)증에도 동일하게 사용

※ 면허 사진 변경 : 면허 교부 신청 시 변경사진, 개인정보(열람, 정정, 삭제, 처리정지) 요구서, 신분증 사본을 제출하면 변경 가능

합격률

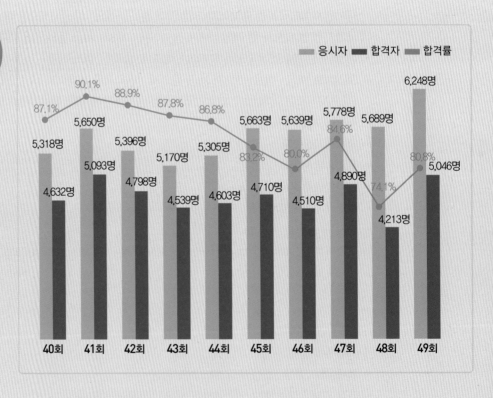

응시자 ■ 합격자 ■ 합격률

	40회	41회	42회	43회	44회	45회	46회	47회	48회	49회
응시자	5,318명	5,650명	5,396명	5,170명	5,305명	5,663명	5,639명	5,778명	5,689명	6,248명
합격자	4,632명	5,093명	4,798명	4,539명	4,603명	4,710명	4,510명	4,890명	4,213명	5,046명
합격률	87.1%	90.1%	88.9%	87.8%	86.8%	83.2%	80.0%	84.6%	74.1%	80.8%

시험일정

구 분		일 정	비 고
응시원서 접수	기 간	• 인터넷 접수 : 2022년 8월 30~9월 6일 다만, 외국대학 졸업자로 응시자격 확인 서류를 제출하여야 하는 자는 접수기간 내에 반드시 국시원 별관 (2층 고객지원센터)에 방문하여 서류 확인 후 접수 가능함	• 응시 수수료 : 135,000원 • 접수시간(인터넷 접수) : 해당 시험 직종 원서접수 시작일 09:00부터 접수 마감일 18:00 까지
	장 소	• 인터넷 접수 국시원 홈페이지 [원서접수] 메뉴	
응시표 출력기간		• 시험장 공고일 이후부터 출력 가능	–
시험시행	일 시	• 2022년 12월 11일	• 응시자 준비물 : 응시표, 신분증, 필기도구 지참 (컴퓨터용 흑색 수성사인펜은 지급함)
	장 소	• [국시원 홈페이지]−[시험 안내]− [치과위생사]−[시험장소(필기/실기)]	
최종 합격자 발표	일 시	• 2022년 12월 27일	• 휴대전화번호가 기입된 경우에 한하여 SMS 통보
	발 표	• 국시원 홈페이지 [합격자 조회] 메뉴	

※ 상기 시험일정은 시행처의 사정에 따라 변경될 수 있으니, 한국보건의료인국가시험원(https://www.kuksiwon.or.kr/index.do)에서 확인하시기 바랍니다.

CONTENTS

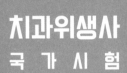

치과위생사
국 가 시 험

시험 직전
암기노트

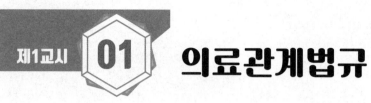

▌의료인의 종별 임무(의료법 제2조)

의 사	의료와 보건지도
치과의사	치과 의료와 구강보건지도
한의사	한방 의료와 한방보건지도
조산사	조산(助産)과 임산부 및 신생아에 대한 보건과 양호지도
간호사	• 환자의 간호요구에 대한 관찰, 자료 수집, 간호판단 및 요양을 위한 간호 • 의사, 치과의사, 한의사의 지도하에 시행하는 진료의 보조 • 간호요구자에 대한 교육·상담 및 건강증진을 위한 활동의 기획과 수행, 그 밖의 대통령령으로 정하는 보건활동 • 간호조무사가 수행하는 간호사 업무보조에 대한 지도

▌의료인의 권리(의료법 제12조~제14조)

의료기술 등에 대한 보호 (제12조)	의료인의 의료행위에 대해서는 이 법이나 다른 법령에 의해 따로 규정된 경우 외에는 누구든지 간섭하지 못한다. 또한 의료기관의 의료용 시설·기재·약품, 그 밖의 기물 등을 파괴·손상하거나 의료기관을 점거하여 진료를 방해하여서는 아니 되며, 이를 교사하거나 방조하여서는 아니 된다.
의료기재 압류 금지 (제13조)	의료인의 의료업무에 필요한 기구·약품, 그 밖의 재료는 압류하지 못한다.
기구 등 우선공급 (제14조)	의료인은 의료행위에 필요한 기구·약품, 그 밖의 시설 및 재료를 우선적으로 공급받을 권리가 있으며, 부수(附隨)되는 물품·노력과 교통수단에 대해서도 동일한 권리를 보유한다.

▌의료인의 의무(의료법 제15조~제17조)

진료거부 금지 등 (제15조)	의료인 또는 의료기관 개설자는 진료 또는 조산의 요청을 받으면 정당한 이유 없이 거부하지 못한다. 의료인은 응급환자에게 응급의료에 관한 법률에서 정하는 바에 따라 최선의 처치를 해야 한다.
세탁물 처리 (제16조)	의료기관에서 나오는 세탁물은 의료인·의료기관 또는 특별자치시장·특별자치도지사·시장·군수·구청장에게 신고한 자가 위생적으로 보관·운반·처리하며, 시설·장비 기준, 신고 절차 및 지도·감독은 보건복지부령으로 정한다.
진단서 등 (제17조)	의사·치과의사 또는 한의사는 자신이 진찰하거나 검안한 자에 대한 진단서·검안서 또는 증명서 교부를 요구받은 때에는 정당한 사유 없이 거부하지 못한다.

▎ 진료기록부 등의 보존(의료법 시행규칙 제15조)

2년	처방전
3년	진단서 등의 부본(진단서·사망진단서 및 시체검안서 등을 따로 구분하여 보존할 것)
5년	환자 명부, 검사내용 및 검사소견 기록, 방사선 사진(영상물 포함) 및 그 소견서, 간호기록부, 조산기록부
10년	진료기록부, 수술기록

▎ 의료기관의 개설(의료법 제33조)

구 분	개 설	변 경
종합병원, 병원, 치과병원, 한방병원, 요양병원	시·도지사의 허가	
의원, 치과의원, 한의원, 조산원	시장·군수·구청장에게 신고	

▎ 치과위생사의 업무범위(의료기사 등에 관한 법률 시행령 별표 1)

- 교정용 호선(弧線)의 장착·제거
- 불소 바르기
- 보건기관 또는 의료기관에서 수행하는 구내 진단용 방사선 촬영
- 임시 충전
- 임시 부착물의 장착
- 부착물의 제거
- 치석 등 침착물(沈着物)의 제거
- 치아 본뜨기
- 그 밖에 치아 및 구강질환의 예방과 위생 관리 등에 관한 업무

▎ 의료기사와 의료기사 등의 종별(의료기사 등에 관한 법률 제1조의2, 제2조)

- 의료기사 : 임상병리사, 방사선사, 물리치료사, 작업치료사, 치과기공사, 치과위생사(총 6종)
- 의료기사 등 : 의료기사(6종) + 보건의료정보관리사, 안경사(총 8종)

▎ 자격의 정지(의료기사 등에 관한 법률 제22조)

- 품위를 현저히 손상시키는 행위를 한 경우
- 치과기공소 또는 안경업소의 개설자가 될 수 없는 자에게 고용되어 치과기공사 또는 안경사의 업무를 한 경우
- 개설등록을 하지 아니하고 치과기공소를 개설·운영한 때
- 치과기공물제작의뢰서를 보존하지 아니한 때
- 치과기공사 등의 준수사항을 위반한 때
- 그 밖에 의료기사 등에 관한 법률 또는 이 법에 따른 명령을 위반한 경우

▌ 의료기사 등의 품위손상행위의 범위(의료기사 등에 관한 법률 시행령 제13조)
- 의료기사 등의 업무 범위를 벗어나는 행위
- 의사나 치과의사의 지도를 받지 아니하고 업무를 하는 행위(보건의료정보관리사, 안경사는 제외)
- 학문적으로 인정되지 아니하거나 윤리적으로 허용되지 아니하는 방법으로 업무를 하는 행위
- 검사결과를 사실과 다르게 판시하는 행위

▌ 벌칙 : 3년 이하의 징역 또는 3천만원 이하의 벌금(의료기사 등에 관한 법률 제30조)
- 의료기사 등의 면허 없이 의료기사 등의 업무를 한 사람
- 다른 사람에게 면허를 대여한 사람
- 면허를 대여받거나 면허 대여를 알선한 사람
- 업무상 알게 된 비밀을 누설한 사람
- 치과기공사의 면허 없이 치과기공소를 개설한 자(개설등록을 한 치과의사는 제외)
- 치과의사가 발행한 치과기공물제작의뢰서에 따르지 아니하고 치과기공물 제작 등 업무를 행한 자
- 안경사의 면허 없이 안경업소를 개설한 사람

▌ 과태료(의료기사 등에 관한 법률 제33조)

500만원 이하	• 보수교육의 시간 · 방법 · 내용 등에 관한 사항을 위반하여 보수교육을 실시하거나 실시하지 아니한 경우에는 시정을 명할 수 있는데 이 시정명령을 이행하지 않은 자
100만원 이하	• 실태와 취업 상황을 허위로 신고한 사람 • 폐업신고를 하지 아니하거나 등록사항의 변경신고를 하지 아니한 치과기공사 및 안경업소 개설자 • 보고를 하지 아니하거나 검사를 거부 · 기피 또는 방해한 치과기공사 및 안경업소 개설자

▌ 건강검진 등의 신고(지역보건법 제23조, 시행규칙 제9조)
- 지역주민 다수를 대상으로 건강검진 또는 순회진료 등 주민의 건강에 영향을 미치는 행위를 하려는 경우에는 건강검진 등을 하려는 지역을 관할하는 보건소장에게 신고해야 한다.
- 의료기관이 의료기관 외의 장소에서 지역주민 다수를 대상으로 건강검진 등을 하려고 하는 경우에도 신고를 해야 한다.
- 건강검진을 실시하기 10일전까지 관할 보건소장에게 신고한다. 이때 보건소장은 신고서를 제출받은 날부터 7일 이내에 신고의 수리 여부를 신고인에게 통지해야 한다.

▌구강건강실태조사 등의 시기 및 방법(구강보건법 시행령 제4조)

- 구강건강상태조사에 포함되어야 할 사항
  - 치아건강 상태
  - 치주조직건강 상태
  - 틀니 보철 상태
  - 그 밖에 치아반점도 및 구강건강 상태에 관한 사항
- 구강건강의식조사에 포함되어야 할 사항
  - 구강보건에 대한 지식
  - 구강보건에 대한 태도
  - 구강보건에 대한 행동
  - 기타 구강보건의식에 관한 사항

▌불소용액의 농도 등(구강보건법 시행규칙 제10조)

- 불소용액양치사업에 필요한 양치 횟수는 매일 1회 또는 주 1회로 한다.
- 불소용액양치사업에 필요한 불소용액의 농도는 매일 1회 양치하는 경우에는 양치액의 0.05%, 주 1회 양치하는 경우에는 양치액의 0.2%로 한다.
- 불소도포사업에 필요한 불소 도포 횟수는 6개월에 1회로 한다.

제1교시 02 구강해부

▌ 상악골의 4대 돌기
- 구개돌기
- 권골(협골)돌기
- 전두돌기
- 치조돌기

▌ 상악동의 4대 기능
- 머리의 무게 감소
- 공기의 온도, 습도 조절
- 소리의 공명
- 분비물 배출

▌ 연령에 따른 하악각의 변화
- 출생 직후 : 175°
- 유년기 : 140°
- 성인기 : 110~120°
- 노인 : 140°

▌ 접형골의 3대 돌기
- 안와돌기
- 접형골돌기
- 추체돌기

▌ 접형골의 대익에서 관찰되는 구조물

구 분	정원공	난원공	극 공
위 치	익구개와와 교통	정원공의 후외방	난원공의 후외방
통과신경	상악신경	하악신경	중경막신경

▌두개관의 봉합

종 류	연관되는 뼈	종 류	연관되는 뼈
관상봉합	전두골–두정골	정중구개봉합	구개골
시상봉합	두정골	측두관골봉합	관골–측두골
인상봉합	측두골–두정골	횡구개봉합	상악골–구개골
인자봉합	후두골–두정골		

▌저작근의 4대 종류

- 측두근
- 교 근
- 외측 익돌근
- 내측 익돌근

▌저작근의 기시, 정지, 작용

구 분		기 시	정 지	작 용
측두근		• 측두근막 • 하측두선 • 측두와	근돌기	• 전측두근 : 전방 • 중측두근 : 회전 • 후측두근 : 후방, 측방
교 근		• 권골(관골)궁	교근조면	• 천부 : 전방 • 심부 : 후방
외측 익돌근	상 두	접형골 대익의 안쪽면, 측두하능	관절낭	
	하 두	접형골 익상돌기 외측 익돌판의 외면	익돌근와	
내측 익돌근		• 접형골의 익돌와 • 상악골의 상악결절 • 구개골의 추체돌기	익돌근조면	

▌각 운동에 관여하는 저작근

구 분	개 구	폐 구	하악골			
			전 진	후 퇴	회 전	측 방
측두근		○	○	○	○	○
교 근		○	○	○		
외측 익돌근	○(초기)		○			○
내측 익돌근		○	○			○

▌ 악관절의 특징
- 윤활성
- 양측성
- 치아교합과 관련
- 뇌와 뇌신경에 의한 지배 및 조절

▌ 혀의 신경지배

구 분	일반감각	미 각	운동신경
혀의 전방 2/3	설신경(삼차신경)	고삭신경(안면신경)	설하신경
혀의 후방 1/3	설인신경		
후두 덮개 부근	미주신경		

▌ 상악신경의 주요 가지와 분포

신경가지	통 과	분 포
대구개신경	대구개공	경구개(치은 및 점막)
소구개신경	소구개공	연구개, 구개편도, 구개 수
비구개신경	절치관과 절치공	경구개 앞부분
후상치조신경	후상치조공	상악대구치, 협측치은, 상악동
중상치조신경	안와하관의 뒷부분	상악의 소구치, 협측치은
전상치조신경	안와하관의 앞부분	상악절치, 상악견치, 순측치은

▌ 삼차신경
- 안신경
- 상악신경
- 하악신경

▌ 설인신경의 역할

종 류	역 할
일반감각	혀의 뒤쪽 1/3, 인두
특수감각	혀의 뒤쪽 1/3의 미각을 담당
운동신경	경돌인두근에 분포
부교감신경	이하선의 분비에 관여

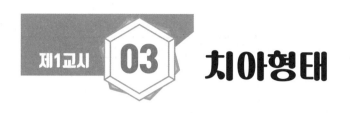

제1교시 03 치아형태

이상결절의 위치

종 류	분포 위치	종 류	분포 위치
개제결절	상악 제1소구치	후구치결절	상악 제3대구치
카라벨리씨결절	상악 제1대구치, 상악 제2유구치	6교두와 7교두	하악 제1대구치
가성구치결절	상악 제2대구치		

상악 견치와 하악 견치의 비교

항 목	상악 견치		하악 견치
치관의 길이	10mm	<	11mm
치근의 길이	17mm	>	16mm
근원심경	7.5mm	>	7mm
순설경	8mm	>	7.5mm

상악 제1소구치와 상악 제2소구치의 비교

구 분		상악 제1소구치	상악 제2소구치
협 면	협측교두정	약간 원심	중앙이나 약간 근심
	교두융선	근심이 길다.	비슷하거나 근심이 짧다.
	교 두	크고 길고 날카롭다.	작고 짧고 완만하다.
설 면	교 두	설측교두가 1mm 짧다.	설측교두가 0.5mm 짧다.
접촉면	변연융선	비스듬하다.	치아장축에 직각이다.
	근심변연구	있다.	없다.
	원심면	근심면보다 넓다.	근심면과 비슷하다.
	원심측 치근함몰	얕다.	깊다.
교합면	근심협측우각	둔 각	예 각
	원심협측우각	예 각	둔 각
	근심반부와 원심반부	비대칭	대 칭
	융선, 구, 소와 발육	좋다.	약하다.
	근심변연융선 (개제결절과 근심변연구)	있다.	없다.
치 근		복근치(협·설 치근)	단근치

하악 제1소구치와 하악 제2소구치의 비교

구 분		하악 제1소구치	하악 제2소구치
협 면	치관 길이	8.5mm	8mm
	협면융선	뚜렷하다.	약하다.
설 면	치관 길이	협측교두의 2/3(5.5mm)	2교두형은 7mm, 3교두형의 근심설측교두는 7mm, 원심설측교두는 6.5mm
	교두의 수	1개	1~2개
교합면	근심설측구	있다.	없다.
	횡주융선	뚜렷하다.	약하다.
	교두의 수	2개	2~3개
	외 형	불규칙한 마름모나 삼각형	불규칙한 사각형이나 오각형
	협측반부 : 설측반부	3 : 1	2 : 1
접촉면	근심변연융선	낮고 경사짐	높고 수평적
	치관의 경사	심한 설측경사	약한 설측경사

상악 제1대구치와 하악 제1대구치의 비교

구 분		상악 제1대구치	하악 제1대구치
치 관	협설경	11mm	10.5mm
	근원심경	10mm	11mm
협 면	협면구의 수	1개	2개
설 면	설측구의 위치	원심측	중 앙
교합면	형 태	변형된 평행사변형	부등변사각형, 사다리꼴
	교두의 수	4개	5개
	가장 큰 교두	근심설측교두	근심협측교두
	가장 작은 교두	원심설측교두	원심교두
	중심소와에서 끝나는 구	협측구	설측구
	발육된 삼각융선의 수	3개	4개
	삼각구의 수	3개	3개
	없는 삼각구	원심설측삼각구	원심협측삼각구
	연합융선	1개의 사주융선	2개의 횡주융선
	카라벨리씨결절	있다.	없다.
치 근	길 이	12~13mm	14mm
	치근 분리	치경부 아래 4mm	치경부 약간 밑
	치근의 종류	다근치	복근치
	치근의 수	3개	2개

▌하악 제1대구치와 하악 제2대구치의 비교

구 분		하악 제1대구치	하악 제2대구치
치 관	근원심경	11mm	10.5mm
협 면	협면구의 수	2개	1개
설 면	설면구의 수	1개	주행하다 사라진다.
교합면	크 기	넓다.	약간 좁다.
	주발육구	Y형	+형
	근원심연	직선형	곡선형
	모 양	오각형	사각형
	교두의 수	5개	4개
치 근	치근의 길이	13mm	14mm
	치근의 종류	복근치	복근치
	치근의 특징	모아져 원심경사	벌어짐

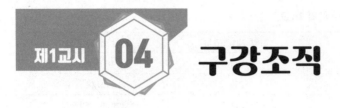

제1교시 **04** 구강조직

상피조직의 형태학적 분류

단층상피	단층 편평상피	혈관의 내피
	단층 입방상피	침샘의 도관
	단층 원주상피	자궁, 난관, 위점막
위중층상피	위(거짓)중층상피	비강, 상기도
중층상피	중층 편평상피	구강점막, 식도
	중층 입방상피	난 포
	중층 원주상피	연구개의 상면, 요도의 일부
	이행상피	요도, 요관, 방광, 신우

골조직의 구조

골 막	혈관과 신경이 뼈를 형성, 치유기능 역할
골 수	뼈의 가장 안쪽, 혈액의 줄기세포가 있음
골층판	교원섬유와 무기질이 규칙적으로 배열됨
하버스관	혈관과 신경이 지나감, 주변 뼈조직 세포에 영양 공급
볼크만관	혈관과 신경이 지나감, 하버스관에 대해 직각, 사선 주행
골소강	뼈모세포가 있는 공간

태아기 치아의 발생

구 분	위 치	분화조직	치아조직
외배엽	배자원판의 위판층	표피, 외이, 신경계, 피부샘, 침샘	법랑질
중배엽	위판층의 이동세포	진피, 근육, 골수, 연골, 생식기관	
내배엽	배자원판의 아래판층	호흡기와 소화기계통, 혀의 표피	
신경능선세포	이동된 신경외배엽	머리와 목의 뼈, 신경계통 일부	상아질, 치수, 백악질, 치주인대, 치조골

치아의 발생 단계에 따른 치배의 특징

시 기		치배의 특징
개시기(배자기)	발생 6~7주	• 유치의 수만큼 치배를 갖는다. • 발생장애 : (부분)무치증, 과잉치
뇌상기(싹시기)	발생 8주	• 치아판이 중간엽 속으로 성장한다. • 발생장애 : 거대치, 왜소치
모상기(모자시기)	발생 9~10주	• 법랑기관 : 법랑질 형성 • 치유두 : 상아질과 치수 형성 • 치낭 : 백악질, 치주인대, 치조골 형성 • 발생장애 : 치내치, 쌍생치, 융합치, 결절
종상기(종시기)	발생 11~12주	• 법랑기관의 4층 분화 　− 외치법랑상피 : 법랑기관의 방어벽 　− 내치법랑상피 : 법랑모세포로 분화 　− 성상세망(법랑 수) : 법랑질 생성에 도움 　− 중간층 : 법랑질의 석회화에 도움 • 치유두의 2세포 분화 　− 치유두의 바깥세포 : 상아모세포로 분화 　− 치유두의 중심세포 : 치수로 분화 • 치 낭 　− 치낭의 안쪽층 : 백악질 형성 　− 치낭의 바깥층 : 치주인대와 치조골 형성
침착기와 성숙기	치아마다 다름	• 발생장애 : 법랑진주, 법랑질이형성증, 상아질이형성증, 유착

법랑질의 구조물

종 류	특 성
Retzius 선조	• 법랑질의 성장선으로 석회화에 따른 주기적 변화를 보인다. • 최근 7일 동안 만들어진 법랑질의 양 • 치아 표면의 윤곽과 평행한 줄무늬
신생선	• 출생 시의 스트레스와 외상이 반영되어 출생 전과 출생 후의 경계부에 나타나는 성장선 • Retzius 선조가 짙어진 형태
슈레거 띠	• 인접한 법랑소주 간의 주행 방향 차이, Retzius 선조의 직각 방향
법랑소주의 횡선문	• 법랑소주의 장축과 평행 • 법랑질의 성장선으로 하루에 $4\mu m$씩 성장하며, 석회화의 정도에 차이를 반영함
법랑방추	• 성숙한 법랑질에 나타나는 구조, 상아법랑경계(DEJ)에 짧은 상아세관으로 보임
법랑총	• 상아법랑경계(DEJ) 근처의 작고 검은 솔 모양의 돌기 • 치경부에 많고, 석회화가 덜 되어 있고, 유기질 함량이 높음
법랑엽판	• 치경부의 상아법랑경계에서 교합면 쪽으로 부분적으로 석회화된 수직적 층판 • 석회화가 낮고, 유기질 함량이 높고, 우식에 이환되기 쉬움
상아법랑경계(DEJ)	• 물결 모양, 볼록한 면이 상아질을 향함
법랑질표면의 주파선조	• Retzius 선조가 법랑질 표면에 도달하는 치경부에 평행하게 있는 여러 개의 고랑

종 류	특 성
법랑소주	• 법랑질의 결정구조의 단위 • 상아법랑경계(DEJ)에서 법랑질의 외면까지 법랑질의 두께만큼 존재한다. • 교두와 절단면 쪽의 법랑소주가 백악법랑경계(CEJ)쪽보다 두껍다. • 가로 절단면은 열쇠구멍 모양이다. • 법랑모세포의 Tomes 돌기에 의한 특이성을 갖는다.

▌ 상아질의 성장선

에브너선	치아의 외형에 평행한 성장선, 하루에 4μm씩 성장하며 5일마다 방향 전환
오웬외형선	에브너선 층판의 일부
안드레젠선	20μm 간격으로 만들어진 상아질
신생선	출생 시의 생리적 외상에 의한 광화장애 반영

▌ 백악질의 종류

1차 백악질(무세포성 백악질)	2차 백악질(세포성 백악질)
최초의 층으로 침착	1차 백악질 완성 후 침착
치경부 1/3	치근단 1/3, 치근분지부
천천히 만들어진다.	빨리 만들어진다.
백악세포가 없다.	백악세포가 있다.
두께 변화가 없다.	시간이 지나면 층이 더해진다(재생).
성장선의 간격이 일정하고, 규칙적이다.	성장선의 간격이 넓고, 불규칙적이다.

▌ 구강점막의 특징

구 분	부 위	상 피	특 징	점막하조직
이장점막	입술점막과 볼점막	두꺼운 비각화상피	• 결합조직유두 불규칙 • 탄력섬유 약간 • 혈관 공급 풍부	• 지 방 • 작은 침샘 • 근육에 단단히 부착
	치조점막	얇은 비각화상피	• 결합조직유두가 없을 수도 있다. • 탄력섬유 풍부 • 혈관 공급 풍부	• 작은 침샘 • 근육에 느슨히 부착
	구강바닥과 혀의 배쪽면	매우 얇은 비각화상피	• 구강 바닥은 넓음 • 혀의 배면은 많은 결합조직유두 • 탄력섬유가 약간 존재 • 침샘이 작고 혈관 공급 풍부	• 구강 바닥은 지방조직, 턱밑샘, 혀밑샘이 존재 • 뼈나 근육에 느슨히 부착 • 혀의 배면은 얇고 근육에 단단 히 부착
	연구개	얇은 비각화상피	• 두꺼운 고유판 • 결합조직유두와 뚜렷한 탄력층	• 매우 얇음 • 지방조직 • 침 샘 • 근육에 단단히 부착

구 분	부 위	상 피	특 징	점막하조직
저작점막	부착치은	두꺼운 각화상피	• 뼈에 대한 점막골막으로의 역할 • 혈관 공급 풍부	• 없 음
	경구개	두꺼운 진성각화상피	• 점막골막으로의 역할	• 앞쪽은 지방조직, 뒤쪽은 작은 침샘 • 경계 부위만 존재

█ 대타액선의 특징

구 분	크 기	위 치	배출도관	선조관	개제관	분비꽈리
이하선	가장 큼	귀의 전하방	귀밑샘	짧다.	길다.	장액성
악하선	중 간	하악저	턱밑샘	길다.	짧다.	혼 합
설하선	가장 작음	구강저	턱밑샘	없거나 드물다.	없다.	혼 합

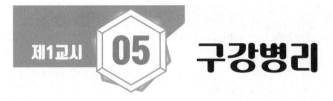

재발성 아프타의 특징

구 분	특 성
위 치	구강점막 중 특히 협, 구순, 혀에 단독 또는 복합적으로 나타남
임상소견	통증이 매우 심하며 1~2주 후 자연치유되나 반복적이며, 흉터는 없음
원 인	불명, 자가면역과 관련, 알레르기, 호르몬, 스트레스 등에 관여
특 징	여성에서 호발, 10~30세에서 호발, 베체트증후군 주 병변의 하나임
육안검사	궤양성 병변으로 원형, 궤양의 표면이 회백색 막, 궤양의 변연부가 붉음
현미경검사	점막상피가 괴사 및 탈락 후 궤양이 형성, 궤양면에 위막이 있고, 하층에 육아조직으로 형성

구순포진의 특징

구 분	특 성
위 치	구순점막 부위에 소수포 홍반이 몇 개 나타나다가 미란과 궤양이 형성됨
임상소견	피부와 점막에 수포가 생기고, 약 1주 후 치유됨
원 인	단순포진은 단순 herpes virus, 대상포진은 수두대상포진 virus 감염에 의함
현미경검사	점막상피 내 수포가 관찰, 수포와 상피하 결합조직에서 호중구의 침윤이 관찰, 수포는 삼출액 저류로 피부, 점막상피 내, 상피직하에서 관찰됨

치아의 기계적 손상

구 분	설 명
교모 (생리적 마모, attrition)	• 교합과 저작 시 마찰에 의한 치질 마모 • 첫 번째 증상 : 앞니의 절단결절이 사라지고 교두가 편평 • 섬유질이 풍부한 음식일수록 생리적 마모 촉진 • 이갈이 습관에 의한 영향
마모 (abrasion)	• 교합력 외의의 여러 기계적 작용(칫솔질)에 의해 치질 마모 • 증상 : 소구치, 견치의 순면, 치경부에 많이 나타남 • 잘못된 칫솔질, 마모성 치약, 뻣뻣한 칫솔 사용에 의한 영향 • 머리핀, 바늘, 핀을 치아로 무는 습관에 영향
굴곡파절 (abfraction)	• 치경부에 생긴 쐐기모양의 병터 • 병적 파절 : 깊은 쐐기상의 결손이 있는 치아, 우식치아, 부적절한 충전을 시행한 치아에서 정상치아에서는 괜찮은 교합력에서도 파절될 때 • 외상성 파절 : 운동, 교통사고, 충돌 등 직간접적으로 가해지는 외력이나 지나친 교합력에 영향

▍치아의 화학적 손상

구 분	설 명
침식 (erosion)	• 화학물질에 의한 치아 경조직 상실 • 치아의 순면, 설면, 인접면, 교합면에서 모두 나타남 • 법랑질이 불투명해지고 혼탁 및 착색이 일어남 • 법랑질이 심해지면 상아질이 노출되고, 2차 상아질의 형성이 시작됨 • 여러 치아를 포함하기 때문에 범위가 넓음 • 원인 : 화학약품의 접촉, 흡입과 연하에 의한 피부조직의 응고, 융해나 괴사 등의 손상, 청량음료, 스포츠이온음료, 과일주스, 과일드링크, 신맛의 과일, 식초, 피클, 위산의 역류 등

▍가역성 치수염과 비가역성 치수염

구 분	가역성 치수염	비가역성 치수염
통증 양상	• 일시적 • 자극 해소 시 통증 소실 • 예리하고 날카로운 통증 • 외부 자극 시 통증	• 지속적 • 자극 해소에도 20분 이상 통증 • 혈관의 맥박과 통증이 일치 • 자발통
관련 치과 병력	• 경조직 손상에 관련된 진료	• 광범위한 수복물, 깊은 우식, 외상
원인치아 발견	• 쉽다.	• 모호하다.
전기치수검사반응	• 낮은 수치	• 낮거나 높은 수치
타진반응	• 없다.	• 있다.
방산통	• 없다.	• 있다.
환자의 자세의 영향	• 없다.	• 있다(누웠을 때 심해짐).

▍급성근단성 화농성 치주염

특 성	• 급성근단성 장액성치주염에서 이행 • 정출감, 이완동요, 교합통, 타진통 모두 심함 • 지속적, 박동성 통증 • 전신증상 있음(악하림프절 종창, 압통, 발열, 식욕부진 등) • 방사선상 치주인대가 약간 넓어진 소견 • 호중구와 림프구의 침윤, 충혈이 심함 • 조직의 괴사와 용해가 나타나는 경우 급성치조농양으로 이행 • 염증 주변부 치조골 흡수가 나타남 • 인접 주위 조직으로 확산 시 골수염, 상악동염, 구개농양, 골막하농양, 구강저봉와직염으로 나타날 수 있음 • 유치에서는 후속영구치 형성장애 초래(turner's tooth)

▎치근단낭종

특 성	• 장기간 치료되지 않은 치근단 육아종에서 이행 • 무수치, 처치치아, 잔존치근에서 나타남 • 자각증상, 교합통, 타진통 거의 없음 • 방사선상에서 경계가 뚜렷한 구상의 투과상 • 낭종이 커지면 피질골이 얇아지며 팽창 • 내층은 미성숙육아조직, 외층은 섬유성조직 • 낭종강 내 장액성 · 점액성 액체 콜레스테롤 결정, 상피세포가 나타남 • 주위 치조골 흡수

▎급성악골 골수염

특 성	• 병변부의 악골에서 통증 • 주변 연조직으로 확산 시 구강점막, 피부에 발적과 종창 • 치아의 동요, 국소림프절의 종창, 발적, 백혈구 증가 • 2주가 지나면 방사선상 만성 투과상 관찰 • 골수에 충혈, 염증성 부종, 호중구 침윤이 나타남

▎건성발치와

특 성	• 발치와 내 혈액응고가 일어나지 않고 노출된 치조벽이 건조해 보이는 것 • 발치창의 세균 감염이 원인이 된 발치와의 골염 • 환자가 발치 후 2~3일 이후 통증 호소, 환부의 악취, 국소림프절의 종창 • 발치가 곤란한 경우 발치 시 나타남 • 매복된 하악 제3대구치 발치 후에 일어남

▎법랑질 저형성증의 원인

발열성 질환	수두, 홍역, 성홍열 등
비타민 결핍	비타민 A, C, D 등(치관에만 영향)
국소 감염	영구치 형성 시 유치의 우식증으로 인한 치근단 감염(Turner's tooth)
외 상	외상에 의한 영구치배의 법랑모세포 손상으로 1~2개 치아에 나타남
선천매독	• 매독의 *Treponema pallidum*이 원인균, Hutchinson' tooth • 영구치와 절치는 치경부가 넓고, 절단연이 좁으며, 절단연에 절흔이 관찰됨 • 제1대구치는 교두 위축으로 오디모양을 나타내거나 상실구치의 형태 • 선천매독의 3대 징후 : 실질성 각막염, 내이성 난청, 허친슨 절치나 상실구치

■ 연조직의 낭종

구 분	특 징
유피낭종, 유표피낭종	• 태생기 외배엽의 미입이나 후천적 외상에 의한 상피의 미입되어 나타나는 낭종 • 유피낭종 : 상피의 피개와 피부부속기를 가짐 • 유표피낭종 : 상피의 피개만 가짐 • 20대에 호발 • 구강저에 호발
하마종	• 설하선 등의 대타액선의 도관이 막혀 종창 발생 • 관련된 타액선을 포함해 제거하면 재발 안 됨 • 구강저에서 호발
점액낭종	• 타액의 배출장애에 의한 낭종 • 낭종 내 염증성 세포와 점액물질이 존재 • 하순에서 호발(구강저, 혀, 협점막에 나타남) • 반구상으로 평창되어 경계가 뚜렷한 파동성 병소 • 모든 연령에서 발생
상악동 내 점액낭종	• 방사선성 방구상의 불투과상 • 상악동저부에 호발

■ 법랑모세포종

특 성	• 법랑기에서 유래하는 양성 상피성 종양 • 발육이 완만, 통증이 없음 • 종양 크기에 의해 내부는 압박 흡수, 외부는 팽창 • 양성종양이나 침윤성 증식과 전이의 발생이 가능 • 방사선상 악골 내 단방성, 다방성 투과상 • 여포형의 법랑모세포종은 변연부의 기저세포층이 입방, 원주세포로 이루어지며 중심부는 성상형 　세포로 구성 • 20~40대 하악 대구치부, 지치 부근에서 호발

▌ 혈액의 기능

- 혈액가스와 물질의 운반
- 삼투압 조절과 pH 조절
- 호르몬의 운반
- 체온 조절
- 감염 방어
- 지혈작용
- 항상성 유지
- 대사산물 운반

▌ 타액의 기능

- 소화작용
- 윤활작용
- 점막 보호(물리적)
- 완충작용(화학적, HCO_3^-(탄산수소염))
- 탈회작용과 성숙 및 재석회화 작용
- 청정작용
- 항균작용
- 배설작용
- 체액량 조절작용
- 내분비작용

▌ 타액과 관련된 전신질환

쇼그렌증후군	• 폐경 후 여성에게 호발 • 3대 징후(건조성 각막염과 결합조직 병변, 구강건조증) 중 하나가 구강건조증 • 타액 분비의 감소로 저작과 연하 곤란, 미각장애, 궤양이 형성되는 등의 구강 통증이 있음
바이러스성 질환	• B형 간염 : 바이러스가 타액으로 배설 • AIDS : 타액으로 배설 • 바이러스가 점막 부착을 저지하는 타액 내의 항바이러스 타액물질(뮤신, 분비형 IgA)이 존재

갑상선호르몬과 치아의 관계

항 진	• 바제도병, 갑상선기능항진증, 불안, 땀 분비 증가, 발열, 고혈압, 체중 증가 등 • 유치의 조기 탈락 및 영구치의 조기 맹출
저 하	• 크레틴병, 체중 증가, 무기력, 추위에 예민 • 치아의 발생 지연, 유치의 맹출 지연, 영구치의 형성과 맹출 지연, 영구치 맹출 후 기능 저하는 영향 거의 없음

부갑상선호르몬과 치아의 관계

항 진	• 낭포성 섬유성 골염, 골다공증 • 치아에서 칼슘이 빠져나오지 못함
저 하	• 근육의 강직 발생 • 치아의 형성부전

치아의 형성과 호르몬

구 분	기 능	저 하
갑상선호르몬	• 티록신 : 물질대사 • 칼시토닌 : 혈중 칼슘 농도 저하	• 치아 발생, 맹출 지연
부갑상선호르몬	• 혈중 칼슘 농도 상승	• 치아형성부전
뇌하수체호르몬	• 성장과 대사 촉진	• 골격, 치아 발육 지연
타액선호르몬	• 석회화 촉진	• 뼈, 연골, 치아의 석회화 지연, 상아질 석회화 부전

구강영역의 감각수용기

감 각	수용기	감 각	수용기
촉 각	마이너스소체	통 각	유리신경말단
압 각	메르켈소체	미 각	혀의 미뢰, 연구개, 목젖 등
냉 각	크라우제소체	갈증감각	구강점막
온 각	루피니소체	공간감각	혀 끝 > 입술 > 연구개

미각의 종류

종 류	설 명	부 위
단 맛	CH_2OH기(당이나 알코올), OH기	혀 끝
신 맛	H^+	혀 가장자리
짠 맛	Na^+	혀 전체
쓴 맛	알칼로이드, 무기염류의 음이온, $(NO_2)n$	혀 뿌리
감칠맛	글루타민산염	

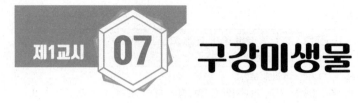

제1교시 07 구강미생물

면역의 종류와 특징

능동면역	자연능동면역	생체가 자연 상태에서 일어나는 감염에 의해 얻어지는 면역
	인공능동면역	병원성이 없는 병원체를 인위적으로 감염시켜 체내에서 능동적 면역반응을 나타나게 함(예 예방접종)
수동면역	자연수동면역	항체가 태반을 통해 태아에게 전달되는 경우에 얻어지는 면역(예 초유나 모유 섭취에 의함)
	인공수동면역	어떤 생체가 능동적으로 생성한 항체를 다른 개체에 옮겨 주어 나타나는 면역

특이적 면역 중 체액성 면역과 관련된 항체(면역글로불린)의 종류와 특성

IgG	• 정상인의 혈청 중 가장 다량 • 태반을 통과하는 유일한 면역 • 세균과 독소에 저항 • 항원 침투 시 IgM보다 생산이 늦으나, 같은 항원의 재침투에서는 짧은 잠복기에 다량으로 장기간 생산
IgM	• 항원 자극 시 가장 먼저 생산 • 면역반응 초기에 중요한 응고인자
IgA	• 점액분비물 중 가장 많음 • 인체의 외부 방어역할 • 유즙(특히 초유), 눈물, 타액, 기도, 소화관, 비뇨 생식기 점액의 외분비액
IgD	• 혈중에 소량 • 대부분 B림프구 표면에 존재
IgE	• 극히 미량 • 알레르기, 기생충 감염 시 증가하며 인체 외부 방어역할

테트라사이클린계 재제의 특징

기 능	세균의 단백질 합성을 억제
대표물질	tetracycline, minocycline, doxycycline
특 성	광범위 항생물질, 내성균 증가
부작용	태생기, 성장기에 투여 시 법랑질형성부전, 치아 착색, 골 발육부전 등

구강미생물총 형성에 영향을 미치는 인자

미생물 대사산물	세균들은 서로의 생장에 도움을 주는 공생관계 유지
숙주의 구강환경	섭취음식물의 종류, 타액의 유출량, pH, 온도, 치아의 건강, 구강위생 상태, 부적절한 보철물, 약물 복용, 숙주의 면역 상태 등이 구강환경에 영향
구강질환	치아우식증(*S. mutans*, *Lactobacillus* 수 증가), 치주질환(그람음성세균)

Streptococcus mutans

특 성	• 치아우식의 1차 원인균 • 치아 표면에 부착하는 능력 • 설탕이 분해되어 생긴 과당과 포도당에서 젖산을 생산하여 치면 탈회를 유발 • 세포 내의 다당체를 합성, 루칸(덱스트란)과 프럭탄(레반) 합성 • 세포 점막에 프로톤 펌프로 인해 pH 5 이하에서도 생존(내산성)

구강 칸디다증 원인균의 특성과 증상

특 성	• 입안에 곰팡이의 일종인 칸디다 증식 • 숙주의 저항이 약할 때 발병하는 기회 감염 • 원인균 : *Candida albicans*(구강 상주진균) • 진균이며, 입, 인두, 질, 피부, 소화기관에 빈번하게 감염됨 • 구강점막의 붉은 반점 위 미세한 백색 침착물, 응결된 우유처럼 부드럽고 융기된 백색반점, 작열감, 압박감, 통증, 자극성 음식 섭취 시 불편감 등

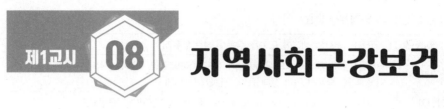

공중구강보건의 역사적 변천과정

전통구강보건기	• ~ 조선 후기 • 민간요법, 한방요법으로 구강병 관리
구강보건여명기	• 조선 후기 ~ 해방 • 1910년 치의사 면허 관장하는 경무총감부에 위생과 설치 • 1922년 경성 치과의학교 설립
구강보건태동기	• 해방 직후 ~ 1950년대 말 • 1945년 보건후생국 내 치무과가 설치되며, 구강보건행정 시작 • 1948년 조선치과위생연구소 설치
구강보건발생기	• 1960년대 • 1961년 대한구강보건학회 창립 • 1962년 전문가 불소도포사업 실시 • 1965년 최초의 치과위생사 교육 시작
구강보건성장기	• 1970년대 ~ 현재 • 1976년 학교 집단 칫솔질 후 불소용액양치사업 실시 • 1977년 전문대 치위생과 개설 • 1981년 진해에 전국 최초로 수돗물불소농도조정사업 시작 • 1986년 전국 보건(지)소에 치과위생사 배치

구강병의 발생요인

숙주요인	• 치아의 형태, 성분, 위치, 배열 • 타액의 유출량, 점조도, 완충능 • 호르몬, 임신, 식성, 종족 특성, 감수성 • 식균작용, 살균성 물질 생산력, 비특이성 보호작용 병소의 위치, 외계저항력
병원체요인	• 병원성, 세균, 전염성, 전염방법, 독력, 독소생산능력, 침입력
환경요인	• 지리, 기온, 기습, 토양 성질, 공기 • 음료수 불소이온농도, 구강환경 • 직업, 경제조건, 주거, 인구 이동, 문화제도, 식품의 종류와 영양가

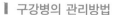

구강병의 관리방법

병원성기		질환기		회복기
전구병원성기	조기병원성기	조기질환기	진전질환기	
1차 예방		2차 예방		3차 예방
건강증진	특수방호	초기 발견 치료	기능 감퇴 제한	상실기능 재활
• 구강보건교육 • 영양관리 • 칫솔질	• 구강환경관리, 수돗물 불소농도 조절 • 불소 도포 • 식이조절 • 치면열구전색 • 예방 충전 • 치면세마 • 부정교합 예방	• 초기우식병소 충전 • 치은염 치료 • 부정교합 차단 • 주기적 검진	• 진행우식병소 충전 • 치수복조 • 치근단 치료 • 치아 발거 • 치주병 치료 • 부정교합 교정	• 치관보전 • 가공의치보철 • 국부의치보철 • 전부의치보철 • 악안면성형 • 임플란트

지역사회 조사내용

구강보건실태	• 구강건강실태 : 치아우식경험도, 지역사회치주요양필요정도 • 구강보건진료필요 : 상대구강보건진료수요, 유효구강보건진료필요, 주민의 구강보건의식, 구강병예방사업으로 감소시킬 수 있는 상대구강보건진료필요, 공급할 수 있는 구강보건진료 수혜자, 활용 가능한 구강보건인력자원과 활용, 주민의 견해
인구실태	• 인구수, 이동(증가와 감소) • 주민의 일반적 건강과 위생 상태, 주민의 가치관 • 성별, 연령별, 직업별, 교육 수준별, 산업별 인구 구성 등
환경조건	• 지역사회의 유형(도시와 농촌) • 교통, 통신, 공공시설 • 기상, 토양, 천연 및 산업자원, 보건의료자원 • 식음수 불소이온농도
사회제도	• 구강보건진료제도 • 일반보건진료제도 • 가족제도, 행정제도, 봉사제도, 종교제도, 경제제도 등

지역사회조사과정(7단계)

조사목적 설정 → 조사항목 선정 → 조사방법 선정 → 조사대상 결정 → 조사용지 작성 → 조사요원 훈련 → 조사계획 실행

불소용액양치사업

방 법	• 0.05% 불화나트륨(NaF)은 매일 1회 • 0.2% 불화나트륨(NaF)는 1주 1회 또는 2주 1회 • 유치원 아동은 5mL/회, 초등학교 학생 10mL/회 • 칫솔질 후 1분만 양치하고 뱉음, 30분 동안 음식을 섭취하지 않음

질병 발생 양태		
범발성	• 질병이 수개 국가 또는 전 세계에서 발생 • 치아우식증, 치주병, 감기	
유행성	• 질병이 어떤 나라나 어떤 지역사회의 많은 사람에게 발생 • 페스트, 콜레라	
지방성	• 특이한 질병이 일부 지방이나 지역사회에서 계속 발생 • 반점치	
산발성	• 질병이 이곳저곳에서 개별적 발생 • 구강암	
전염성	• 질병이 병원성 미생물이나 그 독성산물에 의해 옮기며 발생 • 장티푸스	
비전염성	• 영양장애, 물리적·문화적·기계적 병원으로 인해 발생 • 중 독	

구강보건행정

혼합구강보건진료제도(사회보장형)

특 성	• 모든 국민에게 균등한 기회 제공 • 포괄적 서비스 제공 • 진료자원의 균등 배분 • 구강보건진료의 규격화, 소비자의 선택권 미약 • 생산자와 소비자 사이에서 정부가 조정자 역할
해결방법	• 구강진료비와 정부의 의사결정과 행정기획
채 택	• 영국, 덴마크
우리나라	• 1970년대 말 ~ 현재

구강보건진료자원의 분류

인력자원	구강보건관리인력	치과의사, 전문치과의사
	구강보건보조인력	• 진료실 부담 구강보건보조인력 : 학교 치과간호사, 치과치료사, 치과위생사 • 진료실 진료 비분담 구강보건보조인력 : 구강진료 보조원 • 기공실 진료 비분담 구강보건보조인력 : 치과기공사
무형비 인력자원	인적 자본	치학지식, 구강진료 기술
유형비 인력자원	비인적 자본	시설, 장비, 기구
	중간재	재료, 약품, 구강환경 관리용품

집단구강보건진료비조달제도

특 성	• 진료를 받기 전 공동으로 추산된 진료비를 일정기간 주기적 적립하여 조달 • 미국의 진료비선불제도 • 우리나라의 국민건강보험료가 해당

구강보건행정의 특성

3종	전문, 교육, 봉사행정
5종	전문, 교육, 봉사행정, 조직적 행정, 협동적 행정

정책 결정 시 비공식적 참여자

국 민	• 투표, 정당업무 지지, 이익집단의 형성과 활동에 참여, 시민운동
이익집단	• 국회의원, 고위관료에 압력 행사 • 정당에 구강보건의사 반영시킴
정 당	• 사회적 이해관계의 결집과 정책에 대한 지지의 확보
전문가집단	• 정책에 대한 아이디어 제시
대중매체	• 특정 이슈에 관심 유발

정책평가의 기준

효과성	목표 달성의 정도
효율성	집행활동의 투입과 산출의 비율
적정성	의도된 문제의 해결 정도
형평성	사회의 각 부분에 고르게 작용하였는지 판단
응답성	정책이 시민의 요구에 얼마나 반응하였는지 정도
적절성	정책의 목표와 성과가 가치 있는 것인지의 평가

사회보험의 구성요소

보험자	• 보험사업을 운영하는 자 • 건강보험의 경우 정부나 건강보험조합
피보험자	• 보험급여를 받는 자
피부양자	• 피보험자가 부양하는 자
보험사고	• 보험급여의 이유가 되는 사고
보험급여	• 피보험자, 피부양자에게 급여가 되는 금전, 물건, 용역 • 현금급여 : 요양비, 분만비 • 현물급여 : 요양급여, 건강검진
운영기관	• 보건복지부, 고용노동부
요양취급기관	• 요양급여를 받은 자에게 요양을 급여하는 진료기관
재 원	• 보조금, 보험료

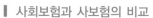

사회보험과 사보험의 비교

구 분	사회보험	사보험
목 적	최저 생계, 의료 보장	개인적 필요에 의한 보장
가 입	강 제	임 의
부양성	국가 또는 사회 부양성	없 음
독점과 경쟁	정부 및 공공기관 독점	자유경쟁
부담의 원칙	공동 부담이 원칙	본인 부담 위주
수급권	법적 수급권	계약적 수급권
재원 부담	능력 비례 부담	개인의 선택
보험료 수준	위험률 상당 이하 요율	경험률
보험료 부담방식	주로 정률제	주로 소득정률제
급여 수준	균등 급여	기여 비례
보험사고 대상	사 람	사람, 물건
성 격	집단보험	개별보험

공공부조의 종류

생계보호	• 일상생활에 기본적으로 필요한 금품을 매월 정기적으로 지급 • 수급자에게 의복, 음식물, 연료비, 기타 생활필요품 구비를 위해
주거보호	• 수급자에게 안정된 주거를 위해 필요한 임차료, 유지수선비, 기타 대통령령이 정하는 수급품 지급
의료보호	• 수급자에게 진찰, 검사, 약제와 치료재료의 지급, 수술과 그 밖의 치료, 예방과 재활, 입원, 간호, 이송 등을 위한 조치 실시
자활보호	• 수급자의 자활을 조성하기 위하여 시행
교육보호	• 수급자에게 입학금, 수업료, 학용품비, 기타 수급품 지원
해산보호	• 조산, 분만 전과 분만 후의 필요한 조치와 보호
장제보호	• 수급자가 사망한 경우 사체의 검안, 운반, 화장 또는 매장, 기타 장제조치 시행

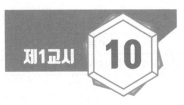

제1교시 10 구강보건통계

확률적 표본추출방법

단순무작위추출법	• 임의적 조작 없음 • 표본이 동일하게 선출될 기회를 가짐 • 난수표, 통 안의 쪽지, 주사위, 통계 프로그램 등
계통적 추출법	• 일정한 순서에 따라 배열된 목록에서 매번 k번째 요소 추출 • 공평한 표본추출로 대표성이 높음
층화추출법	• 여러 개의 계층 분할 후 각 계층에서 임의 추출함 • 각 계층의 특성을 알고 있어야 함 • 층화가 잘못되면, 오차가 커짐
집락추출법	• 집락을 추출 단위로 하여 표본을 임의 추출함 • 조사범위가 광범위한 경우 사용

이중검사

방 법	동일한 조사대상군에 대해 서로 다른 날 검사하며, 하루에 해야 하는 경우 최소 30분 이상을 두고 두 번째 검사 시행
이중검사 대상	표본인구의 10%

영구치우식경험률(DMF rate)

$$\frac{1개\ 이상의\ 우식경험영구치를\ 가지고\ 있는\ 사람의\ 수}{피검자\ 수} \times 100$$

제1대구치 건강도

$$\frac{제1대구치\ 건강도}{40} \times 100$$

• 제1대구치의 우식경험률 = 100 − 제1대구치 건강도(%)
• 4개의 제1대구치에 대한 총평점수 40점에 대한 백분율이다.
• 1개의 제1대구치의 최고 평점은 10점이며, 최저 평점은 0점이다.
• 4개의 제1대구치에 대한 최고 평점은 40점이며, 최저 평점은 0점이다.

▌러셀의 치주조직지수(periodontal index)

정 의	• 치주조직병이 진행된 정도를 정확하고 포괄적으로 표시하는 지표

특 성	• 최고점은 8점이며, 최저점은 0점이다.
	• 결과특성
	  – 정비례 : 흑인, 연령
	  – 반비례 : 학교집단칫솔질사업 참여 학교, 구강보건지식 수준, 소득 수준

개인의 치주조직병지수 평점기준	평 점	상 태
	0	염증성 변화가 없는 건강한 치은
	1	염증이 있으나 전체 치은을 둘러싸지 않은 비포위성 치은염
	2	염증이 치은을 둘러싸고 있는 포위성 치은염
	6	포위성 치은염이고 치주낭이 형성되어 있고, 치아의 동요도는 없음
	8	염증의 진행으로 현저한 치조골 소실이 보이며, 치아의 동요도가 있음

▌지역사회치주요양필요지수(CPITN)

정 의	• Community Periodontal Index Treatment Need • 특정 집단이나 지역사회 주민에게 전달하여야 할 치주요양의 필요를 표시
특 성	• 치은염의 발생 여부, 치석의 부착 여부, 치주낭의 깊이를 표시 • 20대 이상, 10개의 지정 치아, 검사 기록은 6개 기록

#17 or #16	#11	#26 or #27
#47 or #46	#31	#36 or #37

대상 치아	• 검사대상
	  – 한 삼분악에 발거대상이 아닌 2개 이상의 치아가 현존할 때(한 삼분악에 1개의 치아만 현존하
	    거나 발치해야 할 치아가 2개 이상이라면 검사대상에서 제외)
	  – 검사한 삼분악에 1개의 치아만 현존하면 인접 삼분악에 포함
	  – 특정 삼분악에 지정치아가 없으면 그 삼분 안에 존재하는 모든 치아의 치주조직을 검사하여
	    가장 안 좋은 치주조직의 결과를 기록
	• 검사대상에서 제외
	  – 완전히 맹출하지 못한 영구치아를 둘러싼 치주조직은 제외
	  – 수직동요와 불쾌감을 유발하는 치아는 발거대상치로 판단
	  – 제3대구치의 치주조직은 제외

치주조직검사 평점	평 점		상 태
	0	건전치주조직	삼분악의 치주조직에 치은 출혈, 치석, 치주낭 등의 병적 증상이 없음
	1	출혈치주조직	삼분악의 치주조직에 치석, 치주낭의 병적 증상은 없으나 치주 낭 측정 중이나 직후에 출혈이 있음
	2	치석부착치주조직	삼분악의 치주조직에 육안으로 관찰되는 치은연상치석이나 육안으로 관찰되지 않는 치은연하치석이 부착되어 있음
	3	천치주낭형성조직	삼분악의 치주조직에 4~5mm 깊이의 치주낭 형성
	4	심치주낭형성조직	삼분악의 치주조직에 6mm 이상 깊이의 치주낭 형성

▍반점치유병률 : 반점치아의 통계지표로 이용

$$\frac{\text{반점도별 반점치 유병자 수}}{\text{피검자 수}} \times 100$$

▍간이구강환경지수(S-OHI)

정 의	Simplified Oral Hygiene Index		
대상 치아	6개의 치아를 한 면씩 총 6치면을 검사		
	#16 협면	#11 순면	#26 협면
	#46 설면	#31 순면	#36 설면
검사결과	간이구강환경지수(최고점 6점) = 잔사지수(S - DI = 최고점 3점) + 치석지수(S - CI = 최고점 3점)		
	지 수	0.0~1.2	1.3~3.0	3.1~6.0
	평 가	정 상	불 결	매우 불결

▍구강환경관리능력지수(PHP)

정 의	Patient Hygiene Performance		
대상 치아	6개의 치아를 한 면씩 총 6치면을 검사		
	#16 협면	#11 순면	#26 협면
	#46 설면	#31 순면	#36 설면
검사결과	• 검사대상 치면을 각각 5부분으로 나눔(근심/원심/치은부/중앙부/절단부) • 각 부분에 치면세균막이 붙어 있으면 1점, 미부착 시 0점 • 한 개 치아 기준으로 최저 0점, 최고 5점 $$\frac{\text{검사결과의 합계(합계 최고점 = 30점)}}{\text{검사치아의 수(6치아)}}$$

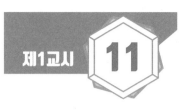 **제1교시** **11** **구강보건교육**

생애주기별 구강 특성

구 분		내 용
유 아	0~1세	• 강한 빨기 욕구 • 생후 6개월 이후 치아 맹출 시작 • 우유병 우식증
학령기	6~11세	• 유치 탈락, 영구치 맹출 시작 • 치아우식 감수성이 예민
청소년기		• 탄수화물 섭취 증가로 인한 다발성 우식증 • 치은염과 치주염 발생 • 구강조직과 치아가 예민
성인기		만성구강병 진행(치아우식 감수성 감소, 치주병 진행 증가)
노인기		• 많은 치아 상실 • 치경부 우식 증가 • 치주병 심각 • 각화의 저하, 건조한 점막, 탄력성 상실

생애주기별 구강관리방법

구 분		내 용
유 아	0~1세	• 거즈로 치면 닦기 • 칫솔과 친해지기 • 전신적인 불소화합물을 복용하여 우식저항이 있는 치질 형성에 도움 • 양육자 구강보건교육 : 유치의 발생, 유치의 수, 배열 상태, 유치의 기능과 중요성, 유치우식예방법, 유치열 및 영구치열의 완성시기, 유치와 영구치의 관계 등
걸음마기	1~3세	• 부모와 양육자와 아동 모두에게 구강보건교육 실시 • 모자 감염에 대한 교육 • 이 닦기 시범을 모방놀이로 하며 교육 • 치아 맹출시기로 전신적 불소 이용 • 구강병이 없어도 치과에 내원하여 친숙해지도록 하기 • 구강 내에 적합한 비교적 작고 부드러운 칫솔 선택하게 교육
학령전기	4~5세	• 부모의 솔선수범 • 구강건강관리 습관을 칭찬함 • 묘원법 교습 • 상상력이 풍부한 시기로, 치과치료가 필요하면 미리 자세히 설명해 주고 안심시켜 줘야 함

구 분		내 용
학령기	6~11세	• 부모의 지속적인 감독과 지도 • 치아우식 감수성이 높아 치과에 자주 방문, 예방처치 필요 • 치과방문에 대한 필요성 설명 후 치과 방문에 협조적
청소년기		• 운동 참가 시 마우스가드 제작 및 착용하여 외상 예방 • 식후 잇솔질 및 하루에 한 번은 치실 사용 교육 • 가정에서 충분한 영양과 구강위생관리 실천을 위해 부모의 관심 있는 지도 필요
성인기		• 구강건강에 대한 책임감 함양이 중요 • 정기적인 치과 내원 권유 • 건강한 구강 상태를 유지하기 위한 동기유발이 중요
노인기		• 오랜 습관과 특성을 고려한 점진적 습관 변화 • 저작기능의 회복, 구강검진의 장점을 납득 • 본인과 보호자에게 구강보건교육 시행 • 시설 수용 노인은 시설관리자와 도우미에게 구강보건교육 시행 • 구강보건 내용은 짧게, 반복적, 강조, 확인하도록 함

▌동기화

행동을 일으키며, 행동의 목표를 정확히 하고, 행동을 지속시켜 주며, 행동을 일정한 방향으로 이끌어가는 과정

▌교육목적과 교육목표

• 목적 : 달성하고자 하는 것, 의도가 광범위, 포괄적, 전체적
• 목표 : 목적을 달성하기 위한 구체적인 행동, 의도가 부분적, 특정적, 구체적

▌블룸의 교육목표개발 5원칙

• 실용적
• 행동적
• 달성 가능
• 측정 가능
• 이해 가능

▌토의법의 종류와 특징

브레인스토밍	• 문제해결을 위해 창의적, 획기적 아이디어를 다양하게 수집 • 6~12명의 구성원(리더와 기록원을 지정해야 함)
집단토의	• 특정 주제에 대해 집단 내 참가자가 자유롭게 의견을 상호 교환하고, 결론을 내리는 방법 • 5~10명의 구성원
분단토의	• 몇 개의 소집단을 토의시키고, 다시 전체 회의에서 종합 • 각 분단은 6~8명의 구성원(각 분단마다 분단장과 사회자를 지정)

배심토의	• 주제에 전문적 견해를 가진 전문가 4~7인이 의장의 안내를 따라 토의를 진행
세미나	• 참가자 모두가 토의의 주제 분야에 권위 있는 전문가와 연구자로 구성되어 문제를 과학적으로 분석하기 위한 집회형태
심포지엄	• 동일한 주제에 대한 전문적 지식을 가진 몇 사람을 초청 후 발표된 내용을 중심으로 사회자가 마지막 토의시간을 마련하여 문제를 해결하고자 함

▌교육매체의 특성

칠 판	• 이용이 쉬운 가장 기본적인 교육매체 • 다방면으로 시각적 교재를 제공 • 집단교육이 용이 • 적은 훈련과 연습으로도 효과적으로 사용 • 필기를 시킬 목적 • 비교적 저렴, 준비물이 간단, 반복 사용이 가능
그림, 사진	• 어떤 현실을 압축하여 간결하게 표현된 것 • 현장감 • 사용이 쉬움, 휴대가 간편, 특별한 장비 필요 없음 • 제작이 쉽고, 경제적, 반복 사용이 가능 • 학습자에게 배부 가능, 토론 유도
실물, 모형	• 현장학습과 같은 효과 • 색채, 형태, 촉감, 냄새, 음식, 맛 등을 조사 • 감각기관을 동원하는 구체적, 직접적, 입체적 학습매체 • 특별한 교구와 시설 불필요 • 시청각매체 중 가장 교육효과가 뛰어남 • 소그룹 교육에 적합, 학습자의 흥미 유발 • 보관이 어려움
괘 도	• 학습자, 교육자가 다양하게 활용 • 제작이 쉽고, 경제적, 많은 양의 자료 취급 가능 • 제작에 많은 시간 소요, 괘도의 크기 한정 • 빈도가 많아지면 파손 우려
포스터, 게시판	• 정보를 간단하고 인상적으로 빠르게 기억되게 하기 위해 벽이나 게시판에 붙이는 시각적 자료 • 포스터 : 주로 동기유발 목적으로 사용
비디오	• 시범 장면을 보여줄 때 사용 • 보관이 간편, 필요시 시청 가능, 반복 재생과 녹화 가능 • 고장 시 전문가에게 의존 • 동적 교육매체

▌교수-학습계획의 원리

• 교육목적에 타당
• 교육자의 창의성 발휘
• 역동성 있게 구성
• 포괄성 있게 작성

▌공중구강보건교육의 5원칙

- 실용적
- 동 적
- 이해 가능
- 측정 가능
- 달성 가능

▌임산부 구강보건교육의 내용

내 용	• 치면세균막관리, 식이조절, 모자감염에 대한 교육
특 징	• 초기 3개월과 말기 3개월에 치과진료를 피하고 응급진료 가능 • 약물 복용 시 의사와 상의

▌노인의 구강관리법

올바른 칫솔질, 치간칫솔 사용, 틀니 사용 시 주의점, 치석 제거, 식이조절, 정기 구강검진, 무자격자 치료 금지, 금연 등

▌구강보건교육 평가방법

검사법	• 지적영역의 평가에서 사용 • 주관식 검사법 : 서술형, 평가자의 주관 개입 가능성 • 객관식 검사법 : 점수화에 용이, 학습내용 영역을 포함
관찰법	• 조사자의 감각을 통해 직접적으로 대상자나 사물의 특성을 과학적으로 관찰하여 분석하는 방법 • 교육대상자의 행동 변화를 알고자 함 • 자연적 관찰법과 실험적 관찰법
질문지법	• 대상자가 설문을 읽고, 직접 답을 작성함 • 학습자의 반응, 태도, 의견을 알고자 함
면접법	• 대상자와 대화를 통해 자료를 수집

제2교시 **01** 예방치과처치

구강병의 3대 발생요인

숙주요인	치아요인		치아 성분, 치아 형태, 타액 위치, 치아 배열, 병소의 위치
	타액요인		타액 유출량, 타액 점조도, 타액 완충능, 타액 성분, 수소이온농도, 식균작용, 살균성 물질 생산력
	구외 신체요인		호르몬, 임신, 식성, 종족 특성, 유전, 연령, 설명, 특이체질, 치아우식 감수성, 살균성 물질 생산력
병원체요인			세균의 종류와 양, 병원성, 독력, 전염성, 전염방법, 산 생산능력, 독소 생산능력, 침입력
환경요인	구강 내 환경요인		구강 청결 상태, 구강온도, 치면세균막, 치아 주위 성분
	구강 외 환경요인	자연환경	지리, 기온, 기습, 토양성질, 공기, 식음수불소이온농도사업
		사회환경	식품의 종류, 식품의 영양, 주거, 인구 이동, 직업, 문화제도, 경제조건, 생활환경, 구강보건진료제도

구강병예방의 분류

병원성기		질환기		회복기
전구병원성기	조기병원성기	조기질환기	진전질환기	
건강증진	특수방호	조기치료	기능 감퇴 제한	상실기능 재활
1차 예방		2차 예방		3차 예방
• 영양관리 • 구강보건교육 • 칫솔질 • 치간세정푼사질	• 식이조절 • 불소 복용 • 불소 도포 • 치면열구전색 • 치면세마 • 교환기유치 발거 • 부정교합 예방	• 초기우식병소충전 • 치은염 치료 • 부정교합 차단 • 정기구강검진	• 치수복조 • 치수 절단 • 근관충전 • 진행우식병소충전 • 유치치관수복 • 치주조직병치료 • 부정치열교정 • 치아 발거	• 가공의치보철 • 국부의치보철 • 전부의치보철 • 임플란트보철

개인구강상병관리 과정

주기는 6개월(진찰단계에서 관찰되지 않은 인접면 초기우식병소가 관찰될 수 있도록 진행, 확대되는 데 소요되는 기간)이다.

▌ 치아우식 발생 특성

- 모든 인간집단에서 발생
- 이환도가 높음
- 유병률과 진행도는 비례
- 유병률과 진행도에 차이가 있음
- 치아우식경험도는 경제사회조건, 자연환경조건에 따라 상이, 문화 수준에 비례
- 치아우식경험률은 연령에 비례
- 범발성, 만성, 비가역성, 축적성 질환

▌ 치아우식 발생과 설탕 관련 입증효과

설탕섭취여부효과 (극단통제효과)	• 설탕을 거의 섭취하지 않았던 고대 인류는 거의 없고, 설탕제품 생산 근로자에게는 우식증이 빈발 • 12세까지 당질식품의 섭취를 거의 못했던 호주의 호프우드하우스 고아원 원생들에게는 우식증이 없었으나 출소 후 증가 • 당분을 많이 포함한 우유를 유아에게 장시간 입에 물려두면, 여러 치아에 심한 우식증이 발생
설탕소비증가효과	• 설탕 소비가 증가한 나라에서 우식증이 비례적으로 증가(영국, 호주, 미국, 스웨덴)
우식성음식성상차이효과	• 액체 형태로 마시는 경우에는 치아우식증이 많이 발생되지 않으나, 점착성이 높은 가당 음식을 먹으면 우식증이 심해짐(바이페홈의 연구)
설탕대치효과	• 자일리톨, 소르비톨, 아스파탐, 전화당, 사카린, 고과당 콘시럽 등 저우식성 감미료를 설탕 대신 사용하면 우식증 발생이 낮음
설탕식음빈도증가효과	• 설탕 음식의 식음 빈도가 증가하면, 우식 발생 증가

▌ 치아우식의 예방법

숙주요인 제거	치질 내 산성 증가	불소 복용, 불소 도포
	세균 침입로 차단	치면열구전색, 질산은 도포
환경요인 제거	치면세균막관리	칫솔질, 치간세정, 물양치, 치면세마
	식이조절	우식성 식품 금지, 청정식품 섭취
병원체요인 제거	당질 분해 억제	비타민 K 이용, 사코사이드 이용
	세균 증식 억제	요소와 암모늄 세치제 사용, 엽록소 사용법, 항생제 배합 세치제 사용

▌4단 치아우식 예방법

치면세균막관리	• 칫솔질, 치간세정푼사질, 치간칫솔질 사용 • 치주병 예방에도 매우 중요
불소 이용	• 수돗물불소농도 조정, 불소 배합 세치제, 불소용액 양치, 전문가 불소 도포
치면열구전색	• 교합면의 좁고 깊은 열구에 산 부식재(30~40% 인산) 사용 후 전색제(BIS-GMA) 도포 후 중합
식이조절	• 대체당의 개발과 실용화, 설탕 소비 억제를 위한 제도적 장치, 다발성 우식증 아동에 대한 식이요법

▌치주병의 발생요인

숙주요인	구강 내	• 치아총생, 치아기능부전, 외상성 교합, 치아 상실, 악습관
	구강 외	• 흡연, 씹는 담배, 임신, 당뇨, 간질치료약, 스테로이드, 스트레스, 피로, 직업성 습관, 과도한 음주, 연령, 성별
병원체요인	구강 내	• 구강 청결 정도, 불량 보철물, 교정장치, 치면세균막, 치석
	구강 외	• 자연환경요인 : 지리, 식품 • 사회환경요인 : 도시화 정도
환경요인	구강 내	• 방선간균, *Actinomyces*의 방선균속 등
기능적 요인	물리화학자극	• 음식물 치간압입, 상해

▌구강암 발생의 원인

흡연, 음주, 불결한 구강환경, 불량 보철물, 불량 충전물에 의한 만성자극, 태양광선 조사(구순암 발생)

▌칫솔질의 목적

• 치면세균막의 제거와 재형성 방지
• 음식물 잔사와 착색 제거
• 치은조직의 자극
• 치아우식증과 치주병 예방
• 구취 제거

▌칫솔질의 운동형태

• 왕복운동 : 횡마법
• 진동운동 : 바스법, 스틸맨법, 차터스법
• 상하쓸기운동 : 회전법, 종마법, 변형 스틸맨법, 변형 차터스법, 생리법
• 원호운동 : 폰즈법
• 압박운동 : 와타나베법

▌ 올리어리지수

측정방법	• 구강 내 모든 치아를 근심, 원심, 협면, 설면으로 구분 • 탈락 치아는 제외, 고정성 보철물과 임플란트는 동일하게 기록 • 입안을 강하게 헹궈 음식물 잔사를 제거시키고, 착색제 도포 후 다시 헹굼 • 착색된 부위를 결과 기록지에 빨간색으로 표시, 치아−치은경계는 탐침으로 확인
결 과	• 한 개 치아 기준으로 최저 0점, 최고 4점 $$\frac{\text{착색된 치면의 수}}{\text{검사치면 수(치아의 수} \times 4\text{면)}} \times 100$$

▌ 고정성 치열교정장치의 구강위생관리

칫솔질방법	• 교정장치 : 횡마법 • 브래킷 상하 : 차터스법 • 교정장치 비부착 부위 : 회전법 • 치은염 발생 부위 : 바스법
구강위생용품	• 칫솔 : 요형의 3~4줄 교정형 칫솔 • 치간칫솔, 첨단칫솔, 고무치간자극기 • 불소를 이용하여 브래킷 주변의 탈회 예방

▌ 불소의 치아우식 예방기구

맹출 전 효과	• 불소 복용효과, 수산화인회석 결정에 결합하여 법랑질의 용해도 감소
맹출 후 효과	• 불소 도포효과, 초기우식과정에서 칼슘과 인산의 재석회화가 촉진
해당 작용 억제	• 세균이 당분을 분해하여 산을 만드는 과정을 억제
살균효과	
우식 감소효과	• 평활면과 인접면에서의 우식 감소효과 • 우식 예방효과는 열구전색사업을 함께해야 함

▌ 불소의 치면침착기구

흡착 → 치환 → 재결정화 → 결정 성장

▮ 불소 국소 도포용 불화물

불화나트륨	• sodium fluoride, NaF • 고운 분말 형태 • 2% 용액의 형태(증류수 98mL + 불화나트륨 2g) • 유리병에 넣으면 유리를 부식시켜 플라스틱병에 보관해야 함 • 6개월간 보관 가능 • 무색, 무미, 무취, 아동 도포에 유리, 주로 아동에게 효과 • 3세, 7세, 10세, 13세에 1주 간격으로 4회 도포, 가능한 한 치아 맹출 직후에 하는 것이 이상적
불화석	• Stannous fluoride, SnF$_2$ • 아동은 8%, 성인은 10% • 강한 산성으로 직전에 용액을 제조 • 글리세린이나 소르비톨 등의 감미료를 섞어 용액을 안정화 • 쓰고 떫은 금속 맛 • 치은에 자극, 치아를 변색시킬 수 있음 • 3세부터 매년 1~2회 도포 권장
산성불화인산염	• APF • 1.23%의 농도를 제조(2% + 0.34%를 섞어 제조) • pH 3.5 • 겔 형태 • 도재와 복합레진수복물에 부식 위험이 있음 • 아동과 성인 모두 사용 • 3세부터 매년 1~2회 도포 권장

▮ 불화물 종류에 따른 우식 예방효과

2% 불화나트륨	30~40%
8~10% 불화석	30~50%
1.23% 산성불화인산염	40~50%

▮ 치면열구전색의 적응증

• 임상적으로 탐침 끝이 걸릴 정도의 좁고 깊은 소와를 가진 치아
• 선택된 소와가 완전히 맹출한 경우
• 동악 반대측 동명치아의 치면에 우식이 있거나 수복물이 있는 치아의 건전 교합면
• 소와나 열구에 초기우식병소가 있는 경우
• 협면과 설면에 좁고 깊은 소와가 있는 경우
• 절치에 설측소와가 있는 경우

치아우식 발생요인검사

타액분비율검사	• 타액의 분비량과 점조도는 치면의 자정작용과 관계 • 비자극성 타액분비량과 자극성 타액 분비량을 별도로 측정 • 준비물 : 비가향 파라핀, 타액 수집용 시험관이 필요 • 비자극성 타액 분비량 5분, 자극성 타액 분비량 5분 수집 • 비자극성은 3.7mL, 자극성은 13.8mL • 타액 분비 저조 시 타액 분비 촉진을 위해 필로카르핀을 투여
타액점조도검사	• 자극성 타액을 증류수와 비교하여 측정 • 준비물 : 오스왈드 피펫, 비가향 파라핀, 증류수 • 평균비 점조도 : 1.3~1.4, • 2.0 이상이면 관심을 가지고 검토 • 항히스타민 복용 시 현저히 증가 • 타액 분비 저조 시 타액 분비 촉진을 위해 필로카르핀 투여 • $\dfrac{2mL\ 타액이\ 흐르는\ 데\ 소요된\ 시간(초)}{2mL\ 증류수가\ 흐르는\ 데\ 소요된\ 시간(초)} = 타액의\ 점조도$

타액완충능검사	• 타액에 산을 첨가하며 생기는 산도의 변화에 적응하는 능력
	• 0.1N 유산용액, 지시약(BCG, BCP)
	• 자극성 타액 2mL + BCG와 BCP의 동량 혼합 지시약 3방울
	• pH 5.0이 될 때까지 떨어트려 떨어트린 유산용액의 방울 수
	  – 6방울 미만 : 매우 부족
	  – 6~10방울 : 부족
	  – 10~14방울 : 충분
	  – 14방울 이상 : 충분
	• 탄산소다 복용은 일시적으로 완충능 보충
	• 과일, 채소 등 섭취하여 완충능 보충을 권유

구강 내 산생성균검사	• 산 생성속도를 지시약이 녹색에서 황색으로 변색하는 정도로 측정 • 0.1N 유산용액 • 24시간 : 고도 활성, 48시간 : 중등도 활성, 72시간 : 경도 활성 • 경도 활성 : 설탕 식음량, 설탕 식음 횟수 줄이고 매 식음 직후 칫솔질 • 중등도 활성 : 설탕 식음량, 설탕 식음 횟수 줄이고, 간식 횟수 줄이고, 매 식음 직후 칫솔질 • 고도 활성 : 설탕 식음량, 설탕 식음 횟수, 간식 횟수 줄이고 매 식음 직후 칫솔질을 하며, 식이조절을 함
구강 내 포도당잔류시간검사	• 사탕을 먹은 후 구강 내 타액 중 포도당이 없어질 때까지의 시간을 측정 • tes-tape으로 3분 간격으로 확인 • 보통 10~15분으로 판정 • 15분 이상인 경우 부착성 당질 음식의 섭취 제한이 필요

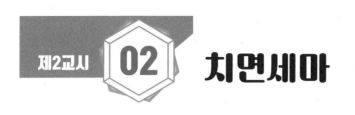

치은연상치석과 치은연하치석

구 분	치은연상치석 (supragingival calculus)	치은연하치석 (subgingival calculus)
위 치	• 치은변연 위의 임상적 치관	• 치은변연 하방, 치주낭 내로 연장
분 포	• 하악전치부 설면 • 상악구치부 협면	• 모든 치아의 인접면, 설면 • 특히, 하악 전치부 설면
색 깔	• 백색, 황색	• 흑색, 갈색
무기질의 기원	• 타 액	• 치은열구액
성 상	• 점토상, 치밀도 낮음, 경도 낮음	• 치밀도 높음
진 단	• 육안 관찰	• 탐침, 압축공기, 방사선 등

착색의 분류

외인성 착색	비금속성	• 황색 : 구강관리를 소홀히 할 때, 치면세균막이 분포하는 부위에 희미한 노란 착색 • 녹색 : 주로 어린이, 색소세균과 곰팡이가 원인, 주로 상악 전치부의 순면과 치경부에 호발, 단독으로 나타남 • 검은 선 : 비교적 구강위생 상태가 깨끗한 비흡연자, 여성, 어린이에게 호발, 제거 후 재발이 잘됨 • 주홍색, 적색 : 색소성 세균에 의함, 전치부 순면과 설면 치경부 1/3 부위에 호발 • 갈색 : 법랑질의 표면이 거칠거나 치약 없이 칫솔질 하는 사람의 경우, 상악구치부 구개측 인접면 부위, 제거 후 호발이 쉬움 • 담배 : 흡연, 타르의 산화부산물, 치석과 혼합되어 치경부나 설면에 분포
	금속성	• 구리, 철, 니켈, 카드뮴, 은, 수은, 금 등
내인성 착색	무수치	• 치수 출혈, 치수괴사 등에 의함
	약물과 금속	• 아말감 수복물의 금속이온 전이현상 • 보철물의 경계 • 클로르헥시딘 장기 사용 시 갈색 착색
	불완전한 치아 형성 / 법랑질 형성부전	• 하얀색 반점이나 소와 모양 • 노란 갈색과 회갈색 • 법랑아세포의 성장 부족
	불완전한 치아 형성 / 불소 침착	• 하얀색 반점, 연한 갈색 • 법랑질 석회화 중 불소이온농도가 2ppm 이상인 음료수 과잉 섭취

내인성 착색	불완전한 치아 형성	상아질 형성부전	• 투명, 유백색, 회백색, 청갈색 • 발육기간 내 조상아세포층의 발육 억제
		항생제 복용	• 밝은 갈색에서 흑갈색, 회색으로 변화 • 임신 중 테트라사이클린 항생제 복용

치과진료 기록 기호

상 태	약 어	상 태	약 어
missing tooth	=, ‖	caries	$C_1 \sim C_3$
uneruption	≡, ⫴	root rest	R.R
semieruption	△	cervical abrasion	Abr
amalgam filling	A.F, ÷	interdental space	∧, ∨
Gold crown	G.cr, ○	tooth mobility	Mo(+)
Porcelain crown	P.cr	fracture	Fx
Gold bridge	G.br	attrition	Att
Porcelain bridge	P.br	abscess	Abs, ●
Partial denture	PD	fistula	Ft, Ω
Full denture	FD	percussion reaction	P/R(+)
sealant	S	gingiva recession	⌣(하악), ⌢(상악)
implant	IMPL	food impaction	↑, ↓

치주탐침의 사용법

파지법	• 변형필기잡기법
손 고정	• 시술 치아나 인접 치아 1~2개 이내 • 10~20g의 힘, 가볍게 파지, 손의 감각을 예민하게 유지
적 합	• 건강한 치은은 섬유 부착이 단단하여 삽입이 어려움 • Tip의 측면이 치근면에 닿도록 하여 상피 부착부에 손상이 없도록 함 • 전치부는 근원심 중앙에 구치부는 원심능각에 위치 • 인접면은 손잡이를 기울여서 col 부위까지 측정
삽 입	• 치아 장축에 평행하여 삽입하기 어려운 경우 손잡이를 움직여서 넣음
측정, 동작	• 치아당 6곳(협측 3부위, 설측 3부위) • 치은 변연과 일치되는 눈금을 기록(4mm 이상만 기록) • working stroke

▌멸균의 종류

고압증기멸균 **(autoclave** **method,** **high pressure** **sterilization)**	특 징	• 고온, 고압의 수증기를 이용하여 미생물을 파괴 • 스테인리스 기구, 직물, 유리, 스톤, 열에 저항성 있는 합성수지, 멸균 가능한 핸드피스 등
	방 법	• 121℃ 15psi 15분 • 132℃ 30psi 6~7분
	장 점	• 침투력이 우수한 다공성 재질의 면제품 멸균에 적합 • 화학용액, 배지의 멸균에 적합
	단 점	• 합성수지에 손상 • 기구의 날을 무디게 하고 금속을 부식시킴 • 멸균 후 별도의 건조단계가 필요
	기 타	• 증류수 사용 • 멸균기 내부 청소 및 관리가 필요
건열멸균 **(dry heat** **sterilization)**	특 징	• 공기를 가열하여 열에너지가 기구로 전달 • 작게 포장하고 간격을 두고 배치 • oil, powder, 근관 치료용 기구, blade, scissor, needle 등 날카로운 기구
	방 법	• 120℃ 6시간 • 160℃ 2시간 • 170℃ 1시간
	장 점	• 기구 부식이 없으며 경제적
	단 점	• 멸균시간이 긺 • 온도가 높아 손상 가능성이 있음 • 기구 날을 무디게 함
	기 타	• 부식 방지를 위해 완전 건조 후 멸균해야 함 • 유리제품은 멸균 후 급속냉각을 피해야 함
불포화 **화학증기멸균** **(unstaurated** **chemical vapor** **sterilization)**	특 징	• 폐쇄된 공간에서 특수한 화학용액으로 뜨거운 화학증기를 만들어 이용 • 취급 시 눈, 피부에 접촉, 흡입하지 않도록 주의 • 핸드피스, bur, 교정기구, 날카로운 기구
	방 법	• 132℃ 15~20분
	장 점	• 짧은 멸균시간 • 기구의 유효 수명 증가(녹슬거나 무뎌지지 않음) • 별도의 건조과정이 필요 없음 • 경제적
	단 점	• 화학제 냄새 제거를 위한 통풍 필요 • 침투력이 약함
	기 타	• 취급 시 장갑과 보안경 착용 • 기구 적재는 공간을 넉넉히 남겨야 함 • 환기가 잘되는 곳에서 작동

▌치근활택술의 적응증과 금기증

적응증	금기증
• 치은염 • 얕은 치주낭 • 외과적 처치의 전 처치 • 진행성 치주염 • 내과 병력을 가진 전신질환자	• 치면세균막관리가 안 되는 사람 • 깊은 치주낭 • 치주골 파괴가 심한 사람 • 심한 지각과민 환자 • 급성치주염 환자 • 심한 치아동요 환자

▌초음파치석제거기의 장점과 단점

장 점	단 점
• 큰 치석과 과도한 침착물 제거 용이 • 항균효과, 살균효과 • 치주낭과 치근면의 치면세균막 파괴와 제거에 효과 • 상처가 적고 치유가 빠름 • 기구조직이 간편 • 시술시간 단축 • 수동 제거보다 피로 줄임 • 치은조직에 마사지효과	• 소 음 • 촉각의 민감성이 감소 • 물 때문에 시야 확보가 어려움 • 에어로졸로 질병 전염이 쉬움 • 구호흡 환자에게 적용 어려움 • 부적합한 기구는 영구적 손상을 줌 • 특정 종류의 인공심장박동기의 기능 방해 • 성장 중인 어린이에게는 적용 안 함 • 멸균할 수 없는 부품이 포함되어 감염관리에 제한

▌초음파 스케일러와 수동 스케일러 비교

	초음파 스케일러	수동 스케일러
적 용	• 크고 단단한 침착물 제거 • 심한 외인성 착색 제거	• 미세한 잔존치석 제거 • 치은연하치석 제거
시술시간	• 빠 름	• 오래 걸림
사용각도	• 치아장축과 평행, 15° 이내	• 45~90° 이내
압 력	• 45~75g	• 400~1,000g
작업단	• 크고 둔함	• 얇고 예리함
기구연마	• 필요 없음	• 필요함
조직 손상	• 손상이 적고, 치유가 빠름	• 손상이 많고, 치유가 늦음
항세균효과	• 물분사로 있음	• 치주낭 안에 남아 있을 수 있음

▌기구연마석의 종류

자연석	• 무딘 기구 윤곽 형성 후 연마 시, 약간 무딘 기구 연마 시 • 윤활제 : 오일 • 종류 : arkansas stone
인공석	• 무딘 기구 연마 시, 아주 무딘 기구 윤곽선 형성 시 • 윤활제 : 물 • 종류 : ruby stone, carborundum stone, diamond stone, ceramic stone

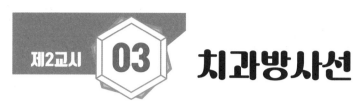

▌X선 필름의 구성

밖 ↓ 안	보호막	• 얇고 투명한 도포물질
	감광유제	• 가시광선에 감광되어 X선 사진상을 기록 • 할로겐화은 결정 = 브롬화은(90∼99%) + 아이오딘화은(1∼10%) • 젤라틴 : 할로겐화은 결정을 균일하게 분포시킴, 현상액과 정착액이 잘 침투하도록 함, 감광유제의 손상 방지역할
	접착제	• 필름 지지체의 양면을 덮음 • 감광유제를 지지체에 부착하는 역할
	지지체	• 0.2mm 두께의 폴리에스터 플라스틱 재질 • 유연강도가 높음 • 장기간 보관 가능 • 현상 시 크기 변형이 없음 • 눈의 피로도 감소

▌흑화도

흑화도 증가	• 초점 : 필름 사이의 거리가 짧을수록 • 관전류, 관전압, 노출시간의 증가 • 포그와 산란선이 있을 때 • 현상액의 온도가 높을수록 • 현상시간이 길수록
흑화도 감소	• 물체가 두꺼울수록 • 물체의 밀도가 높을수록

▌대조도

대조도 증가	• 관전류를 높이고 관전압을 낮추면 • 물체가 두꺼울수록 • 물체의 밀도가 높을수록 • 유효한 흑화도를 가진 범위의 곡선의 경사도가 1 이상 • 검은 필름 • 증감지와 함께 사용할 수 있는 필름
대조도 감소	• 포그와 산란선이 있을 때 • 현상시간이 길 때 • 현상이 불완전할 때

선예도

선예도 증가	• 필름의 할로겐화은 결정의 크기가 작은 필름 사용 • 초점의 크기를 작게 • 피사체와 필름의 거리 감소 • 초점과 피사체의 거리 증가
선예도 감소	• 환자나 X선 관구의 움직임 • 증감지와 필름이 덜 밀착된 경우 • 뚱뚱한 환자의 경우 체내 흡수에 의해 발생

현상액의 구성

현상주약 (환원제)	• 하이드로퀴논 : 상의 대조도 조절, 흑색조 형성 • 엘론과 메톨 : 선예도 조절, 회색조 형성
보호제	• 필름 착색 방지, 현상액 산화 방지, 주약 수명 연장 • 황화나트륨, 아황산나트륨
촉진제	• 젤라틴을 부드럽게 하여 현상액을 브롬화은 결정체에 쉽게 침투 • 탄산나트륨, 수산화나트륨
지연제	• 현상지연, 포그 발생 억제, 현상 탈락 방지 • 브롬화칼륨

정착액의 구성

청정제	• 미노출된 할로겐화은 결정의 용해도 증가로 상을 선명하게 함 • 티오황산나트륨, 티오황산암모늄 수용액
보호제	• 현상액 산화 방지, 산화된 현상액 제거, 티오황산나트륨의 변성 방지 • 황화나트륨, 아황산나트륨
산화제	• 현상액에 의한 알칼리를 중화, 정착액의 산성도 유지 • 초 산
경화제	• 젤라틴 손상 방지, 건조시간 단축 • 황화알루미늄칼륨, 황화크롬칼륨

상악 구조물의 방사선 투과 여부

방사선	구조물	위 치	설 명
투 과	절치공	중절치	• 형태, 위치, 크기, 선예도 다양
	정중구개봉합		
	비 와		
	측 와	측절치	
	상악동	견치 ~ 대구치	• 4면의 피라미드 형태 • 공기를 함유

방사선	구조물	위치	설 명
불투과	하비갑개	중절치	• 비와의 좌우 측벽
	전비극		• V자 모양
	비중격		• 정중선 양쪽
	역Y자	견 치	• 상악동의 전내벽과 비와의 측벽이 서로 교차
	관골돌기, 관골궁	대구치	• 상악동 후방 부위
	상악결절, 구상돌기		

▌ 하악 구조물의 방사선 투과 여부

방사선	구조물	위치	설 명
투 과	설 공	중절치	• 설 측
	이 와	전 치	• 순 측 • 이융선 상방의 미만성 투과상
	이 공	소구치	• 하악관의 전방입구
	악하선와	구치부	• 하악체 설면의 골의 함몰
	하악관		• 하치조신경과 혈관이 주행 • 이공 ~ 하악공까지 연결
	영양관	대구치	
불투과	이 극	전 치	• 설 측
	이융선		• 순 측
	외사선	구치부	• 제1대구치 하방 치조돌기까지 주행
	내사선		• 하악지 내면에서 전하방 주행
	악설골융선	대구치	

▌ 치근단촬영 시 설정항목

환자의 두부 고정	• 정중시상면과 교합평면이 기준 • 악궁의 교합평면이 바닥과 평행 • 상악촬영 : 비익과 이주를 연결한 선이 바닥과 평행 • 하악촬영 : 구각과 이주를 연결한 선이 바닥과 평행
필름의 위치 설정	• 검사대상 치아의 뒷면 • 검사대상 치아가 필름의 중앙에 오도록 함 • 전치부는 세로, 구치부는 가로 방향 • 인식점은 항상 치관을 향함 • 필름의 상연과 교합면은 서로 평행이며 3mm 여유 • 필름의 고정은 환자가 함 • 필름의 모서리를 구부려 불편함을 줄임
관구의 위치 설정	• 상악촬영 : 양의 수직각도, 교합면을 기준으로 위에서 아래 방향으로 조사 • 하악촬영 : 음의 수직각도, 교합면을 기준으로 아래에서 위의 방향으로 조사

▌ 평행촬영법과 등각촬영법의 비교

내 용	평행촬영법	등각촬영법
방사선원은 가능한 작아야 한다.	○	○
방사선원-피사체는 가능한 한 멀어야 한다.	○	×
피사체-필름은 가능한 한 짧아야 한다.	×	○
피사체-필름은 가능한 한 평행해야 한다.	○	×
중심선은 피사체와 필름에 대해 가능한 한 수직이어야 한다.	○	×

▌ 피사체 위치 결정방법

직각촬영법		• 주로 하악골, 매복된 하악치아, 하악에서 발견되는 이물질의 위치 결정 • 구내용 필름 2장을 서로 다른 직각 방향에서 촬영(치아 장축과 평행, 교합면과 평행)
관구이동법	clark법칙	• 관구를 원래의 위치에서 촬영한 뒤 관구의 수평각 변경 후 추가 촬영하여 비교 • SLOB(same lingual opposite buccal) : 관구의 방향이 동일하면 설측, 반대로 이동하면 협측
	협측피사체법칙 (richard법칙)	• 수직각도를 변화, 하악관의 협·설 위치 파악 • 하악 제3대구치의 경우 수직각을 0°와 −20°에서 촬영 후 비교

▌ 촬영 중 실수

필름 노출	저노출	저노출되어 필름이 밝음
	과노출	과노출되어 필름이 어두움
	비노출	노출되지 않아 투명함
	빛에 노출	백광에 노출되면 필름이 어두움(검은색)
필름 위치		• 교합면에 평행하지 못하면 교합면이 잘림 • 필름을 깊숙이 넣지 못하면 치근단이 잘림
조사각도	수평각 오류	치아의 인접면이 겹쳐 보임
	수직각 오류	상의 축소나 확대
조사통가림		• 중심방사선이 필름의 중앙을 향하지 않아 필름의 일부만 노출
구부러진 상		• 좁은 악궁, 주로 상악 견치부위에서 잘 나타남
중첩된 상	손가락 중첩	환자의 손가락이 필름 앞에 위치한 경우
	보철물 중첩	가철성 보철물이 있는 상태에서 촬영한 경우
이중노출된 상		• 필름이 두 번 노출된 경우
뒤로 찍힌 상		• 필름을 뒤로 위치시켜 노출된 경우 타이어 자국, 청어가시 모양

▌ 환자의 방사선 방호

촬영결정		• 신환 : 방사선을 이용한 전악검사가 필수 • 구환 : 진단, 치료, 질병예방에 도움이 되는 경우만 시행
장비 선택	상수용기	• 고감광도 필름 • 희토류증감지 사용
	초점–필름 거리	• 장조사통 사용
	X선속 시준	• 환자의 피부 표면에서 7cm 이하
	여 과	• 부과여과기 사용
	조사통	• 납이 내장된 조사통(산란방사선 감소)
	방어장비	• 모든 환자에게 사용 • 납방어복(1/4mm 두께), 갑상선 보호대

제2교시 04 구강악안면외과

외과기구

용도	명칭	설명
조직 절개	외과용 칼 (surgical blade)	• No.11 : 직선으로 뾰족, 농양의 절개 및 배농 시 사용 • No.12 : 곡선으로 구부러짐, 치아의 후방부 및 치주조직의 피판 형성 시 사용 • No.15 : 피부와 점막 절개, 지치 발치 시 사용
	손잡이(blade holder)	• 주로 No.3 사용
골막거상	골막기자 (periosteal elevator)	• 절개 후 점막과 골막을 분리하는 역할 • 주로 No. 9 사용(넓은 곳은 조직거상, 좁은 곳은 치간유두 박리 시 사용) • seldin, molt, prichard 등의 종류
지혈 및 조직 잡음	지혈겸자 (hemostatic forceps)	• 혈관 출혈 시 지혈, 치근 조각 제거, 느슨한 조직을 잡을 때 사용 • mosquito, kelly 등의 종류
	조직겸자 (tissue forceps)	• 연조직을 부드럽게 잡아 안정시킬 때 사용
골 제거	골겸자 (bone rongeur forceps)	• 치조골을 다듬거나 제거, 골성형술 시 사용
	골줄(bone file)	• 골연을 부드럽게 제거하는 데 사용
	끌과 망치 (bone chisel & mallet)	• 골을 절단하며 제거하는 데 사용
	외과용 버(surgical bur)	• 고속핸드피스에 끼워 치아 분할, 피지골 제거 등에 사용
봉합	봉침기(needle holder)	• 조직의 봉합 시 봉합침을 지지, 바늘을 잡을 때 사용
	봉합침(suture needle)	• 둥근형(구내, 근막 봉합) • 세모형(세밀한 수술 시)
	봉합사(silk)	• 숫자가 작을수록 굵은 봉합사임 • 흡수성 봉합사와 비흡수성 봉합사 • 단선 봉합사와 복합선 봉합사
	봉합사가위 (dean scissor)	• 봉합사 절단 시 사용
발치	발치기자 (extraction elevator)	• 치아를 탈구시켜 골에서 분리 • 치근이 부러지는 것을 최소화
	발치겸자 (extraction forceps)	• 치조골에서 치아 제거

국소마취제의 국소적 합병증

구 분	원 인	감소방법 및 대응법
통증	• 주사침이 무딘 경우 • 마취제의 낮은 온도 • 마취액의 빠른 주입	• 예리한 주사침 사용 • 따뜻한 마취제 주입 • 마취액을 천천히 주입
부종 및 혈종	• 신경과 같이 주행하는 혈관의 파열	• 흡입되는 주사기 사용 • 짧은 주사침 사용 • 종창 발생 후 2주 이내 소멸 • 24시간 이내 냉찜질 후 온찜질
개구장애	• 출혈, 근육 손상, 마취 시 감염 등	• 온찜질 • 진통제와 근이완제 투약 • 개구운동 적극적 시행
주사침의 파절	• 환자의 급격한 움직임 • 제조 시 결함 • 술자가 마취 시 측방으로 힘을 주는 경우	• 파절된 주사침을 신속히 제거 • 주사침을 못 찾으면 외과적으로 제거
신경병증	• 주사침 자입 시 신경 손상	• 정기 관찰 • 3~6개월 후 회복이 안 되면 치료 필요

발치술의 금기증

국소적 금기증	전신적 금기증
• 급성감염성 구내염 • 악성종양 증식 부위에 포함된 치아 • 급성지치주위염의 원인 치아 • 봉와직염을 동반한 급성감염 • 방사선 조사를 받는 부위의 치아	• 생리적 변동 • 약제 상용환자 • 심장 및 순환계질환자 • 만성소모성질환자 • 혈액질환자

지혈처치방법

국소적	압박 지혈	• 출혈 부위에 완만하게 힘을 주어 지속적으로 압박
	탐폰	• 출혈 부위가 깊고 커서 지혈이 불가능한 경우 • 멸균거즈, 약제가 포함된 거즈를 충전
	지압	• 출혈점보다 더 근원쪽으로 압박
	압박붕대	• 악교정수술, 대수술 이후 1~2일간 시행
	발치와 봉합	• 발치와를 대각선상으로 봉합
	혈관 봉합	• 혈관의 절단부를 직접 찾아 직접 봉합
	창상연 봉합	• 출혈하는 창상연을 직접 봉합
	전기응고	• 전기소작기 이용
전신적	국소적 지혈제	• 혈관수축제(에피네프린), 물리적 응고촉진제(젤라틴 스펀지, 산화셀룰로스), 혈액응고인자(트롬빈, 섬유소)를 이용
	전신적 지혈제	• 비타민 K(저프로트롬빈혈증), 비타민 C(혈관강화약), 혈액응고인자제, 프로트롬빈, 섬유소원제제, 칼슘제제 등 이용

치주조직의 외상

치아진탕	• 치아의 동요나 전위 없이 치주인대만 손상, 타진에 민감 • 치료 : 정기적 치수생활력검사로 치수 손상 여부 확인
아탈구	• 일부 치주인대 끊어짐, 전위는 안 되고 치아동요가 있음 • 치료 : 동요 시 고정, 정기 관찰, 방사선치료, 필요시 근관 치료
함입성 탈구	• 치조골 안쪽으로 위치 변위, 치조골 골절과 동반 • 치료 : 재맹출이 느려지면 맹출 유도, 치수생활력검사
측방성 탈구	• 치조골의 바깥쪽으로 위치 변위, 치조골의 골절과 동반 • 치료 : 치아 재위치로 고정 후 정기 관찰
정출성 탈구	• 치조골 바깥쪽으로 위치 변위 • 치료 : 치아 재위치로 고정 후 정기 관찰
완전탈구	• 치아가 치조골에서 완전히 탈락 • 치료 : 가능한 치조와 내에 넣고 이동하거나 우유나 식염수에 넣고 이동하여 치관부를 잡고 치근부를 식염수로 세척한 후 치조와 내 고정하며(30분 이내), 병변 발견 시 근관 치료, 발치 고려

악골골절의 분류

골절 상태에 따른	단순골절	• 골막이 유지되며 외부와 연결되지 않은 하나의 골절선이 보임 • 하악무치악에서 호발
	복합골절	• 외부 창상과 연결되며, 골절부가 구강 내로 노출됨 • 안면부 중앙에서 시작되며 여러 안면골이 포함됨
	완전골절	• 골절된 단면이 인접하지 않게 완전 분리된 골절
	불완전골절	• 골의 한쪽은 부러지고 다른 쪽은 구부러지는 경우 • 소아에 호발
	복잡골절	• 하나의 골절 부위에 골절편이 2개인 경우 • 혈관, 신경 등 주위 인접 구조물에 손상
	분쇄골절	• 하나의 골절 부위에 골절편이 여러 개인 경우
골절 부위에 따른	중안모골절	• 상악골골절(수평골골절과 피라미드형 골절) • 횡단골절(안면골이 두개골과 분리) • 상악골 및 관골 복합체 골절 • 비완와사골골절 • 비골골절 • 안와하골절
	하악골골절	• 호발 빈도 : 하악과두 > 우각부 > 정중부 > 골체부 > 치조돌기 > 상행지 > 관상돌기 • 10~20대에 호발 • 호발원인 : 폭력 > 교통사고 > 스포츠 > 산업재해

| 봉와직염의 특성

구 분	기 간	동 통	크 기	경 계	촉 진	배 농	균 주
봉와직염	급 성	전신적	큰	희미함	경결함	없 음	호기성
농 양	만 성	국소적	작 음	뚜렷함	파동성	있 음	혐기성

| 낭종적출술과 낭종조대술

구 분	치유기간	정기 소독	재발률	생활치 손상	상악동, 비강으로의 누공
낭종적출술	빠 름	불필요	낮 음	가능성 있음	발생 가능
낭종조대술	늦 음	필요함	있 음	없 음	위험 없음

만곡

전후적 교합만곡	• 상악 치열을 협측에서 봤을 때의 만곡 • 아래로 돌출된 원호 모양
스피만곡	• 하악견치의 첨두 ~ 소구치와 대구치의 협측교두정 ~ 하악지의 전연까지의 만곡
측방교합만곡	• 하악치아를 전두면에서 봤을 때 좌우 동명 구치의 협·설 교두를 연결하여 생기는 만곡(비기능교두가 기능교두보다 짧다)

평면

교합평면	• 하악중절치의 절단연과 하악 제2대구치의 원심협측 교두정을 포함한 가상의 평면
프랑크푸르트평면	• 안와의 최하방점 ~ 외이도의 상연을 연결 • 악태 모형 제작, 두부 방사선 규격촬영, 상악 모형의 교합기 장착 시 이용
캠퍼평면	• 비익의 하단 ~ 이주의 상연을 연결 • 가상 교합평면을 정하는 기준

교합관계

양측성 평형교합	• 전방교합 시 모든 치아가 접촉함 • 총의치에 적용 : 의치의 유지와 안정에 도움을 주는 이상적 교합관계
편측성 평형교합	• 측방운동 시 작업측의 모든 구치부는 접촉, 비작업측은 접촉하지 않은 교합관계 • 고정성 보철물에 적용
견치 유도교합	• 전방운동 시 견치만 접촉, 절치와 구치가 견치에 의해 유도 • 자연치의 이상적인 교합관계(치아의 최소 마모와 치주조직에 부담이 적음)

전부금속관의 장점과 단점

장 점	• 치아의 모든 면을 피개 : 유지력이 좋고, 형태 재현성이 용이함 • 경도와 강도가 높아 저작압이나 교합에 대한 저항성이 있음 • 치경부 변연이 knife margin에도 적합도 우수, 시멘트 변연 누출이 적음 • 치질 삭제량이 많지 않아(기능교두 1.5mm, 비기능교두 1.0mm, 변연 0.5mm) 얇게 제작 가능하며, 치근이개부 연장이 쉬움 • 가철성 보철물이나 도재에 비해 제작과정이 간단함

단 점	• 모든 치아면을 삭제해야 함 • 치수, 치아조직, 치은에 대한 자극 가능성이 높음 • 전기치수검사가 금속의 전기적 반응으로 적용이 어려움 • 방사선 불투과로 2차 우식의 조기 발견에 어려움 • 심미성에 제한 • 열전도가 좋아 생활치에 지각과민 가능성

치은압배의 방법

single cord technique	• 일반적으로 사용 • 코드 삽입 상태에서 치아 삭제 • 코드 제거 후 인상채득
double cord technique	• 치은열구가 깊을 때 • 치은 출혈이 많을 때 • 단일코드로 치은압배가 불가능할 때 • 첫 번째 코드는 외과용 봉합사나 얇은 코드 사용 • 두 번째 코드는 좀 더 굵은 코드 사용 • 5~7분 후 출혈에 주의하며 두 번째 코드 제거 후 인상채득
임시치관을 이용	• 건조된 임시치관의 내면에 이장재 레진의 모노머 • 지대치에는 바셀린을 바름 • 이장재 레진을 혼합해 레진치관에 채워 힘을 주어 적합
전기소작기를 이용	• 치은의 이상 증식, 염증성 치은이 남은 경우 • 심장박동기 장착 환자에게는 사용할 수 없음 • 사용 시 악취가 남 • 영구적 치은 퇴축이 발생될 수 있어 신중히 선택

금속도재관의 적응증과 금기증

적응증	• 심미성 요구 치아 • 치아 파절, 치아우식에 이환된 치아 • 변색치, 착색치 • 연결 부위가 긴 가공의치 • 심미성이 요구되는 국소의치의 지대치 • 교합이 긴밀하지 않은 전치
금기증	• 치관 길이가 짧고, 치수가 큰 치아 • 설면와가 깊고 설면결절이 없는 전치 • 치관의 치경부가 심하게 좁은 치아 • 피개가 정상이 아닌 치아(과개교합, 반대교합, 절단교합) • 이갈이 등 악습관이 있는 환자

전부도재관의 장점과 단점

장 점	• 심미적 • 형태와 치아의 색 조절이 용이 • 투명도 • 치주조직에 자극이 적음 • 변색이나 착색되지 않음
단 점	• 특수한 장비 필요 • 경도가 약함 • 제작과정이 복잡하고 정밀함 • 비경제적 • 치질 삭제량이 많음 • 변연마진이 shoulder or heavy margin이어야 함

가공치의 형태

안장형(saddle)	• 치조제의 볼록한 부위에 가공치의 오목한 접촉면이 닿으며 협면과 설면을 덮음 • 위생관리가 어려움
ridge lap	• 안장형에서 설측을 제거한 형태
modified ridge lap	• 안장형에서 치조제 정상 ~ 설측을 제거하여 협측면만 접촉 • 심미성이 중요한 전치에 사용
hygienic	• 치조제와 접촉하지 않음 • 구치에 사용 • 위생적이나 심미적이지 못함
conical	• 얇은 치조제의 정상에서 둥글게 살짝 접촉함

국소의치의 사용 목적에 따른 분류

최종국소의치		최종적으로 장착하는 통상적인 의치
임 시	즉시의치	발치 전 제작하여 발치 당일 장착
	치료의치	치주 치료, 교합 수정, 점막 조정 등의 목적으로 사용
	이행의치	치아의 추가 상실이나 조직 변화 시 추가로 대치할 것을 예상하여 제작

국소의치 장착환자의 관리방법

자연치아 관리	• 회전법, 차터스법(계속가공의치) • 첨단칫솔, 치간칫솔, 치실, 혀세척기, 물사출기 등
국소의치 관리	• 식후 국소의치용 칫솔로 닦음 • 바닥에 수건을 깔거나 물을 떠 놓고 닦음 • 취침 전 의치를 빼서 물이나 의치세정액 속에 보관 • 뜨거운 곳 옆에 두지 않음 • 국소의치 착탈은 본인이 함 • 양측 저작, 큰소리로 읽거나 어려운 발음을 반복

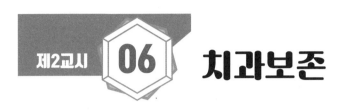

제2교시 **06** **치과보존**

▍ 치료 형태에 따른 와동의 분류

1급 와동	구치부의 교합면 와동과 전치부의 설측면 와동
2급 와동	구치부의 인접면 와동
3급 와동	전치부의 인접면 와동, 절단연 포함하지 않음
4급 와동	전치부의 인접면 와동, 절단연 포함
5급 와동	모든 치아의 순면이나 설면의 치은쪽 1/3에 위치한 와동
6급 와동	전치부의 절단연이나 구치부의 교두를 포함한 와동

▍ 러버댐의 장점과 단점

장 점	단 점
• 타액으로부터 격리 • 연조직 보호 • 시야 확보 • 눈의 피로 방지 • 감염에 대한 보호	• 방습 조작에 시간, 노력, 비용이 필요 • 구호흡 환자에게 적용 어려움 • 맹출 불완전 시 적용 어려움 • 위치 이상, 경사치 등에 탈락이 쉬움 • 러버댐 알레르기 환자에게 적용 불가

▍ 이장재의 사용목적과 사용법

용액이장재 (와동바니시, 10% 코팔수지)	사용목적	• 아말감 충전 시 금속이완의 상아세관 침투로 인한 착색 방지 • 수복물 주위 변연 누출 감소 • 산성화학물질의 상아세관 침투 방지
	사용법	• 바니시를 소면구에 묻혀 와동 내에 도포 • 휘발되며 건조되므로 2회 이상 반복 • 용기를 꽉 닫아 농도가 진해지지 않도록 주의
현탁액 이장재 (수산화칼슘)	사용목적	• 열 차단은 어렵고 화학적 차단만 가능 • 3차 상아질 형성 유도 • 강알칼리로 우식 병소의 소독효과
	사용법	• 주재료와 촉매재를 동량 혼합 • 도포용 기구로 소량을 상아질에만 얇게 도포

▌기저재의 사용법

산화아연유지놀시멘트 (ZOE)	• 유지놀에 의한 치수진정효과 • 복합레진과 사용 불가(레진 중합 방해) • 치질 적합성이 없음
인산아연시멘트 (ZPC)	• 차가운 유리판에서 소량씩 넓게, 천천히 혼합 • 인산용액의 초기산도로 치수에 위해 위험으로 이장재 적용 후 사용
글라스아이오노머시멘트 (GIC)	• 플라스틱 혼합자로 혼합해야 함 • 복합레진 시 기저재로 많이 이용 • 자연치와 유사한 색조 • 치질과 화학적 접착
폴리카복실레이트시멘트 (PCC)	• 냉장 보관 불가(낮은 온도에서 점성 증가) • 차가운 유리판에서 혼합 시 작업시간 연장 • 치수자극이 없음 • 치질과 화학적 접착

▌아말감 수복의 장점과 단점

장 점	단 점
• 경제적, 수명이 길고 용도가 다양 • 강도와 마모저항성이 우수 • 치아의 경조직이나 치수에 화학적 자극이 없음 • 재료의 취급과 술식이 비교적 간단	• 변연강도가 낮음 • 부식과 변색이 발생 • 치질과 접착하지 않음 • 비심미적 • 갈바니즘 가능성 • 경화되는 데 시간 필요 • 열전도가 높음

▌글라스아이오노머의 장점과 단점

장 점	단 점
• 불소요리에 의한 항우식효과 • 치질과 화학적 접착	• 초기 산도로 인한 치수 자극 • 경화반응 초기에 수분 민감성

▌치수질환의 종류

염증성 변화	치수 충혈	• 짧은 통증, 자극 제거 시 완화됨 • 일시적 염증 상태 • 치료 : 치수에 자극이 가해지지 않도록 함
	급성치수염	• 자극 제거 후에도 통증 지속 • 간헐적, 발작적, 급성염증, 자세·변화에 의한 통증 • 치료 : 근관 치료

염증성 변화	만성치수염	궤양성	• 노출된 치수 표면에 궤양 • 식편압입으로 인한 통증 • 증상이 없거나 미약, 둔한 불쾌감 • 치료 : 근관 치료
		증식성	• 주로 유치 • 상피로 덮이거나 육아조직이 증식 • 식편압입으로 인한 통증 • 육아조직 제거와 치수절단술이나 근관 치료
	치수 괴사		• 치수가 죽어 부패, 치관이 변색되고, 증상이 없음 • 치료 : 근관 치료
퇴행성 변화			• 섬유화 변성, 위축화 변성, 석회화 변성, 치수 내 흡수 등

▌치근단질환의 종류

급 성	치근단치주염	• 생활치(교합성 외상)와 실활치(치수염과 치수 괴사의 속발성) 모두 발생 가능 • 치아 접촉 시 압통, 동통, 타진통 • 치료 : 교합 조정, 근관 치료와 관련 처치
	치근단농양	• 괴사된 치수의 감염조직이 근단으로 파급, 농이 국소적으로 축적된 화농 상태 • 부종, 통증, 고열의 전신증상 • 심한 통증, 종창, 심한 동요 등 • 치료 : 절개 및 배농, 항생제 투약, 근관 치료
만 성	치근단농양	• 근단 치조골에 농이 국소적 축적 • 괴사치수의 세균, 과거의 급성치근단농양이 원인 • 누공이나 방사선사진상 발견 • 치료 : 근관 치료
	육아종	• 세균의 독성물질이 치근단조직 자극 • 증상이 없으며, 방사선검사로 관찰 • 치료 : 근관 치료
	치근낭종	• 낭종의 중앙부는 액체, 안쪽은 상피, 바깥쪽은 섬유성 결합조직 • 증상이 없으나 부종이 나타날 수 있음 • 골 파괴 시 치아동요, 악골 팽창 • 치료 : 근관 치료, 필요시 낭종적출, 치근단절제술

▌치아 변색의 원인

국소적 원인	치아 표면의 착색(커피, 차), 치면세균막의 착색, 치수 괴사, 치수 충혈, 상아질 석회화, 근관 충전재, 수복물 등
전신적 원인	노화, 법랑질형성장애, 테트라사이클린 변색 등

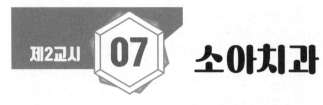

제2교시 **07** 소아치과

유치와 영구치의 비교

구 분	유 치	영구치
치아 수	20개	32개
치관의 크기	작다.	크다.
치근의 크기	작다.	크다.
치관의 근원심 폭	넓다.	좁다.
치경융선	뚜렷하다.	덜 발달되었다.
설면결절	뚜렷하다.	덜 발달되었다.
색 깔	유백색, 청백색	황백색, 회백색
법랑질	얇고, 두께가 일정하다.	두껍고, 두께가 불규칙하다.
상아질	얇다.	두껍다.
치근관	영구치보다 가늘다.	유치보다 두껍다.

심리적 접근법의 종류별 특징

체계적 탈감작법	• 약한 자극에서 강한 자극으로 반복 • 공포와 불안을 극복시키고자 함
말-시범 행동	• Tell : 어린이 수준에 맞는 언어로, 천천히 반복하여 이해하도록 함 • Show : 기구를 보거나 만져 보게 함 • Do : 설명하고 보여준 대로 치료를 실행함
모 방	• 첫 내원 시 효과적 • 다른 어린이의 행동을 따라 하도록 함
분 산	• 치료 중 관심과 주의 분산 • 비디오, 오디오 등의 시청각기기 이용
강 화	• 긍정적 강화 : 칭찬(추상적), 장난감(구체적) 등으로 원하는 행동을 유발시키는 효과적 방법 • 부정적 강화 : 음성 조절, 신체의 속박, 격리, 무시 등
소 멸	• 좋지 않은 행동이 지속적으로 나타날 때 무시, 방치함

▌ 아산화질소 진정법

특 성	• 폐로 흡수되고, 혈액을 통해 뇌로 가서 진정작용 유도
	• 호흡기, 비질환을 가진 어린이는 다른 방법으로 대체
	• 부작용이 작고, 발현과 회복이 빠르며, 용량 조절 용이
	• 환자의 협조가 부족하면 시행하기 어려움
	• 잠재적 부작용, 만성독성 가능성(환기 중요)
	• 흡입진정회복기에 약 5분간 100% 산소 투여 필요

▌ 유구치 기성금속관의 장점과 단점

장 점	단 점
• 치관의 근원심 폭경 회복	• 치질과 금관 사이의 간격
• 치질 삭제량이 적음	• 치경부 적합성이 떨어짐
• 저작기능의 회복 용이	• 두께가 얇아 교합면 천공 우려
• 제작이 쉽고, 내구성이 우수	• 교합 상태나 접촉접 회복이 불리

▌ 유치치수절단술

구 분	수산화칼슘 치수절단술	포모크레졸 치수절단술
적응증	• 미성숙영구치의 기계적 치수 노출 • 외상에 의한 치수 노출	• 유치의 치수 노출 • 자발통의 병력 없음 • 치수절단술 후 수복 치료 가능 • 치근의 1/3 이하 흡수 • 치근단부 병소 존재하지 않은 경우
과 정	• 와동세척, 건조, 지혈 • 수산화칼슘 도포 • ZOE 또는 IRM으로 임시 충전 • 2~6개월 후 재평가 • 영구수복재(아말감) 충전	• 치관부 치수조직 절단 • 출혈 부위는 소면구로 압박 지혈 • FC cotton을 5분 적용 후 임시 충전 • 영구 충전 • 기성관 등으로 보철수복

유치 발치의 적응증과 금기증

적응증		• 매복치, 과잉치 • 장애가 되는 선천치 • 영구치의 정상 맹출에 장애를 주는 만기 잔존 유치 • 장애아동에서 보존 진료가 불가능한 유치 • 영구계승치아가 있으나 정상적으로 탈락할 수 없는 유치 • 치근단 병소 및 치근이개부 병소로 인해 감염 제거가 불가능한 유치 • 외상에 의해 심하게 손상된 유치
금기증	국소적 급성염증	• 급성치근막염 • 악성종양 의심 • 구강연조직의 급성염증 • 봉와직염을 동반한 심한 급성치조골농양
	전신질환	• 혈액질환, 심장질환, 당뇨, 신장질환 • 전신적 급성감염 • 방사선 치료를 받는 부위에 존재하는 치아

치아의 변위

진 탕	• 손가락 끝으로 누르면 반응, 타진에 민감, 치주인대만 손상
아탈구	• 약간의 동요, 치은열구에 출혈관찰
합 입	• 유치 : 설측 합입이나 영구치 손상 가능성 있으면 발거, 순측합입은 3~4주 이내 재맹출 기대 • 영구치 : 합입량에 따라 재맹출을 기대하거나 교정력에 의해 견인, 치수 괴사 시 치수절제술
정 출	• 유치 : 심하지 않은 경우 정위치, 심하면 발치 • 영구치 : 정위치 후 강선 고정, 치수 괴사 시 치수절제술
완전탈구	• 유치 : 발거 • 영구치 : 빠른 시간 내 치조와에 재식 • 재식된 치아의 예후의 영향요인 : 구외 존재시간(30분 이내), 탈구된 치아의 보관(우유, 식염수, 구내 혀 아래), 치조와의 처치(소파 없이 irrigation), 치근의 처치(치근 표면의 이물질 제거, 잔존 치주인대 보존)

치아 공간 상실의 원인

국소적 요인	• 인접면 치아우식증 • 유치의 조기 상실 • 영구치 맹출 지연 및 맹출 순서의 변이 • 선천성 결손 • 유착치 • 구강 악습관 • 치아와 악골의 부조화
전신적 요인	• 다운증후군 • 두개안면이형성증 • 갑상선기능저하증 • 쇄골두개이형성증

▌치아 공간 상실 시 공간유지장치의 종류

고정성	loop형 간격유지장치	• 유치열이나 혼합치열에서 편측의 제1유구치나 제2유구치 중 1개의 치아 상실일 때, 근원심 공간 유지 • band & loop : 장착 치아가 건전 • crown & loop : 장착 치아의 넓은 우식, 법랑질형성부전, 치수 치료, 구강위생 상태 불량 등 • 장점 : 제작 간단, 경제적, 후속영구치 맹출에 무관 • 단점 : 저작기능 회복 및 대합치 정출 예방에 한계
	distal shoe 간격유지장치	• 제1대구치가 맹출하기 전 제2유구치가 조기 상실된 경우 • 제2유구치 발치 후 즉시 장착 • 제1대구치가 distal shoe의 원심면 따라 맹출되면 장치 제거 후 crown & loop로 장치 교환이 필요
	설측호선	• 혼합치열기에 하악에 편측성이나 양측성으로 2개 이상의 유구치 상실일 때, 대구치의 근심 이동 방지 및 치열궁의 길이 유지 • 상실 부위에 맹구치 맹출 시 발육 및 맹출 확인
	낸스구개호선	• 혼합치열기에 상악에 편측성인 양측성으로 2개 이상의 유구치 상실일 때, 대구치의 근심 이동 방지 및 치열궁의 길이 유지 • 상실 부위에 맹구치 맹출 시 발육 및 맹출 확인 • palatal button 접촉 부위에 염증 발현 주의

정상치은의 임상적 특징

색 깔	• 산호색 • 연분홍색 • 인종, 나이, 상피의 두께, 각화 정도, 색소 침착 등에 따라 다름
외 형	• 변연치은의 순설측이 옷깃과 같은 모양 • 치간유두가 치간공극을 채워야 함
견고도	• 견고하고 탄력성이 있어야 함 • 변연치은은 유동적이고, 부착치은은 치조골에 부착
표면 구조	• 점몰이 있어야 함(오렌지껍질 형태) • 5세 때부터 나타나 성인에 증가, 노년에 감소
멜라닌 색소 침착	• 갈색소에서 유래 • 멜라닌 색소 침착이 있어도 정상으로 간주
치은열구 깊이	• 치주낭측정기로 측정 시 1~3mm • 가벼운 탐침 시 출혈이 없어야 함

치주인대의 기능

물리적 기능	• 교합압 완충 • 치은조직의 유지 • 신경, 혈관 등의 연조직 보호
형성 및 재생기능	• 백악질과 치조골의 형성과 재생에 관여
영양 공급과 감각	• 백악질과 치조골, 치은에 영양 공급 • 압력, 동통의 촉각 감지

1차 백악질과 2차 백악질의 특징

1차 백악질	2차 백악질
• 치아의 형성과 맹출 시 최초 생성 • 무세포성 • 치근 전체에 분포, 주로 치경부 • 분명한 발육선 • 대부분 샤피섬유 • 치아 지지 • 교체속도가 느림	• 맹출 후 기능에 적응하기 위해 생성 • 세포성(백악아세포) • 치근의 중간부, 근단부에 분포 • 불분명한 발육선 • 대부분 불규칙한 교원섬유 • 치근 보호 • 교체속도가 빠름

▌ 치아동요의 원인

생리적 동요	• 아침에 일어난 직후 생리적 동요가 많아짐 • 모든 치아는 약간의 생리적 동요를 가짐
병적 동요	• 생리적 동요범위 이상의 수직적, 수평적 움직임 • 원인 : 치조골 소실, 교합성 외상, 치근단염증의 치주인대 확산, 임신, 월경, 호르몬성 피임약, 골수염, 악골 내 종양 등

▌ 급성치주농양과 만성치주농양

급성치주농양	만성치주농양
• 치은을 누르면 둥근 모양의 농양 • 치주조직 내 국한 • 치아동요, 심한 통증, 타진에 예민 • 체온 상승 가능성	• 깊은 치주낭, 작고 둥근 누공 • 치근벽을 따라 방사선 투과상 • 막연한 둔통 • 특정한 임상증상이 없음

▌ 급성괴사성궤양성치은염

급성괴사성 궤양성치은염		• 치간유두 괴사 • 출혈성 치은 • 호흡 시 심한 악취 • 점액성 타액 분비량 증가 • 음식물의 접촉에 예민 • 격통, 재발
	응급 치료법	• 치태 및 치석 제거 • 과산화수소 면봉으로 위막 제거 • 물과 과산화수소를 1 : 4의 비율로 희석한 후 2시간마다 양치 • 0.12% 클로르헥시딘으로 하루 2회 양치 • 술, 담배, 자극성 음식물 금지 • 비타민 B 복합체, 비타민 C, 항생제 투여 • 부드러운 칫솔로 치아 표면의 잔사 제거 • 급성증상 후 치주치료 시행

▌ 치관주위염

치관주위염		• 불완전한 맹출치아 또는 맹출 중인 치아의 치관 주위의 급성감염증 • 하악 제3대구치에서 호발 • 치은판의 종창, 발적, 치관 주위 농양으로 진행되며, 개구장애 동반
	응급 치료법	• 따뜻한 물로 병소 부위 세척 • 초음파세척기로 침착물 제거 • 전신증상 있으면 항생제 투여 • 급성증상 후 외과처치 결정

▌치은절제술

적응증	• 제거되지 않는 치주낭 • 증식된 치은조직 • 얕은 골연하낭 제거, 골연상의 치주농양, 이개부 병변 노출 • 형태학적 치관 노출 • 치은연하우식증 치료 • 임상적 치관 길이 연장
금기증	• 골내낭 존재 • 치조골 수술 필요시 • 심미적 문제 예상 시 • 지각과민성 치근 • 전신조건이 외과적 치주 치료가 불가능할 때 • 부착치은이 불충분한 경우
기본술식	• 시술 전 투약, 마취 • 치주낭 표시 • 치은절제 • 변연된 치은, 치간유두 제거, 육아조직 제거, 치석, 괴사성 물질 제거 • 생리적 치은형태 형성 • 지혈, 치주포대 부착

제2교시 **09**

유치열기의 공극

영장공극	• 상악유견치의 근심과 하악유견치의 원심에 공극이 존재
발육공극	• 대략 5세경 유전치 사이 공극이 존재 • 치관 폭경이 큰 계승영구치 맹출 시 폐쇄
terminal plane	• 상하악 제2유구치 원심면의 전후적 관계 • 수직형 : 대부분, Ⅰ급 부정교합 가능성 • 근심계단형 : 하악 제2유구치가 상악 제2유구치보다 근심, Ⅲ급 부정교합 가능성 • 원심계단형 : 하악 제2유구치가 상악 제2유구치보다 원심, Ⅱ급 부정교합 가능성

혼합치열기의 공극

leeway space	• 유견치와 유구치의 치관 근원심 폭경의 합 − 후계영구치의 치관 근원심 폭경의 합 = leeway space • 하악에서 현저함, 유치(C + D + E) > 영구치(3 + 4 + 5) • 영구전치의 배열에 이용, 제1대구치의 근심 이동에 이용
미운오리새끼	• 일시적으로 상악 중절치가 부챗살 모양으로 벌어짐 • 견치 맹출 시 공간 폐쇄 • 2mm 이상인 경우에는 교정 치료 필요

angle의 부정교합 분류

Ⅰ급 부정교합		• 상·하악치열궁의 근원심관계는 정상, 치성교합이 대부분 • 전치부 총생, 공극, 과개교합, 개교 • 부정교합 중 가장 많은 빈도
Ⅱ급 부정교합	1류	• 양측성이나 편측성 하악의 원심교합 • 상악전치의 전돌(수평 피개, 스피만곡 심함), 구호흡 • 근기능 이상 동반 시 V shape의 악궁형태
	2류	• 양측성이나 편측성 하악의 원심교합 • 상악중절치는 설측경사, 상악 측절치는 순측경사 • 수직 피개가 심함
Ⅲ급 부정교합		• 양측성이나 편측성으로 상악치열궁에 대해 하악치열궁이 근심에 있음 • 상·하악전치의 반대 교합

▌손가락 빨기와 혀 내밀기

손가락 빨기	• 유아기의 약 70~90% • 손가락 빨기 → 전치부 개교 → 혀 내밀기로 습관 이행 • 손가락 빨기의 악영향 : 전치부 개교, 상악전돌, 상악절치의 순측경사, 공극치열, 하악절치의 설측경사, 구치부 교차교합, 상악치열의 협착, 구개의 변형
혀 내밀기	• 원인 : 손가락 빨기, 편도비대 등 구호흡과 연관, 유치의 조기 상실 등 • 혀 내밀기의 악영향 : 전치부 개교, 공극치열, 비정상적 연하(유아형 연하 : 혀가 앞으로 돌출, 상하 치아의 교합 불가, 치조제 사이에 혀를 넣고 하악 고정, 구강 주위근과 안면근의 활발한 활동), 구순의 이완, 구호흡, 혀 짧은 소리

▌교정력의 종류

기계력	• 철사에 의한 탄성 : 교정용 철사, 보조탄선, 코일스프링 • 고무와 고분자에 의한 탄성 : 고무, 고무실, 치아 포지셔너 등 • 금속의 강성 : 확대나사
기능력	• 구강주위 안면근에 의한 교정력 • 구순압 : 입술범퍼 • 협압 : 프랑켈장치 • 저작근 : 액티베이터, 교합사면판, 바이오네이터 등
악정형력	• 악골의 성장을 촉진, 억제하여 안면의 형태 개선 • 상악골의 전방 성장 촉진 : 상방견인장치 • 상악골의 전방 성장 억제 : 헤드기어 • 상악골의 측방 확대 : 상악골 급속확대장치 • 하악골의 전하방 성장 억제 : 이모장치

▌기능적 교정장치의 종류

액티베이터 (activator)	• 혼합치열기의 2, 3급 • 과개교합, 교차교합 • 악습관 개선 시 사용
바이오네이터 (bionator)	• 혼합치열기의 2, 3급 • 과개교합, 개방교합 • 혀의 위치를 고려, 공간 확보 • 하악을 이동시켜 악골을 재위치시킴
프랑켈장치 (frankel appliance)	• 혼합치열기 초기, 상악의 열성장 • 3급 부정교합, 기능적 반대교합 • 순측과 협측의 비정상적 근육력 제거
입술범퍼 (lip bumper)	• 전치 순면의 입술 기능압 차단 • 하악전치의 순측 이동, 하악 제1대구치의 원심 이동이 목적
트윈블록 (twin block appliance)	• 상·하악장치의 아크릴릭 블록 경사면에 의해 하악의 전방운동 및 측방운동에 제한을 두지 않아 하악골의 위치를 유도 • 치아를 개별적으로 조절 가능

┃ 보정장치의 종류

가철성	교정유지장치 (hawley retainer)	• 보통 1년 사용 • 구개측이나 설측의 점막을 피개
	가철식 유지장치 (circumferential retainer)	• hawley의 순측호선이 교합 시 씹히는 것을 방지 • 치아의 협측 변위 예방 • 유지력을 얻기 어려움
	투명보정장치(clear retainer)	• circumferential의 일종 • 심미성 보완
	액티베이터(activator)	• 2급의 1류 보정을 위한 장치 • 성장이 남아 있는 3급 부정교합의 유지장치
	치아 포지셔너(tooth positioner)	• 상하 치열관계 보정 • 경도의 회전, 공극 폐쇄 가능
고정성	견치 간 고정식 보정장치	• 견치 간 폭경 유지, 총생 재발 방지 • twist wire, 탄력이 있는 철선 • 6전치 모두 부착

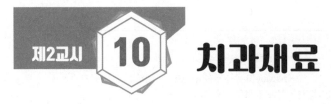

▌재료의 기계적 특성

응력	압축응력	• 재료가 눌리는 등의 압축력을 받을 때 발생 • 치아와 유사한 압축응력을 갖는 재료 : 아말감
	굽힘응력	• 재료를 두 지점에서 받치고, 중앙에서 수직으로 힘을 받을 때 발생
	인장응력	• 재료를 잡아당길 때 발생
	전단능력	• 서로 다른 평면에서 재료에 미끄러지는 힘을 받을 때 발생
탄성계수		• 응력 : 변형률곡선 상의 직선구간의 기울기 • 탄성한계 : 영구변형 없이 견딜 수 있는 최대 응력 • 치아와 유사한 탄성계수를 갖는 재료 : 금 합금(법랑질), 복합레진과 인산아연시멘트(상아질)
연 성		• 인장하중을 받았을 때 파단 없이 영구변형이 일어남 • 연신율이 좋으면 연성이 좋음 • 연성이 가장 좋은 재료 : 금
전 성		• 압축하중을 받았을 때 파단 없이 영구변형이 일어남 • 압축률이 우수하면 전성이 좋음 • 전성이 가장 좋은 재료 : 금
피 로		• 재료의 파괴하중 이하의 작은 하중을 지속적, 반복적으로 받을 때 어느 순간 파괴되는 현상
크 립		• 재료의 항복하중 이하의 작은 하중을 지속적, 반복적으로 받을 때 시간이 지나며 영구변형이 일어남 • 크립이 큰 재료 : 치과용 아말감
유 동		• 완전경화 상태가 아닐 때, 일정하중을 받았을 때 시간이 경화함에 따라 재료가 변형 • 아말감의 완전경화 전 일정 하중에 의해 변형

▌복합레진의 주요 구성성분

레진기질	• Bis-GMA, 우레탄다이메타크릴레이트 • 점성이 높고, 흡습성이 큼 • 휘발성이 없고, 구내에서 빨리 경화
필 러	• 석영, 유리, 교질성 규토입자 • 레진기질을 강화, 중합 또는 경화 시의 발생 수축을 줄임 • 필러 함량이 높으면 강도, 마모저항성이 우수하고, 중합수축은 작아짐 • 구치용 복합레진은 반드시 방사선 불투과(리튬, 바륨, 스트론튬, 아연 포함)
결합제	• 무기질의 필러가 유기질의 레진기질 결합에 도움
개시체와 촉진제	• 경화에 도움
색 소	• 색조에 도움

광중합형 복합레진의 장점과 단점

장 점	단 점
• 혼합 불필요 • 색상의 안정성 • 작업시간의 조절 가능 • 경화시간이 빠름 • 기포 발생이 적어 착색이 덜됨 • 강도가 높음	• 중합수축(레진 두께가 2.5mm 이하) • 변연 누출 • 색조의 차이에 따라 광조사시간 조절 필요 • 실내조명에 장시간 노출 시 레진 표면 경화 • 술후 과민증

아말감 충전물의 장점과 단점

장 점	단 점
• 와동벽에 대한 적합성 우수 • 와동 봉쇄성 우수 • 성형축조 용이 • 전색 조작 용이 • 우수한 강도 • 화학적 내구성 • 1회 충전 가능 • 치수에 위해작용이 없음	• 완전히 경화되기까지 시간 필요 • 변연 부위의 강도가 약함 • 색 조 • 변색과 부식 • 열전도율이 높음 • 갈바니즘 • 유지구조를 위해 치아 삭제량의 증가

치과용 인상재의 분류

구 분	가역성	비가역성
비탄성	• 인상용 콤파운드 • 인상용 왁스	• 인상용 석고 • 인상용 산화아연유지놀 연고
탄 성	• 하이드로콜로이드(아가)	• 하이드로콜로이드(알지네이트) • 폴리설파이드 • 폴리이써 • 축중합형 실리콘 • 부가중합형 실리콘

알지네이트 인상채득 후의 문제점과 원인

문제점	원 인
과립 형성	• 불충분한 혼합 • 혼합 시 적당하지 않은 물의 온도
찢 김	• 적절하지 못한 두께 • 수분 오염 • 구강 밖으로 조기 제거 • 혼합의 연장
인상 표면의 불규칙한 기포	• 과도한 겔화 • 혼합 시 공기 함입 • 구강 내 물기나 이물이 있는 경우
거친 입자	• 부적절한 혼합 • 혼합시간의 연장 • 과도한 겔화 • 낮은 물과 분말의 비율
변형과 부정확한 모형	• 인상에 모형재를 즉시 붓지 않는 경우 • 겔화 동안 트레이의 움직임 • 구강 밖으로 조기 제거 • 인상재와 트레이의 유지가 안 좋음 • 트레이에 인상재가 골고루 담기지 않음

치과용 석고의 경화시간 조절법

경화시간 단축	• 불순물을 섞는다. • 경화촉진제를 사용한다. • 결정핵을 넣는다. • 물을 적게 넣는다. • 혼합을 오래한다. • 혼합하는 속도를 빠르게 한다. • 입자가 미세할수록 경화시간이 단축된다. • 40℃ 미만에서 온도가 높을수록 경화시간이 단축된다.

산화아연유지놀시멘트

용 도	• 임시접착용(압축강도 낮음)
특 성	• 치수진정효과 • 밀봉성, 단열성 • 중 성 • 바니시나 이장재 사용 없이 사용 가능
함께 사용할 수 없는 재료	• 유지놀이 레진의 용매로 작용될 수 있어 레진 사용 금기

■ 글라스아이오노머시멘트

용 도	• 심미 수복 • 보철물의 합착 • 베이스 • 치면열구전색
특 성	• 치질과 화학적 결합 • 생체 친화성 우수 • 불소유리로 항우식효과
혼합방법	• 분말을 가볍게 흔들어 사용 • 비흡수성 종이판이나 유리판에서 혼합 • 작업시간 짧음 • 냉각된 유리판 사용, 금속 스패출러 사용 금지 • 분말을 2~3등분하여 45초간 혼합

치과위생사 국가시험 일정

실기시험일	2022년 11월 12일 ~ 11월 13일
실기시험 합격자 발표	2022년 11월 29일

치과위생사 국가시험 준비물 체크

• 실기시험 장소, 대기실 번호, 입실시간을 꼭 준수해야 합니다.

필수 준비물	신분증, 필기구, 보건용 마스크(KF94), 유백색 라텍스장갑(양손 착용), 자가문진표
선택 준비물	본인 덴티폼과 수기구

※ 보건용 마스크(KF94)와 라텍스장갑 미착용 시 시험응시가 불가하며, 실기시험 중 마스크 및 라텍스장갑 미착용 시 퇴실 조치될 수 있습니다.

※ '자가문진표'는 미리 작성하여 시험장 입장 시 제출합니다.

※ 실기시험 응시표는 한국보건의료인국가시험원에서 준비하므로 별도로 지참하지 않아도 됩니다.

치과위생사 실기시험 진행방법

1. 응시자는 본인의 입장시간까지 해당 시험장의 대기실에 입실합니다.

2. 감독관에게 응시자 스티커를 배부 받고 '응시자 서명'란에 본인의 성명을 정자로 기재합니다.

   ※ 서명을 하지 않아 발생하는 책임은 응시자에게 있으며, 스티커를 절단해선 안 됩니다.

3. 감독관이 응시자를 호명하면 스티커, 신분증을 들고 앞으로 나와 응시자 본인 여부를 확인 받은 후, 응시자 서명부에 서명합니다.

4. 본인 확인을 마친 응시자는 감독관이 나누어 주는 응시표를 가슴 왼쪽 상단에 부착하고 대기합니다.

5. 감독관이 호명을 하면 가방 등 소지품을 가지고 대기실 앞에서 대기합니다.

6. 시험실 대기 중 응시자는 본인 시험실 입실 순서 전에 라텍스장갑을 착용합니다.

7. 시험실에 입실하면 책상 위에 부착된 시험문제를 소리내지 않고 읽고, 장비 및 도구를 확인한 후 채점위원의 '시작' 구령에 의해 시험을 시작합니다.

   ※ 응시자는 시험시작 전 의자 높이 및 시술위치는 바꿀 수 있으나 고정된 마네킹 위치는 조절할 수 없습니다.

8. 시험은 문제별 시험시간(4분) 내에 시행해야 하고, 계측요원이 시험이 종료되었음을 알리거나 알람이 울리면 즉시 시험을 정지해야 하며, 시험 종료 지시에 불응하여 계속 시험을 진행하는 경우 '0점' 처리합니다.

   ※ 시험시간 종료 전에 시험을 마친 경우 퇴실할 수 있습니다.

9. 시험을 마친 응시자는 소지품을 가지고 시험장에서 퇴장합니다.

🦷 치과위생사 국가시험(치석탐지)

기구잡기	Modified pen grasp
손 고정	인접치아의 교합면, 협면, 절단연, 절단연 포함한 설면
적 합	0°
삽 입	15°
각 도	15°
동 작	• Full stroke • 전치부 : 중앙(4회 이상) + col(4회 이상) • 구치부 : 근심면 평활면(10회 이상) + col(4회 이상), 원심면 평활면(4회 이상) + col(4회 이상)

🦷 치과위생사 국가시험(연상치석제거)

기구잡기	Modified pen grasp
손 고정	인접치아의 교합면, 협면, 절단연, 절단연 포함한 설면
적 합	0°
삽 입	없 음
각 도	70~80°
동 작	• Full stroke • 전치부 : 중앙(4회 이상) + col(4회 이상) • 구치부 : 근심면 평활면(10회 이상) + col(4회 이상), 원심면 평활면(4회 이상) + col(4회 이상)

🦷 치과위생사 국가시험(연하치석제거)

기구잡기	Modified pen grasp
손 고정	인접치아의 교합면, 협면, 절단연, 절단연 포함한 설면
적 합	0°
삽 입	있 음
각 도	60~70°
동 작	• Full stroke • 전치부 : 중앙(4회 이상) + col(4회 이상) • 구치부 : 근심면 평활면(10회 이상) + col(4회 이상), 원심면 평활면(10회 이상) + col(4회 이상)

꼭 읽어봐야 할 실기시험 유의사항

1. 실기시험의 채점표 및 채점기준표는 공개하지 않습니다.

2. 응시자는 본인이 응시하여야 하는 시험장에 지정된 응시일자 및 입실시간까지 응시자 대기실에 입실을 완료하여야 합니다.

3. 신분증 미지참자는 시험 시작 전 응시자 대기실에서 본인 여부를 확인받아야 합니다.

4. 왼손잡이 응시자는 시험 전 응시자 대기실에서 감독관에게 알려주어야 왼손으로 시험에 응시할 수 있습니다.

5. 시험실 복도에 대기 중에는 모든 소지품(휴대폰, 치아모형, 기구, 서적 등)을 가방에 넣어 보관하고 다른 응시자와 대화를 하거나 화장실을 이용할 수 없습니다.

6. 시험 진행 중에는 어떠한 통신기기 및 전자기기(휴대전화, 스마트폰, 태블릿PC, 스마트시계, 스마트밴드, 이어폰, 전자계산기, 전자사전 등)도 소지 할 수 없으며, 발견될 시에는 응시자 준수사항 위반으로 처리될 수 있으며, 사용할 시에는 부정행위로 처리될 수 있습니다.

7. 시험은 문제별 시험시간(4분) 내에 시행해야 하며, 시험이 종료되었음을 알리면 즉시 시험을 정지해야 합니다. 만일 시험 종료 이후에도 시험을 계속 진행하는 경우, 해당 문제는 "0점" 처리합니다(시험 시작은 구두로 안내하며, 종료는 구두 또는 알람이 울림. 시험 종료 1분 전 등 예령은 없음).

8. 시험시행 중 응시자의 치아선택, 술자위치, 기구선택이 잘못되었을 때 채점위원이 정정해 줄 수 있으며, 이 경우 응시자는 사유를 질문해선 안 됩니다.

9. 응시자는 시험시작 전 의자 높이 및 시술위치는 바꿀 수 있으나 마네킨 위치는 조절할 수 없습니다.

10. 가방 등 소지품은 응시자가 직접 관리해야 하며, 시험 종료 후 응시자 대기실 재입실은 불가합니다.

11. 특정 대학교의 명칭이나 상징(암시)을 나타내는 복장을 엄격히 금지합니다.

12. 시험실 입실 전 머리를 단정하게 묶는 등 술기과정이 원활하게 채점될 수 있도록 합니다.

13. 시험장 내 주차가 불가하므로 대중교통을 이용해 주시기 바랍니다.

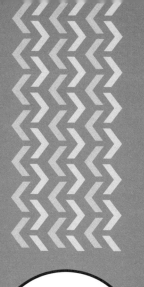

제1편

기출유형문제

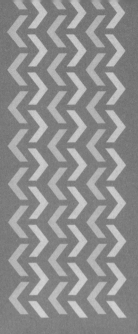

치과위생사

국 가 시 험

기출유형문제집

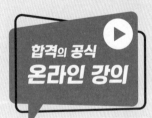

합격의 공식
온라인 강의

잠깐!

혼자 공부하기 힘드시다면 방법이 있습니다.
SD에듀의 동영상강의를 이용하시면 됩니다.
www.sdedu.co.kr ➜ 회원가입(로그인) ➜ 강의 살펴보기

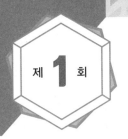

기출유형문제

제 1 회

제1교시 | 100문항(85분)

제 1 과목 | **의료관계법규**

01

확인Check! O △ X

의료법의 목적으로 적절하지 않은 것은?

① 모든 국민이 대상이다.
② 수준이 높은 의료 혜택을 제공한다.
③ 국민의 건강을 보호 · 증진한다.
④ 건강 보호에 필수적인 사항을 규정한다.
⑤ 소외계층을 포함한다.

02

확인Check! O △ X

병원 등의 병상 설치기준으로 적합한 것은?

① 300개 초과
② 100개 초과
③ 100개 이상
④ 30개 이상
⑤ 10개 이상

03

확인Check! O △ X

조산사 수련병원의 수습생 정원 기준은?

① 월평균 분만건수의 10% 이내
② 월평균 분만건수의 20% 이내
③ 월평균 분만건수의 30% 이내
④ 연평균 분만건수의 10% 이내
⑤ 연평균 분만건수의 20% 이내

SOLUTION

01   02

04

확인Check! ○ △ ✕

세탁물의 처리에 대한 설명으로 틀린 것은?

① 시설 및 장비의 기준은 보건복지부령에 따른다.
② 신고절차와 지도감독은 시·도의 조례에 따른다.
③ 위생적으로 보관하고 운반한다.
④ 의료인과 의료기관의 의무이다.
⑤ 특별자치시장, 특별자치도지사, 시장, 군수, 구청장에게 신고한 자가 처리한다.

05

확인Check! ○ △ ✕

처방전 작성에 대한 내용으로 적절한 것은?

① 약사 및 한약사의 문의에 응답할 수 없으면, 임의 조제 후 보고한다.
② 환자에게 처방 및 투여되는 의약품과 동일한 성분의 의약품인지 확인해야 한다.
③ 의사 또는 한의사가 처방전을 작성하여 환자에게 교부하거나 발송 가능하다.
④ 처방전의 작성과 교부는 자신이 직접 의약품을 조제할 수 있는 경우를 포함한다.
⑤ 약제의 용기나 포장에 약의 이름, 용법, 용량을 기록한다.

06

확인Check! ○ △ ✕

의약품 공급자로부터 부당한 경제적 이득 취득의 예외사항으로 적절하지 않은 것은?

① 견본품 제공
② 제품설명회
③ 공급 계약시기에 따른 비용 할인
④ 학술대회 지원
⑤ 임상시험 지원

07

확인Check! ○ △ ✕

의료인 무면허 의료행위 등 금지의 예외사항으로 적절하지 않은 것은?

① 의학을 전공하는 학생 등의 의료행위
② 국민에 대한 의료봉사활동으로, 의료인의 지도·감독을 받는 의료행위
③ 외국의 의료인면허를 소지하며, 외국과의 교육에 의한 교환교수로서의 업무
④ 외국의 의료인면허를 소지하며, 국제의료봉사단의 의료봉사업무
⑤ 국가비상사태로, 의료기관장의 요청에 의한 의료행위

SOLUTION

04

07

08

확인Check! ○ △ ✕

의료기관의 개설권자로 적절하지 않은 것은?

① 준정부기관
② 민법 또는 특별법에 의해 설립된 영리법인
③ 의료법을 목적으로 설립된 법인
④ 한국보훈복지의료공단
⑤ 지방자치단체

09

확인Check! ○ △ ✕

의료광고의 금지로 옳은 것은?

① 다른 의료기관을 비방하는 내용의 광고
② 평가를 받은 신의료기술에 관한 광고
③ 법적근거가 있는 자격을 표방하는 내용의 광고
④ 심의를 받은 내용에 대한 광고
⑤ 외국인 환자를 유치하기 위한 국내광고

10

확인Check! ○ △ ✕

의료인의 자격정지의 기간은?

① 1개월 이내
② 3개월 이내
③ 6개월 이내
④ 1년 이내
⑤ 3년 이내

11

확인Check! ○ △ ✕

의료기사 등에 관한 법률의 대상으로 적합하지 않은 것은?

① 간호조무사
② 치과위생사
③ 치과기공사
④ 보건의료정보관리사
⑤ 안경사

12

확인Check! ○ △ ✕

의료기사 등 국가시험의 실시주기로 적절한 것은?

① 매년 1회
② 매년 1회 이상
③ 매년 2회
④ 매년 2회 이상
⑤ 보건복지부장관이 필요하다고 인정하는 때

SOLUTION

10

11

13

확인Check! ○ △ ×

의료기사 등의 실태 등의 신고에 대한 내용으로 적절하지 않은 것은?

① 보건복지부장관에게 신고한다.
② 대통령령이 정하는 바에 따른다.
③ 최초로 면허신고를 받은 후 1년마다 신고한다.
④ 보수교육을 받지 아니한 의료기사 등에 대해 실태에 대한 신고를 반려할 수 있다.
⑤ 신고업무를 전자적으로 처리할 수 있는 전자정보처리시스템을 구축할 수 있다.

14

확인Check! ○ △ ×

의료기사 등의 자격정지사유에 해당하지 않는 것은?

① 학문적으로 인정되지 아니한 방법으로 업무를 하는 행위
② 치과위생사 등의 준수사항을 위반하는 행위
③ 의료기사 등의 업무 범위를 벗어나는 행위
④ 개설 등록을 하지 않고 치과기공소를 개설하는 행위
⑤ 치과기공물 제작의뢰서를 보존하지 아니하는 행위

15

확인Check! ○ △ ×

실태와 취업상황을 허위로 신고한 사람의 과태료는?

① 100만원 이하
② 200만원 이하
③ 300만원 이하
④ 400만원 이하
⑤ 500만원 이하

16

확인Check! ○ △ ×

지역사회건강실태조사의 방법, 내용에 대하여 필요한 사항의 기준은?

① 의료법
② 지역보건법
③ 대통령령
④ 보건복지부령
⑤ 시 · 도 조례

SOLUTION

13

15

17

확인Check! ○ △ ✕

지역보건 의료계획 수립 후의 공고기간으로 적절한 것은?

① 3일 이상
② 1주 이상
③ 2주 이상
④ 1개월 이상
⑤ 3개월 이상

19

확인Check! ○ △ ✕

구강보건사업의 효율적 추진을 위한 수립주기는?

① 1년
② 2년
③ 3년
④ 5년
⑤ 10년

18

확인Check! ○ △ ✕

보건지소장의 자격으로 적절한 것은?

① 의사의 면허를 가진 자
② 의료기사의 면허를 가진 자
③ 의료기사 등의 면허를 가진 자
④ 지방의무직이나 임기제 공무원
⑤ 보건의료인

20

확인Check! ○ △ ✕

수돗물불소농도조정사업계획에 포함되는 내용으로 적절한 것은?

① 정수시설 및 급수 인구 현황
② 불소화합물 첨가시설의 운영
③ 불소농도 유지를 위한 검사
④ 불소화합물 첨가의 인력 및 예산
⑤ 불소제제의 보관 및 관리

SOLUTION

18	20

제 **2** 과목 **구강해부**

21

확인Check! ○ △ ✕

해부학적 절단면 중 신체를 위아래로 나누는 절단면을 나타내는 용어는?

① 경사면(oblique plane)

② 관상면(coronal plane)

③ 정중면(median plane)

④ 수평면(horizontal plane)

⑤ 시상면(sagittal plane)

22

확인Check! ○ △ ✕

상악골의 돌기 구조물이 아닌 것은?

① 구개돌기(palatine process)

② 전두돌기(frontal process)

③ 치조돌기(alveolar process)

④ 관절돌기(articular process)

⑤ 권골돌기(zygomatic process)

23

확인Check! ○ △ ✕

노인 하악각의 각도는?

① 110°   ② 120°

③ 130°   ④ 140°

⑤ 175°

24

확인Check! ○ △ ✕

경상돌기(styloid process)에 부착하지 않는 것은?

① 경돌설골인대

② 경돌하악인대

③ 경돌설근

④ 경돌인두근

⑤ 중경막신경

SOLUTION

22   23

25

확인Check! O △ ×

뺨을 압박하여 구강전정에 있는 음식물을 치아 쪽으로 보내는 역할을 하는 근육은?

① 구각거근
② 구륜근
③ 협 근
④ 소 근
⑤ 저작근

26

확인Check! O △ ×

하악의 기능운동이 아닌 것은?

① 개구운동
② 활주운동
③ 폐구운동
④ 전진운동
⑤ 후퇴운동

27

확인Check! O △ ×

안면정맥에 유입되는 정맥이 아닌 것은?

① 상순정맥
② 하순정맥
③ 악정맥
④ 교근정맥
⑤ 외구개정맥

SOLUTION

26

제 **3** 과목 **치아형태**

28

확인Check! ○ △ ×

유해한 자극에 반응하여 형성되는 치아 구조물은?

① 1차 상아질
② 2차 상아질
③ 3차 상아질
④ 백악질
⑤ 치 수

29

확인Check! ○ △ ×

치관에 존재하는 오목한 부위가 아닌 것은?

① 구(groove)
② 와(fossa)
③ 교두간강
④ 소와(pit)
⑤ 발육엽

30

확인Check! ○ △ ×

하악중절치의 특징으로 옳은 것은?

① 순설경이 근원심경보다 크다.
② 만 9세에 맹출을 시작한다.
③ 근심면의 치경선만곡도가 작다.
④ 설면와의 발육이 뚜렷하다.
⑤ 풍융도가 뚜렷하다.

31

확인Check! ○ △ ×

하악견치의 특징으로 옳은 것은?

① 상악견치보다 치관의 폭이 작고, 치관의 길이도 짧다.
② 만 11세에 맹출하여 만 12~14세에 치근이 완성된다.
③ 치근의 길이가 상악에 비해 약간 짧다.
④ 첨두가 원심에 위치하며, 상악견치보다 낮다.
⑤ 변연융선과 설면결절의 발육이 뚜렷하다.

SOLUTION

28   30

32

확인Check! ○ △ ✕

상악 제1소구치에 대한 설명으로 옳은 것은?

① 협측교두정이 중앙이거나 약간 근심이다.
② 설측교두가 0.5mm 짧다.
③ 원심측 치근 함몰이 깊다.
④ 융선, 구, 소와의 발육이 약하다.
⑤ 근심변연융선이 있다.

33

확인Check! ○ △ ✕

대구치에 대한 설명으로 틀린 것은?

① 제1대구치는 6세 구치라고도 하며, 만 6세에 맹출한다.
② 제2대구치는 12세 구치라고도 하며, 만 12세에 맹출한다.
③ 지치는 제3대구치이다.
④ 상악은 협측교두, 하악은 설측교두가 저작교두이다.
⑤ 상악대구치의 치근은 협설 방향이다.

34

확인Check! ○ △ ✕

하악 제1대구치에 대한 설명으로 옳은 것은?

① 근심협측교두가 가장 크다.
② 교합면이 평행사변형 모양이다.
③ 협측교두정이 설측교두정보다 높다.
④ 협설경이 가장 긴 치아이다.
⑤ 4교두이다.

SOLUTION

32

제 **4** 과목 ▷ 구강조직

35

확인Check! ○ △ ✕

동일한 기능과 구조를 가진 세포 집단은?

① 기 관
② 조 직
③ 중심체
④ 핵
⑤ 미토콘드리아

36

확인Check! ○ △ ✕

조직 표본 제작 시 가장 대표적으로 사용하는 고정액은?

① 10% 알코올
② 10% 파라핀
③ 1% 자일렌
④ 10% 포르말린
⑤ 1% 포르말린

37

확인Check! ○ △ ✕

진피와 접하며, 멜라닌세포가 존재하는 피부 구조층은?

① 각질층
② 과립층
③ 기저층
④ 유두층
⑤ 그물층

38

확인Check! ○ △ ✕

치아 및 관련 조직이 발달하는 발육시기는?

① 발생 첫주(배아 전기)
② 발생 2~8주(배아기)
③ 발생 9~12주
④ 발생 13~20주
⑤ 발생 20주 이후

SOLUTION

35

38

39

◆ 확인 Check! ○ △ ✕

치내치, 쌍생치, 융합치의 발생장애가 형성될 수 있는 치아의 발생단계는?

① 뇌상기
② 모상기
③ 개시기
④ 침착기
⑤ 종상기

40

◆ 확인 Check! ○ △ ✕

법랑질의 결정구조단위는?

① 법랑총
② 법랑소주
③ 법랑엽판
④ Toms돌기
⑤ 법랑방추

41

◆ 확인 Check! ○ △ ✕

2차 백악질에 대한 설명으로 옳은 것은?

① 치경부의 1/3에 위치한다.
② 천천히 만들어진다.
③ 백악세포가 없다.
④ 성장선의 간격이 규칙적이다.
⑤ 시간이 지나면 층이 더해진다.

제 **5** 과목 ▶ **구강병리**

42

◆ 확인 Check! ○ △ ✕

염증의 증상으로 적절하지 않은 것은?

① 기능 상실
② 동 통
③ 종 창
④ 흡 열
⑤ 발 적

43

◆ 확인 Check! ○ △ ✕

재발성 아프타에 대한 설명으로 옳지 않은 것은?

① 원인이 불명확하며, 자가면역과 관련 있다.
② 궤양성 병변으로 관찰된다.
③ 통증이 미약하다.
④ 구강점막에 단독 또는 복합적으로 나타난다.
⑤ 자연치유되지만, 반복적이다.

SOLUTION

39	41

44

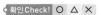

화농성치수염에 대한 설명으로 옳지 않은 것은?

① 밤에 통증이 심해진다.
② 따뜻한 자극이 통증을 완화시킨다.
③ 호중구의 침윤이 나타난다.
④ 심한 부종과 출혈이 나타난다.
⑤ 지속적인 방산통이 있다.

47

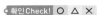

상피성치성종양이 아닌 것은?

① 치성암육종
② 악성법랑모세포종
③ 법랑모세포종성암종
④ 원발성골내암
⑤ 치성낭종상피의 악성 변화

45

치아의 병변이 원인이 되어 나타나는 감염성 질환은?

① 급성악골골수염
② 만성악골골수염
③ 치성상악동염
④ 비치성상악동염
⑤ 치조골염

48

백반증(leukoplakia)의 원인으로 옳지 않은 것은?

① 흡연과 음주
② 외 상
③ 우식와의 변연 및 충전물의 자극
④ 노 화
⑤ 칸디다 감염

46

치성낭종이 아닌 것은?

① 안열성낭종
② 치은낭종
③ 원시성낭종
④ 맹출낭
⑤ 잔류치근낭종

SOLUTION

44	46

제 **6** 과목 구강생리

49
확인Check! ○ △ ✕

세포막에 대한 설명이 아닌 것은?

① 여러 효소를 포함하여 물질대사를 촉진한다.
② 세포의 신호를 전달하는 수용기 역할을 한다.
③ ATP 생성에 관여한다.
④ 세포 내부의 항등성을 유지한다.
⑤ 자극의 수용으로 물질대사를 촉진한다.

50
확인Check! ○ △ ✕

혈액에 대한 설명으로 적절한 것은?

① pH 6.4이다.
② 혈장과 혈구로 구성되어 있다.
③ 혈장은 혈소판을 포함한다.
④ 혈구는 유기물과 물, 단백질로 구성되어 있다.
⑤ 체중의 약 18% 정도를 차지한다.

51
확인Check! ○ △ ✕

모세혈관과 조직세포 사이의 가스교환과정은?

① 혈 압
② 맥 압
③ 흡 식
④ 내호흡
⑤ 외호흡

52
확인Check! ○ △ ✕

신장의 기능으로 적절하지 않은 것은?

① 체액 조절
② 대사 조절
③ 혈압 조절
④ 조혈 감소
⑤ 배 설

53
확인Check! ○ △ ✕

타액과 관련된 질환으로 적절하지 않은 것은?

① 치아우식증
② 치주질환
③ 부정교합
④ 쇼그렌증후군
⑤ 바이러스성 질환

SOLUTION

51

53

54

확인Check! O △ X

부신피질호르몬의 과다 분비로 인한 기능항진에 대한 증상으로 적절한 것은?

① 범뇌하수체기능부전
② 원발성 부신피질기능부전
③ 에디슨병
④ 체력 저하
⑤ 쿠싱증후군

55

확인Check! O △ X

온도가 높을 때 역치가 낮아지는 미각은?

① 단 맛
② 신 맛
③ 짠 맛
④ 쓴 맛
⑤ 매운맛

제 **7** 과목 구강미생물

56

확인Check! O △ X

세균의 증식에 영향을 미치는 환경요소가 아닌 것은?

① 물
② 온 도
③ 산 소
④ 이산화탄소
⑤ ATP

57

확인Check! O △ X

항원을 제시하고 혈액, 조직, 결합조직, 간, 폐, 뼈 등으로 분화하는 세포는?

① 대식세포
② 자연살해세포(NK cell)
③ 비만세포
④ 사이토카인
⑤ 호산구

SOLUTION

55

57

58

확인Check! O △ X

구강환경의 특징으로 적절하지 않은 것은?

① 타액으로부터 영양분을 공급받는다.

② 습도를 유지시킨다.

③ pH 7.2~8.5의 약알칼리성이다.

④ 치아 맹출 시 산소분압이 감소한다.

⑤ 호기성균, 통성혐기성균, 혐기성균이 고르게 발육한다.

59

확인Check! O △ X

사춘기성 치은염 및 임신성 치은염과 관련되어 급성괴사성궤양성치은염의 원인균은?

① *Aggregatibacter actinomycetemcomitans*

② *Porphyromonas gingivalis*

③ *Prevotella intermedia*

④ *Treponema pallidum*

⑤ *Mycobacterium tuberculosis*

60

확인Check! O △ X

후천성면역결핍증의 감염원인이 아닌 것은?

① 혈 액

② 정 액

③ 타 액

④ 태 반

⑤ 모 유

제 8 과목 지역사회구강보건

61

확인Check! O △ X

일정한 지리적 영역에서 공동생활을 영위하고 있는 사람들이 조직적인 공동노력으로 구강건강을 증진시키는 원리와 방법을 연구하고 실천하는 학문은?

① 예방치과학

② 지역사회구강보건학

③ 치면세마학

④ 공중구강보건학

⑤ 포괄구강보건학

62

확인Check! O △ X

전문가 불소도포사업이 실시된 공중구강보건기로 옳은 것은?

① 전통 구강보건기

② 구강보건 여명기

③ 구강보건 태동기

④ 구강보건 발생기

⑤ 구강보건 성장기

SOLUTION

58

62

63

확인Check! ○ △ ×

구강병의 발생요인과 내용이 적절하게 연결되지 않은 것은?

① 환경요인 : 치아의 배열
② 환경요인 : 식품의 종류와 영양가
③ 병원체요인 : 세균
④ 숙주요인 : 타액의 완충능
⑤ 숙주요인 : 임신

64

확인Check! ○ △ ×

1차 예방과 무관한 것은?

① 전구병원성기
② 조기병원성기
③ 조기질환기
④ 건강증진
⑤ 특수방호

65

확인Check! ○ △ ×

예방지향적 포괄구강진료의 준칙으로 적절하지 않은 것은?

① 구강병을 예방한다.
② 조기에 구강병을 치료한다.
③ 지역사회 구강보건과 연계하는 구강진료를 전달한다.
④ 증진된 구강건강을 계속 증진시킨다.
⑤ 발생된 구강병을 조기에 발견한다.

66

확인Check! ○ △ ×

임신 중 기형치 발생, 치아의 변색을 유발하는 외부 자극은?

① 흡 연
② 음 주
③ 풍진바이러스
④ 테트라사이클린 항생제 복용
⑤ 방사선 노출

SOLUTION

63

65

67

확인 Check! ○ △ ✕

초등학교 학생구강보건관리법 중 가장 효과적인 관리방법은?

① 전문가 예방처치
② 가정 구강환경관리
③ 식이 조절
④ 불소 도포
⑤ 불소 복용

69

확인 Check! ○ △ ✕

지역사회 구강보건사업의 수립주기는?

① 1년
② 2년
③ 4년
④ 5년
⑤ 10년

68

확인 Check! ○ △ ✕

갑자기 치아 상실이 많아지는 구강보건시기는?

① 학생구강보건
② 청년구강보건
③ 장년구강보건
④ 노인구강보건
⑤ 사업장구강보건

70

확인 Check! ○ △ ✕

분기별, 월별, 주별, 일별로 세부적 단기적 활동지침을 수립하는 지역사회 구강보건사업은?

① 전체구강보건사업계획
② 구강보건활동계획
③ 구강보건교육사업계획
④ 공동구강보건사업계획
⑤ 구강병치료사업계획

SOLUTION

68   70

71

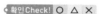 확인Check! ○ △ ✕

지역사회 구강보건사업의 평가원칙으로 적절한 것은?

① 명확한 평가기준에 따라 평가한다.
② 장기효과를 평가한다.
③ 평가자가 주관적으로 평가한다.
④ 사업 종료 후 원발적으로 평가한다.
⑤ 장단점을 모두 파악한다.

72

확인Check! ○ △ ✕

불소용액양치사업의 장점으로 적절하지 않은 것은?

① 시간이 짧다.
② 방법이 쉽다.
③ 구강보건전문기술이 불필요하다.
④ 효과가 가장 높다.
⑤ 실천성이 가장 높다.

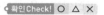 제 **9** 과목 　구강보건행정

73

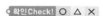 확인Check! ○ △ ✕

시작단계의 구강병의 치료와 예방을 목적으로 하는 구강보건진료는?

① 1차 구강보건진료
② 일상구강보건진료
③ 일반구강보건진료
④ 기초구강보건진료
⑤ 계속구강보건진료

74

확인Check! ○ △ ✕

상대구강보건진료 필요에 대한 설명으로 틀린 것은?

① 전문가에 의해 조사되지 않는 구강보건진료 필요이다.
② 연령에 영향을 받는다.
③ 이미 전달된 구강보건진료의 양에 영향을 받는다.
④ 구강병의 발생 정도와 무관하게 구강보건진료가 필요하다고 인정되는 것이다.
⑤ 무치악의 유무에 영향을 받는다.

SOLUTION

72 　　74

75

현대 구강보건진료필요제도의 요건으로 적절하지 않은 것은?

① 구강병의 발생률을 감소시킨다.
② 예방적이고 포괄적인 구강보건진료를 제공한다.
③ 계속 구강건강관리를 제공한다.
④ 응급구강진료가 즉각적으로 제공된다.
⑤ 모든 국민이 필요한 구강보건진료를 소비할 수 있다.

76

진료실 분담 구강보건 보조인력으로 적절한 사람은?

① 치과의사
② 치과위생사
③ 치과조무사
④ 보건교사
⑤ 치과코디네이터

77

우리나라 및 미국의 건강보험료가 적용하고 있는 구강보건진료비조달제도로 적절한 것은?

① 각자 구강보건진료비조달제도
② 집단 구강보건진료비조달제도
③ 정부 구강보건진료비조달제도
④ 행위별 구강보건진료비지불제도
⑤ 직접 구강보건진료비지불제도

78

구강보건 지식의 토착화과정에 해당하지 않는 것은?

① 재창조
② 평 가
③ 활 용
④ 이 해
⑤ 습 득

SOLUTION

75

77

79

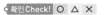

공중이 행정과정에 참여하는 방법으로 적절하지 않은 것은?

① 교 섭
② 운 동
③ 협 찬
④ 자 치
⑤ 민 원

80

직접적 정책결정을 참여하는 비공식적 구강보건 정책 참여자는?

① 사법부
② 입법부
③ 국회의원
④ 대통령
⑤ 국 민

81

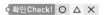

구강보건정책을 집행함에 있어 순응을 확보하는 방법으로 적절하지 않은 것은?

① 교 육
② 선 전
③ 정책의 수정
④ 제제수단의 사용
⑤ 설 명

82

사회보장사고에 포함되지 않는 항목은?

① 질 병
② 사 망
③ 분 만
④ 부 상
⑤ 임 신

SOLUTION

79

81

제 10 과목 구강보건통계

83

확인Check! ○ △ ✕

국제적 표본의 비교기준연령(WHO)으로 적절하게 연결되지 않은 것은?

① 유치우식 경험도–5세
② 영구치우식 경험도–12세
③ 치주조직병 이환 정도–18세
④ 성인의 구강건강 수준–35~44세
⑤ 노인의 구강건강 수준–65~74세

84

확인Check! ○ △ ✕

치아검사를 하는 원칙으로 적합한 것은?

① 하악치아를 모두 조사한 후 상악치아를 조사한다.
② 1/3악씩 분리하여 조사한 후 다음 부위를 조사한다.
③ 맹출 중인 치아가 관찰될 때 탐침되더라도 현존 치아가 아니다.
④ 영구치와 유치가 동일한 부위에 공존하면, 발치 전 유치를 현존 치아로 간주한다.
⑤ 15~34세는 5년 단위로 보고한다.

85

확인Check! ○ △ ✕

구강점막의 검사결과 1로 표기되었을 때 검사결과로 적절하지 않은 것은?

① 치간유두의 괴사
② 회황색의 위막
③ 경한 자극에도 출혈발생
④ 심한 통증
⑤ 문질러도 떨어지지 않는 백색반점

86

확인Check! ○ △ ✕

영구치우식경험률에 정비례하는 요인으로 적절한 것은?

① 교육 수준
② 경제적 수준
③ 문화 수준
④ 연령 증가
⑤ 수돗물불소농도조정지역

SOLUTION

83

86

87

확인Check! ○ △ ×

6세 이하에서 우식을 원인으로 발거해야 할 유치를 적절히 표기한 것은?

① d
② m
③ f
④ e
⑤ a

88

확인Check! ○ △ ×

지역사회 치주요양필요지수(CPITN)의 검사대상이 아닌 치아는?

① #17
② #11
③ #21
④ #36
⑤ #31

89

확인Check! ○ △ ×

개인의 반점치지수를 평가하는 방법으로 옳은 것은?

① 개인의 각 치아 반점치점수 중 가장 높은 것
② 개인의 각 치아 반점치점수 중 두 번째로 높은 것
③ 개인의 각 치아 반점치지수의 평균
④ 개인의 각 치아 반점치지수 중 가장 낮은 것
⑤ 개인의 각 치아 반점치지수의 합계

90

확인Check! ○ △ ×

간이구강환경지수(S-OHI)의 검사치아로 적절하지 않은 것은?

① 상악우측 제1대구치의 협면
② 하악우측 제1대구치의 설면
③ 상악우측 중절치의 순면
④ 하악우측 중절치의 순면
⑤ 하악좌측 제1대구치의 설면

SOLUTION

88	89

제 **11** 과목 구강보건교육

91

확인 Check! O △ X

구강보건교육의 중요성으로 적절한 내용은?

① 구강건강 유지

② 예방적 측면

③ 기능 회복적 측면

④ 치과의사의 직무적 측면

⑤ 구강보건행정의 수단

92

확인 Check! O △ X

노인기에 대한 특징으로 옳지 않은 것은?

① 자존감이 형성되어 있다.

② 고정적인 습관이 있다.

③ 신체적 기능부전에 따른 불편감이 있다.

④ 급격한 변화를 도모한다.

⑤ 사고능력이 저하된다.

93

확인 Check! O △ X

목적을 추구하는 행동을 하게 되는 상태는?

① 동기(motive)

② 목표(goal)

③ 욕구(need)

④ 충동(drive)

⑤ 유인(incentive)

94

확인 Check! O △ X

구강보건교육을 통해 달성하고자 하는 것이며, 광범위하고 포괄적인 특징을 갖는 것은?

① 구강보건교육계획

② 구강보건교육목적

③ 구강보건교육목표

④ 구강보건교육실천

⑤ 구강보건교육기준

SOLUTION

92

93

95

확인Check! ○ △ ✕

'치아 사이에 음식물이 끼어 있어 치실을 사용할 수 있다.'가 해당하는 교육학적 분류는?

① 정신운동영역
② 정의적 영역
③ 문제해결 수준
④ 판단 수준
⑤ 암기 수준

96

확인Check! ○ △ ✕

특정 주제에 대해 집단 내 참가자가 자유롭게 의견을 상호 교환하고, 결론을 도출하는 토의법은?

① 심포지엄
② 세미나
③ 배심토의
④ 집단토의
⑤ 브레인스토밍

97

확인Check! ○ △ ✕

교육공학의 효능으로 적절한 것은?

① 교육의 소비성 증대
② 교육기회의 집중화
③ 학습의 직접화 실현
④ 교육의 집단화 도모
⑤ 교육의 사회화 촉진

98

확인Check! ○ △ ✕

교육기자재의 선택기준으로 적절하지 않은 것은?

① 교육의 소요시간
② 교육 시각
③ 교육환경
④ 교육대상의 크기
⑤ 교육대상의 수준

SOLUTION

96

98

99

확인Check! ○ △ ✕

교육내용 및 학습경험을 조직할 때 고려해야 할 원리가 아닌 것은?

① 계속성의 원리
② 범위의 원리
③ 통합성의 원리
④ 균형성의 원리
⑤ 독창성의 원리

100

확인Check! ○ △ ✕

노인구강보건교육 중 고려해야 할 구강특성으로 적합하지 않은 것은?

① 다수의 상실치
② 구강진료비 지불능력 감소
③ 의치하방의 병소
④ 임플란트 주위염
⑤ 치근우식증 증가

SOLUTION

99   100

제2교시 | 100문항(85분)

제 1 과목 | 예방치과처치

01

확인Check! O △ X

특정 구강병이 발생하는 데 반드시 작용하는 원인 요인은?

① 숙주요인
② 병원체요인
③ 환경요인
④ 필요요인
⑤ 충분요인

02

확인Check! O △ X

3차 예방에 해당하는 치과처치항목이 아닌 것은?

① 치아 발거
② 치은염 치료
③ 치수 절단
④ 부정치열 교정
⑤ 유치치관수복

03

확인Check! O △ X

예방치학에 대한 설명으로 옳지 않은 것은?

① 단기간에 효과를 입증할 수 있다.
② 대상자의 구강건강 유지와 증진이 목적이다.
③ 안전해야 한다.
④ 경제적이어야 한다.
⑤ 시술 후 감각적 변화가 없어야 한다.

04

확인Check! O △ X

설탕을 대체할 수 있는 저우식성 감미료로 적합하지 않은 것은?

① 자일리톨
② 사카린
③ 고과당 콘시럽
④ 올리고당
⑤ 아스파탐

SOLUTION

01

04

05

●확인Check! O △ X

당질 분해 억제와 관련 있는 치아우식예방법은?

① 비타민 K 이용
② 식이조절
③ 세균 증식 억제
④ 치질 내 산성 증가
⑤ 치면세마

06

●확인Check! O △ X

치면세균막 내 세균의 대사산물로 적절하지 않은 것은?

① 글루칸
② 프럭탄
③ 산
④ 다당류
⑤ 치 석

07

●확인Check! O △ X

현대사회에서 부정교합 유병률이 증가하는 이유로 옳지 않은 것은?

① 유전자 간 조합
② 치의사 수의 증가
③ 치과 환자의 증가
④ 심미적 기준 변화
⑤ 식습관의 변화

08

●확인Check! O △ X

반점치의 특성으로 옳지 않은 것은?

① 급성불소중독치아
② 법랑질 형성부전의 일종
③ 불소이온이 과량으로 함유된 식음수 섭취가 원인
④ 치아 표면에 백색 반점 소견
⑤ 상아질 형성부전의 일종

SOLUTION

05   07

09

확인Check! O △ X

나일론모 칫솔의 특징으로 옳은 것은?

① 탄력성이 저하된다.
② 건조가 어렵다.
③ 청결이 유지된다.
④ 형태와 강도가 제조사에 따라 상이하다.
⑤ 제작이 비교적 어렵다.

10

확인Check! O △ X

세치제의 선정기준으로 적합하지 않은 것은?

① 화학적 조성이 균일해야 한다.
② 경화되지 않아야 한다.
③ 구강점막에 위해하지 않아야 한다.
④ 독성이 없어야 한다.
⑤ 색깔이 변화하지 않아야 한다.

11

확인Check! O △ X

수기능력이 좋은 사람에게 적용하는 보조 구강위생용품으로 적절한 것은?

① 치 실
② 슈퍼플로스
③ 치실 손잡이
④ 치간칫솔
⑤ 첨단칫솔

12

확인Check! O △ X

러버컵에 세마제를 도포할 때 단위로 적절한 것은?

① 1/8
② 1/4
③ 1/3
④ 1/2
⑤ 치면 전체에 도포

SOLUTION

09

11

13

확인Check! ○ △ ✕

구강을 청결하게 유지시키는 가장 기본적이고 효과적인 방법은?

① 칫솔질
② 치면세마
③ 치석 제거
④ 치간 청결
⑤ 전문가 치면세균막관리

14

확인Check! ○ △ ✕

회전법에 대한 설명으로 옳지 않은 것은?

① 8세 이하의 소아에게 적용하기 어렵다.
② 잇몸 마사지효과가 높다.
③ 일반 대중에게 적용한다.
④ 구강 내 특수환경에 적용한다.
⑤ 교육대상자가 배우기 쉽다.

15

확인Check! ○ △ ✕

올리어리지수(O'Leary Index)에 포함되는 치면으로 적절하지 않은 것은 무엇인가?

① 근심면
② 원심면
③ 교합면
④ 협 면
⑤ 설 면

16

확인Check! ○ △ ✕

총의치의 외면을 닦기 위한 칫솔질 방법으로 적합한 것은?

① 회전법
② 바스법
③ 스틸맨법
④ 차터스법
⑤ 묘원법

SOLUTION

15

16

17 확인Check! O △ X

와타나베법 적용이 가능한 대상으로 적절하지 않은 것은?

① 만성치은염 환자
② 40대 이상의 만성치주염 환자
③ 사춘기 급성치은염 환자
④ 임신성 치은염 환자
⑤ 재발성 아프타성 구내염 환자

18 확인Check! O △ X

불소 국소도포 효과의 영향요인으로 적합하지 않은 것은?

① 불화물의 도포시간
② 불화물의 농도
③ 불화물의 도포방법
④ 불화물의 도포 빈도
⑤ 환자의 협조도

제 **2** 과목  치면세마

19 확인Check! O △ X

치면세마를 통해 제거되는 것으로 적절하지 않은 것은?

① 백 질
② 치면세균막
③ 외인성 착색
④ 치 태
⑤ 내인성 착색

20 확인Check! O △ X

치면세균막에 대한 설명으로 옳은 것은?

① 치면 연마 후 수분 내 재형성된다.
② 인공물의 표면에 형성된다.
③ 구조가 없다.
④ 무세포성 막으로 구성되어 있다.
⑤ 세균이 주성분이다.

SOLUTION

18

20

21

확인Check! O △ X

금속성 외인성 착색의 원인물질로 적절하지 않은 것은?

① 구 리
② 금
③ 니 켈
④ 불 소
⑤ 은

22

확인Check! O △ X

구강검사의 목적으로 적합하지 않은 것은?

① 치면세마의 예후에 중요하다.
② 개인의 건강 상태를 알 수 있는 지표가 된다.
③ 구강암 및 다른 질환을 발견하는 데 도움이 된다.
④ 환자의 응급 구강관리 및 교육을 위해서
⑤ 법적 문제 발생 시 증거자료가 된다.

23

확인Check! O △ X

치과진료기록부의 도식이 바르게 연결된 것은?

① food impaction : ∧, ∨
② missing tooth : ≡, ∥
③ abscess : ●
④ interdental space : ↑, ↓
⑤ uneruption : =, ∥

24

확인Check! O △ X

치아 표면에 부착된 침착물을 제거하는 목적과 기능을 수행하기 위해 사용하는 기구의 부위는?

① 손잡이
② 연결부
③ 작동부
④ 팁
⑤ 탐 침

SOLUTION

21

24

25

확인Check! ○ △ ✕

조명등의 빛을 반사시켜 시술 부위를 밝게 하는 치경의 사용방법으로 적절한 것은?

① 투 조
② 간접조명
③ 당 김
④ 간접시진
⑤ 젖 힘

26

확인Check! ○ △ ✕

sickle scaler의 작업각도는?

① 45°
② 50~60°
③ 60~80°
④ 80~90°
⑤ 100°

27

확인Check! ○ △ ✕

특수큐렛을 사용하는 방법으로 적절하지 않은 것은?

① 손목을 사용해서 운동한다.
② 부위에 따라 사선동작과 수직동작을 적용한다.
③ pull stroke을 적용한다.
④ 중첩된 동작
⑤ 치석 제거 시 날의 1/3을 사용한다.

28

확인Check! ○ △ ✕

치석 제거를 위한 기구날과 치아 표면의 적합한 각도는?

① 0°
② 15°
③ 30°
④ 45°
⑤ 60°

SOLUTION

27

28

29

확인Check! O △ X

불포화화학증기멸균의 장점이 아닌 것은?

① 침투력이 좋다.
② 경제적이다.
③ 건조과정이 불필요하다.
④ 기구의 유효수명이 증가한다.
⑤ 멸균시간이 짧다.

31

확인Check! O △ X

전치부와 구치부를 모두 시술할 때 적합한 술자의 위치는?

① 6~7시
② 9~10시 30분
③ 11~12시
④ 2~3시
⑤ 6시

30

확인Check! O △ X

술자의 보호장비에 대한 설명으로 옳은 것은?

① 보안경은 간염균 박멸성 소독제를 이용해 소독한다.
② 진료실에서 오염된 옷은 집에서 세탁한다.
③ 진료실에서의 근무복은 일주일에 한 번씩 갈아입는다.
④ 보호용 마스크는 젖었으면 건조시켜 착용한다.
⑤ 장갑은 진료 중 타액이나 혈액 내 미생물에 의한 감염을 예방한다.

32

확인Check! O △ X

치아면과 치주기구 내면의 이상적인 작업각도는?

① 30~60°
② 60~80°
③ 45~90°
④ 90°
⑤ 110°

SOLUTION

30

32

33

확인Check! O △ X

다음 중 상악치아 치면세마 시술 시의 자세로 적절한 것은?

① 조명은 술자의 손에서 약 45°를 이룬다.
② 조명은 술자의 손에서 약 60~90cm를 이룬다.
③ 상악교합면에 바닥과 평행이다.
④ 환자는 턱을 젖힌다.
⑤ 환자는 modified supine position으로 눕는다.

34

확인Check! O △ X

치근활택술 기구동작의 적절한 횟수는?

① 약 10~30회
② 약 20~40회
③ 약 30~50회
④ 약 40~60회
⑤ 약 50~70회

35

확인Check! O △ X

초음파 치석 제거 환자의 적응증으로 적절한 것은?

① 치주염이 심한 환자
② 임신 및 폐경기 환자
③ 호흡기질환자
④ 전염성질환자
⑤ 지치주위염 환자

36

확인Check! O △ X

치면연마 on-off method에 대한 설명으로 옳지 않은 것은?

① 전치부 표면을 3등분한다.
② 구치부 표면을 6등분한다.
③ 러버컵의 중앙으로 적당하게 압력을 가한다.
④ 치면이 젖은 상태에서 사용한다.
⑤ 불소가 포함되어 있는 연마제를 사용한다.

SOLUTION

34

35

37

확인Check! ○ △ ×

기구연마 시 윤활제를 사용하는 역할로 적합하지 않은 것은?

① 동작을 용이하게 돕는다.
② 연마석의 긁힘을 보호한다.
③ 스톤은 젖어 있는 상태로 유지한다.
④ 연마석의 유리화에 도움을 준다.
⑤ 마찰열을 방지한다.

38

확인Check! ○ △ ×

기구고정법으로 universal curet을 기구연마할 때의 내용으로 적절한 것은?

① 연마석 오른쪽 끝에 오일을 1~2방울 적용한다.
② 연마석을 바닥에 두고 왼손으로 고정한다.
③ pull & push stroke를 적용한다.
④ 기구의 back heel에서 tip까지 나눠서 연마한다.
⑤ 짧은 동작으로 연마한다.

제 **3** 과목 ⟩ **치과방사선**

39

확인Check! ○ △ ×

비전리방사선으로 적절하지 않은 것은?

① 적외선
② 자외선
③ 전 파
④ 중성자선
⑤ 원적외선

40

확인Check! ○ △ ×

단조사통의 길이로 적절한 것은?

① 20인치
② 16인치
③ 12인치
④ 8인치
⑤ 4인치

SOLUTION

38	40

41

확인Check! ○ △ ✕

지지체의 특징으로 적절한 것은?

① 유연강도가 높다.
② 현상 시 크기 변형이 생긴다.
③ 눈의 피로도가 높다.
④ 두께는 2mm이다.
⑤ 장기간 보관이 어렵다.

43

확인Check! ○ △ ✕

선예도에 대한 설명으로 적절한 것은?

① 표준흑화도의 방사선 사진을 만드는 데 필요한 X선 조사량
② 감광유제 민감도에 의해 속도 차이가 난다.
③ 필름 전체의 어두운 정도
④ 방사선사진상 다른 부위에서 흑화도가 다른 경우
⑤ 물체의 외형을 정확하게 재현해낼 수 있는 능력

42

확인Check! ○ △ ✕

필름 흑화도의 증가요인으로 적절하지 않은 것은?

① 포그가 있을 때
② 산란선이 있을 때
③ 현상시간이 길 때
④ 물체의 밀도가 높을 때
⑤ 관전압이 높을 때

44

확인Check! ○ △ ✕

현상액의 구성에 포함되지 않는 것은?

① 보호제
② 촉진제
③ 지연제
④ 산화제
⑤ 현상주액

SOLUTION

42

44

45

확인Check! ○ △ ×

정착액의 청정제로 적절한 것은?

① 황화나트륨
② 티오황산나트륨
③ 초 산
④ 황화알루미늄칼륨
⑤ 황화크롬칼륨

46

확인Check! ○ △ ×

상악 구조물 중 투과구조로 적합하지 않은 것은?

① 상악동
② 비 와
③ 절치공
④ 정중구개봉합
⑤ 비중격

47

확인Check! ○ △ ×

하악전치의 순측에 이융선 상방의 미만성 투과상 구조로 적절한 것은?

① 이 극
② 설 공
③ 이 와
④ 이 공
⑤ 내사선

48

확인Check! ○ △ ×

등각촬영법에 대한 설명으로 옳은 것은?

① 전악촬영 시 필름 14장이 필요하다.
② 술자의 손가락이 1차 방사선에 노출된다.
③ 장조사통을 사용한다.
④ 비교적 방사선 노출시간이 길다.
⑤ 치아의 장축과 필름 각의 이등분선에 중심선이 평행하게 조사된다.

49

확인Check! ○ △ ×

평행촬영법으로 치근단촬영 시 X선의 감소 보완 방법으로 적절한 것은?

① 저감광도 필름 사용
② 노출시간 감소
③ 관전류 감소
④ 관전압 감소
⑤ 얇은 필름 사용

SOLUTION

47

49

50

확인Check! ○ △ ✕

하악견치를 등각촬영법으로 촬영할 때 적절한 수직각도는?

① 35°

② 25°

③ −10°

④ −15°

⑤ −20°

51

확인Check! ○ △ ✕

평행촬영법에 대한 설명으로 적절하지 않은 것은?

① 방사선원은 가능한 한 작아야 한다.

② 방사선원−피사체는 가능한 한 멀어야 한다.

③ 피사체−필름은 가능한 한 짧아야 한다.

④ 피사체−필름은 가능한 한 평행해야 한다.

⑤ 중심선은 피사체와 필름에 대해 가능한 한 수직이어야 한다.

52

확인Check! ○ △ ✕

교익촬영법의 수직각도로 적절한 것은?

① −20°

② −10°

③ 0°

④ +10°

⑤ +20°

53

확인Check! ○ △ ✕

교합촬영법의 공통된 수평각도는?

① −20°

② −10°

③ 0°

④ +10°

⑤ +20°

SOLUTION

50   51

54

확인Check! ○ △ ✕

파노라마촬영에 대한 설명으로 틀린 것은?

① 악골의 병소와 상태를 관찰한다.
② 촬영법이 간단하다.
③ 촬영기가 고가이다.
④ 환자의 방사선 노출량이 높다.
⑤ 무치악 환자에게 적용 가능하다.

55

확인Check! ○ △ ✕

소아 환자의 방사선촬영에 대한 내용으로 적절한 것은?

① 교익촬영 필름은 2장이 필요하다.
② 10세 이하의 소아는 방사선 노출량을 25%로 줄인다.
③ 상·하악 모두 소아용 필름을 선택한다.
④ 필름 고정은 보호자가 직접 한다.
⑤ 관심을 방사선촬영에 집중하도록 한다.

56

확인Check! ○ △ ✕

촬영 시 치아의 인접면이 겹쳐 보이는 것의 실책원인으로 적합한 것은?

① 조사통 가림
② 수직각 오류
③ 수평각 오류
④ 손가락 중첩
⑤ 보철물 중첩

57

확인Check! ○ △ ✕

방사선의 지연효과에 대한 설명으로 적절하지 않은 것은?

① 오랜 기간 반복 노출
② 고선량 방사선의 노출
③ 암 치료에 이용
④ 임신 초기 3개월에 방사선 노출 시 영향
⑤ 체세포와 생식세포에 영향

SOLUTION

55

56

58

확인Check! ○ △ ×

술자의 방사선 방호를 위해 중심선속에 대한 술자의 적절한 위치는?

① 45° 이내
② 60~95°
③ 90~135°
④ 120~155°
⑤ 150~185°

제 **4** 과목 ▶ **구강악안면외과**

59

확인Check! ○ △ ×

생명징후(vital sign)의 정상범위로 적절하지 않은 것은?

① 혈압 : 120/80
② 성인 맥박 : 70회/분
③ 성인 체온 : 36.5℃
④ 유아 체온 : 38.0℃
⑤ 성인 호흡 : 15회

60

확인Check! ○ △ ×

피부와 점막을 절개하는 데 사용하며 주로 지치발치 시 사용하는 외과기구는?

① No. 10 blade
② No. 11 blade
③ No. 12 blade
④ No. 15 blade
⑤ No. 25 blade

SOLUTION

59

60

61

확인Check! ○ △ ✕

발치술의 적응증으로 옳지 않은 것은?

① 근관 치료가 불가한 치아
② 치료가 곤란한 만성치주염에 포함된 치아
③ 외상으로 법랑질이 파절된 치아
④ 만기 잔존유치
⑤ 보철치료에 장애가 되는 치아

62

확인Check! ○ △ ✕

지혈처치에서 사용되는 지혈제로 적절하지 않은 것은?

① 혈관수축제
② 젤라틴 스펀지
③ 산화셀룰로스
④ 트롬빈
⑤ 비타민 A

63

확인Check! ○ △ ✕

악골이 골절되었을 때 하나의 골절 부위에 골절편이 2개인 경우는?

① 복잡골절
② 불완전골절
③ 복합골절
④ 완전골절
⑤ 분쇄골절

64

확인Check! ○ △ ✕

치아재식술에 대한 적응증으로 옳지 않은 것은?

① 근관이 협착되어 근관 치료가 불가한 경우
② 근관 충전재가 근단부를 넘어서 통증이 발생한 경우
③ 외과적 치근단절제술이 가능한 경우
④ 치근관벽에 천공이 있는 경우
⑤ 근단에 병소가 있으나 근관이 폐쇄된 경우

SOLUTION

63

64

제 **5** 과목 ▷ **치과보철**

65

확인Check! ○ △ ✕

치과보철치료의 목적으로 옳지 않은 것은?

① 치아의 기능 저하를 회복하기 위해
② 치아의 심미기능을 개선하기 위해
③ 의치 장착에 따른 경과를 관찰하기 위해
④ 치아의 결손에 따른 질환을 예방하기 위해
⑤ 치아의 결손에 따른 구강 내 변화를 의치로 치료하기 위해

66

확인Check! ○ △ ✕

치아 상실 후의 변화에 대한 설명으로 옳지 않은 것은?

① 단일치 상실 후 입술과 뺨이 움푹 들어간다.
② 교합 지지를 상실하면 주름이 깊어진다.
③ 상실 부위의 대합치가 함입된다.
④ 치아가 상실된 부위로 인접치가 서서히 기울어진다.
⑤ 구강의 기능이 저하된다.

67

확인Check! ○ △ ✕

지대축조에 대한 설명으로 옳은 것은?

① 단단한 치질에 보강한다.
② 최종 보철물의 두께를 예측하여 보철물의 수명 연장에 도움을 준다.
③ 치아의 측면과 치근에 손상을 최소로 한다.
④ 치경부의 변연 적합성을 낮추는 데 도움을 준다.
⑤ GP cone의 과다 제거 시 치근분지부의 손상 가능성이 있다.

68

확인Check! ○ △ ✕

심미보철물 제작 시 색조를 선택하는 방법으로 적절한 것은?

① 무영등 아래에서 선택한다.
② 채도를 먼저 선택한 후 명도를 선택한다.
③ 물기 제거 후 선택한다.
④ 환자를 의자에 눕힌 상태에서 선택한다.
⑤ 하나의 치아를 너무 오래 주시하지 말고 선택한다.

SOLUTION

67

68

69

확인Check! ○ △ ✕

지대장치와 가공의치의 연결 부위가 두 부분으로 분리되어 각각 구내에 접착해야 하는 가공의치의 종류로 적절한 것은?

① cantilever bridge
② maryland bridge
③ 가철성 가공의치
④ 반고정성 가공의치
⑤ 고정성 가공의치

제 **6** 과목 **치과보존**

71

확인Check! ○ △ ✕

수복재료의 요구조건으로 적절한 것은?

① 부식저항성이 낮아야 한다.
② 강도가 치질보다 우수해야 한다.
③ 열전도성이 높아야 한다.
④ 색조가 다양해야 한다.
⑤ 와동벽에 적합이 잘되어야 한다.

70

확인Check! ○ △ ✕

국소의치의 상악 주연결장치로 옳지 않은 것은?

① 연속 바
② 구개판형 연결장치
③ 전후방 구개판
④ U자형 구개연결장치
⑤ 단순 구개판

72

확인Check! ○ △ ✕

와동 형성의 목적으로 적절한 것은?

① 수복물의 변연을 보철적으로 연장하기 위해
② 수복물이 교합압에 변형되지 않도록 하기 위해
③ 2차 우식 발생을 예방하기 위해
④ 수복물의 인상채득을 위해
⑤ 손상된 치수를 제거하기 위해

SOLUTION

70

71

73

확인Check! ○ △ ✕

치간이개의 목적으로 적절하지 않은 것은?

① 인접면의 치아우식증을 검사하기 위해
② 러버댐의 삽입 공간을 확보하기 위해
③ 인접면 결손 시 치아의 접촉점 회복에 도움을 주기 위해
④ 치근의 우식증 검사를 위해
⑤ 교정용 밴드의 삽입로 확보를 위해

74

확인Check! ○ △ ✕

아말감 조작과정에서 아말감의 기포를 없애고, 남은 과잉 수은을 제거하는 과정은?

① 버니싱
② 아말감 응축
③ 아말감 멀링
④ 아말감 버니싱
⑤ 아말감 혼합

75

확인Check! ○ △ ✕

금 인레이 수복술식 중 임시 충전의 목적으로 적절하지 않은 것은?

① 저작에 도움을 주기 위해
② 오염으로부터 와동을 보호하기 위해
③ 식편압입을 예방하기 위해
④ 대합치의 위치를 유지하기 위해
⑤ 치아의 손상을 예방하기 위해

76

확인Check! ○ △ ✕

만성치근단농양의 보존 치료로 적절한 것은?

① 치근단절제술
② 근관 치료
③ 치주소파술
④ 절개 및 배농
⑤ 교합 조정

SOLUTION

73

75

제 **7** 과목 소아치과

77
확인Check! O △ X

유치의 기능으로 적절하지 않은 것은?

① 저작에 도움을 준다.
② 발 음
③ 교합 수준을 유지시킨다.
④ 악골의 성장을 자극한다.
⑤ 영구치의 간격을 조정한다.

78
확인Check! O △ X

제2유구치나 제1대구치 맹출 시 관찰되는 작은 뼈 조각은?

① 골융기
② 맹출성 부골
③ 맹출낭종
④ 맹출혈종
⑤ teething

79
확인Check! O △ X

소아 치과진료에서 적극적 진료 협조 시 치과위생사의 적절한 위치는?

① 9시
② 10시
③ 12시
④ 3시
⑤ 6시

80
확인Check! O △ X

유전치 레진관수복의 적응증으로 적절한 것은?

① 유치의 부분 수복
② 법랑질형성부전치아
③ 우유병성 우식증
④ 다발성 우식증
⑤ 치외치

SOLUTION

78   80

81

확인Check! ○ △ ✕

유치 발치의 금기증으로 적절하지 않은 것은?

① 매복치
② 급성치근막염
③ 봉와직염을 동반한 심한 급성치조골 농양
④ 구강연조직의 급성염증
⑤ 악성종양 의심

82

확인Check! ○ △ ✕

제1대구치의 조기 근심 이동으로 일어나는 유치열의 변화로 적절한 것은?

① 전후방 교합관계 개선
② 영장공극의 폐쇄
③ 치아 총생
④ leeway space 폐쇄
⑤ 미운오리새끼

제 8 과목 ╱ 치 주

83

확인Check! ○ △ ✕

치간치은의 특징으로 적절한 것은?

① 치아를 둘러싼 부채꼴 모양이다.
② 표면이 각화되어 있지 않다.
③ 점몰이 있다.
④ 변연치은의 연속 부분이다.
⑤ 치아에 부착하지 않는다.

84

확인Check! ○ △ ✕

치아의 기울어짐, 회전과 탈락에 저항하며 다근치의 분지부에서 주행하는 치주인대섬유로 적합한 것은?

① 근단섬유군
② 치근간섬유군
③ 사주섬유군
④ 치조정섬유군
⑤ 치간횡단섬유군

SOLUTION

82

83

85

확인 Check! ○ △ ✕

치은 퇴축의 원인으로 적절하지 않은 것은?

① 외상성 교합
② 치아의 위치 이상
③ 높은 부착
④ 부적절한 칫솔질
⑤ 법랑질형성부전

86

확인 Check! ○ △ ✕

병적 치아동요의 원인으로 적절하지 않은 것은?

① 임 신
② 골수염
③ 교합성 외상
④ 치조골 소실
⑤ 방사선 노출

87

확인 Check! ○ △ ✕

급성치주농양에 대한 특징으로 옳지 않은 것은?

① 치은을 누르면 둥근 모양의 농양이 나옴
② 치아동요
③ 체온 상승
④ 막연한 둔통
⑤ 치주조직 내 국한

88

확인 Check! ○ △ ✕

급성괴사성궤양성치은염의 응급치료법으로 적절하지 않은 것은?

① 치주 치료 시행
② 치태 및 치석 제거
③ 비타민 B, C 투여
④ 0.12% 클로르헥시딘 1일 2회 양치
⑤ 물과 과산화수소수를 1 : 4로 희석한 후 2시간 마다 양치

SOLUTION

87

88

제 9 과목 ▷ 치과교정

89

확인Check! O △ ✕

치과교정 치료의 목적으로 적절하지 않은 것은?

① 심미장애 개선
② 근육 이상 개선
③ 악관절장애 개선
④ 치아우식증 예방
⑤ 악골 성장 억제

90

확인Check! O △ ✕

일반형 성장발육곡선이 관여하지 않는 것으로 적절한 것은?

① 성호르몬
② 골 격
③ 소화기
④ 안면골
⑤ 호흡기

91

확인Check! O △ ✕

손가락 빨기에 대한 설명으로 옳지 않은 것은?

① 유아기의 50%가 나타난다.
② 전치부의 개교로 이행된다.
③ 상악절치가 순측으로 경사지게 된다.
④ 구치부는 교차교합이 나타날 수 있다.
⑤ 구개의 변형이 나타날 수 있다.

92

확인Check! O △ ✕

치관 부위 순-설적으로 회전력을 가해 치근을 주체로 이동을 유도하는 치아의 이동으로 적합한 것은?

① 정 출
② 회 전
③ 치체 이동
④ 경사 이동
⑤ 토 크

SOLUTION

89

91

93

확인Check! ○ △ ✕

치열궁확대장치에 주로 사용되는 교정재료는?

① wire(와이어)
② tube(튜브)
③ screw(스크루)
④ coil spring(코일스프링)
⑤ bracket(브래킷)

94

확인Check! ○ △ ✕

악외고정장치 중 하악골의 전하방 성장을 억제하기 위한 목적의 교정장치는?

① head gear
② face mask
③ chin cap
④ activator
⑤ bionator

제 10 과목 치과재료

95

확인Check! ○ △ ✕

치아의 유사한 열팽창계수를 갖는 재료는?

① 치과용 금
② 레 진
③ 글라스아이오노머시멘트
④ 아말감
⑤ 알지네이트

96

확인Check! ○ △ ✕

치아와 수복물 사이의 공간에 따라 타액, 음식물 잔사, 세균이 유입되는 것이 적합한 치과재료의 특성은?

① 기계적 특성
② 화학적 특성
③ 생물학적 특성
④ 환경적 특성
⑤ 내부적 특성

SOLUTION

94

95

97

확인Check! O △ X

복합레진의 중합수축을 최소화하는 방법으로 적절한 것은?

① 레진 기질이 많이 포함된 레진을 선택한다.
② 광원의 출력을 일정하게 유지한다.
③ 구강 외에서 충분히 수복물을 중합하여 제작한다.
④ 2.5mm 이상의 두께로 적층법을 사용한다.
⑤ 필러가 덜 포함된 레진을 선택한다.

98

확인Check! O △ X

아말감 충전물의 압축강도를 증가하는 방법으로 적절한 것은?

① 충전 후 24시간 유동식
② 혼합시간 연장
③ 수은의 비율 증가
④ 응축 시 수은을 많이 짜냄
⑤ 연화 후 응축시간 지연

99

확인Check! O △ X

알지네이트 인상채득 후 최대 정확도가 높은 석고 주입시점은?

① 5분 이내
② 5분 이후
③ 10분 이내
④ 10분 이후
⑤ 20분 이내

100

확인Check! O △ X

연구용으로 적합한 치과용 석고는?

① 1형
② 2형
③ 3형
④ 4형
⑤ 5형

SOLUTION

98   99

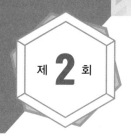

기출유형문제

제 1 과목 의료관계법규

01

확인Check! ○ △ ×

보건지도를 할 수 있는 의료인은?

① 간호사
② 조산사
③ 의 사
④ 한의사
⑤ 치과의사

02

확인Check! ○ △ ×

의료인의 의무로서 적절한 것은?

① 의료의 질을 향상시킨다.
② 다른 의료인의 명의로 의료기관을 개설할 수 있다.
③ 환자에게 최고의 의료서비스를 제공하기 위해 노력한다.
④ 발급받은 면허증을 일정기간 대여할 수 있다.
⑤ 일회용 주사 등의 의료용품은 적절한 멸균 후 재사용할 수 있다.

03

확인Check! ○ △ ×

의사의 자격으로 적절하지 않은 것은?

① 평가인증기구의 인증을 받은 의학을 전공하는 전문대학원을 졸업하고 석사학위를 받은 자
② 의학을 전공하는 대학을 졸업하고 의학사학위를 받은 자
③ 대통령령이 정하는 외국의 학교를 졸업하고 외국의 의사면허를 받은 자
④ 자격을 가진 자는 국가시험에 합격 후 해당 면허를 받는다.
⑤ 평가인증기구의 인증을 받은 의학을 전공하는 전문대학원을 졸업하고 박사학위를 받은 자

SOLUTION

01

02

04

세탁물처리기관의 신고를 해야 하는 기관으로 적절하지 않은 것은?

① 시장·군수
② 보건복지부장관
③ 특별자치시장
④ 특별자치도지사
⑤ 구청장

06

의료기기 수입업자, 의료기기 판매업자 또는 임대업자의 경제적 이득의 취득 예외사항으로 적절한 것은?

① 제품설명회
② 견본품 제공
③ 학술대회 지원
④ 임상시험 제공
⑤ 시판 후 조사

05

정보누설금지에 포함하지 않는 내용으로 적절한 것은?

① 진료기록의 열람
② 진료기록 사본 교부
③ 진료기록 보존업무
④ 의료·조산업무
⑤ 요양업무

07

무면허 의료행위 등의 금지사항으로 적절한 것은?

① 의료인이 아니면 의료행위를 할 수 없다.
② 의료기사가 아니면 의료행위를 할 수 없다.
③ 면허된 것과 그와 유사한 의료행위만 가능하다.
④ 의료기사가 아니면 의료인의 명칭을 사용할 수 없다.
⑤ 의료인이 아니면 유사한 명칭을 사용해야 한다.

SOLUTION

05

07

08

확인Check! ○ △ ✕

진단용 방사선발생장치를 설치할 때 의료기관의 의무로 적절한 것은?

① 시장·군수·구청장에게 신고한다.
② 시·도지사에게 신고한다.
③ 건강보험심사평가원에 신고한다.
④ 건강보험공단에 신고한다.
⑤ 보건소장에게 신고한다.

11

확인Check! ○ △ ✕

의료기사에 해당하지 않는 것은?

① 안경사
② 방사선사
③ 물리치료사
④ 작업치료사
⑤ 임상병리사

09

확인Check! ○ △ ✕

의료기관을 인증하는 주체는?

① 대통령
② 보건복지부장관
③ 건강보험공단
④ 건강보험심사평가원
⑤ 시·도지사

12

확인Check! ○ △ ✕

의료기사 등의 국가시험의 시험일시, 시험과목 등의 공고는 시험 실시 며칠 전에 해야 하는가?

① 30일 전
② 60일 전
③ 90일 전
④ 120일 전
⑤ 150일 전

10

확인Check! ○ △ ✕

의료인의 자격정지사유로 적절하지 않은 것은?

① 의료인으로서의 품위손상행위
② 진료기록부의 작성 및 교부
③ 부정한 방법으로 진료비 허위 청구
④ 태아의 성 감별 금지 위반
⑤ 의료광고 금지사항을 위반한 의료광고행위

SOLUTION

09

12

13

확인 Check! O △ X

의료기사 등의 보수교육업무를 주관하는 곳은?

① 보건복지부
② 보건(지)소
③ 시·도
④ 보수교육업무를 위탁받은 기관
⑤ 시·군·구

15

확인 Check! O △ X

의료기사 등의 과태료의 부과·징수자로 적합하지 않은 자는?

① 시장·군수·구청장
② 특별자치도지사
③ 특별자치시장
④ 보건복지부장관
⑤ 대통령

14

확인 Check! O △ X

보건복지부장관 또는 시장·군수·구청장이 청문을 실시해야 하는 경우는?

① 의료기사 등의 품위손상 시
② 치과기공소의 등록 취소
③ 안경업소의 폐쇄명령
④ 의료기사 등의 자격정지
⑤ 의료기사 등의 면허 취소

16

확인 Check! O △ X

지역보건의료계획의 수립주기는?

① 1년
② 2년
③ 3년
④ 4년
⑤ 5년

SOLUTION

15

16

17

확인 Check! ○ △ ✕

보건소의 설치기준으로 적절한 것은?

① 인구 1,000명당 1개소씩
② 시·군·구별로 1개소씩
③ 인구 10,000명당 1개소씩
④ 시·군·구별로 2개소씩
⑤ 시·도지사가 인정하는 경우 추가 설치 가능

18

확인 Check! ○ △ ✕

지역보건법의 전문인력 등의 운영실태 의무조사 시기는?

① 6개월
② 1년
③ 2년
④ 3년
⑤ 5년

19

확인 Check! ○ △ ✕

구강보건사업의 세부계획과 시행계획의 수립·시행에 필요한 사항의 기준은?

① 대통령령
② 보건복지부령
③ 시·도 조례
④ 구강보건법령
⑤ 구강보건법 시행규칙

20

확인 Check! ○ △ ✕

수돗물불소농도조정사업의 계획에 관한 내용의 공고시기는?

① 1주 이상
② 2주 이상
③ 3주 이상
④ 4주 이상
⑤ 3개월 이상

SOLUTION

17	20

21

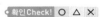 확인Check! O △ X

골(뼈)의 표면 구조와 관련된 구조 중 돌출 구조가 아닌 것은?

① 열(fissure)
② 능(crest)
③ 선(line)
④ 두(head)
⑤ 각(horn)

22

확인Check! O △ X

상악골의 안면(facial surface)에서 볼 수 없는 구조물은?

① 상악결절
② 이상구
③ 안와하공
④ 비절흔
⑤ 치조돌기

23

확인Check! O △ X

상악골과 접형골 사이에 위치한 구조물은?

① 하악골(mandible)
② 설골(hyoid bone)
③ 구개골(palatine bone)
④ 두개골(skull)
⑤ 측두골(temporal bone)

24

확인Check! O △ X

상악골과 구개골 사이의 봉합은?

① 관상봉합(coronal suture)
② 인자봉합(lambdoid suture)
③ 인상봉합(squamous suture)
④ 횡구개봉합(transverse palatine suture)
⑤ 시상봉합(sagittal suture)

SOLUTION

23   24

25

확인Check! ○ △ ✕

교근의 정지 부위는?

① 관절낭
② 익돌근조면
③ 근돌기
④ 교근조면
⑤ 익돌근와

26

확인Check! ○ △ ✕

설체부 전체에 분포하여 미뢰가 없는 구조물은?

① 설유두(lingual papillae)
② 엽상유두(foliate palillae)
③ 유곽유두(vallate papillae)
④ 심상유두(fungiform papillae)
⑤ 사상유두(filliform papillae)

27

확인Check! ○ △ ✕

익돌근정맥총에 유입되는 정맥의 설명으로 틀린 것은?

① 악관절정맥 : 악관절
② 심측두정맥 : 측두근
③ 하안정맥 : 안와
④ 접구개정맥 : 비강과 구개
⑤ 상치조정맥 : 상·하악치아 및 치은점막

SOLUTION

25

26

제 3 과목 치아형태

28

확인 Check! ○ △ ✕

해부학적 치관 내의 치수강은?

① 수 실
② 수 관
③ 치근관
④ 치 수
⑤ 수관구

29

확인 Check! ○ △ ✕

단근치가 아닌 것은?

① 상악 제1소구치
② 상악 제2소구치
③ 하악 제1소구치
④ 하악 제2소구치
⑤ 상악견치

30

확인 Check! ○ △ ✕

1치 : 1치의 관계를 이루는 치아는?

① 상악중절치
② 하악중절치
③ 상악견치
④ 하악견치
⑤ 하악 제2대구치

31

확인 Check! ○ △ ✕

하악견치가 상악견치보다 길거나 큰 것은?

① 치관의 길이
② 치근의 길이
③ 근원심경
④ 순설경
⑤ 치관의 크기

SOLUTION

29

30

32

확인Check! ○ △ ✕

설면 발육이 가장 미약한 치아는?

① 상악 중절치
② 상악 제2소구치
③ 하악 제1소구치
④ 하악 제2소구치
⑤ 상악 제3대구치

33

확인Check! ○ △ ✕

제5교두(Carabelli's 결절)가 나타나는 치아는?

① 상악 제1소구치
② 하악 제2소구치
③ 상악 제1대구치
④ 하악 제1대구치
⑤ 하악 제3대구치

34

확인Check! ○ △ ✕

상악 제1대구치와 하악 제1대구치에 대한 설명으로 옳은 것은?

① 하악 제1대구치는 복근치이다.
② 상악 제1대구치의 협면구는 1개이다.
③ 하악 제1대구치에는 카라벨리씨결절이 있다.
④ 상악 제1대구치의 치근이 더 길다.
⑤ 하악 제1대구치는 4개의 교두이다.

SOLUTION

33

34

제 **4** 과목 **구강조직**

35

확인Check! ○ △ ✕

세포의 소기관 중 단백질의 합성에 관여하는 것은?

① 핵
② 리보솜
③ 골지체
④ 소포체
⑤ 중심소체

36

확인Check! ○ △ ✕

상피조직의 특성으로 옳은 것은?

① 재생이 어렵다.
② 혈관이 있다.
③ 결합조직과의 결합력이 강하다.
④ 일률적인 형태를 가진다.
⑤ 신체 및 기관 표면의 조직이다.

37

확인Check! ○ △ ✕

면역글로불린을 생성하는 세포는?

① 비만세포
② 형질세포
③ B림프구
④ 섬유모세포
⑤ 대식세포

38

확인Check! ○ △ ✕

신경능선세포에서 형성되는 치아조직이 아닌 것은?

① 법랑질
② 상아질
③ 치 수
④ 백악질
⑤ 치주인대

SOLUTION

37	38

39

확인Check! O △ X

법랑모세포로 분화하는 구조는?

① 내치 법랑상피
② 외치 법랑상피
③ 법랑수
④ 중간층
⑤ 치유두

40

확인Check! O △ X

$20\,\mu m$ 간격으로 만들어진 상아질의 성장선은?

① 신생선
② 안드레젠선
③ 오웬외형선
④ 에브너선
⑤ 상아세관

41

확인Check! O △ X

이장점막이 위치하는 부위가 아닌 것은?

① 부착치은
② 연구개
③ 협점막
④ 입술점막
⑤ 혀의 아랫면

SOLUTION

39   41

제 **5** 과목 ▷ 구강병리

42

◆확인 Check! O △ X

삼출액에 대한 설명으로 옳은 것은?

① 원인은 외상이다.
② 세포성분이 거의 없다.
③ 피브린이 많이 함유되어 있다.
④ 혈관 내의 조직에 고여 있다.
⑤ 혼탁액이다.

43

◆확인 Check! O △ X

면역학적 구강질환 중 40대 이상의 여성에게 호발되며, 궤양이 형성되어야 통증이 나타나는 질환은?

① 베체트증후군
② 편평태선
③ 재발성 아프타
④ 캔디다증
⑤ 단순 포진

44

◆확인 Check! O △ X

식편압으로 인한 경도의 통증과 불쾌감을 동반하는 치수염은?

① 급성장액성 치수염
② 상행성 치수염
③ 만성궤양성 치수염
④ 만성증식성 치수염
⑤ 치수괴사

45

◆확인 Check! O △ X

발치창의 치유 중 육아조직의 치환이 완성되어 발치와에 신생 골이 채워지는 시기는?

① 제1기
② 제2기
③ 제3기
④ 제4기
⑤ 제5기

SOLUTION

43

45

46

확인Check! ○ △ ✕

저작력에 의해 저절로 터지거나 외과적 치관노출술이 필요한 구강영역의 낭은?

① 맹출낭
② 함치성 낭종
③ 석회화 치성낭종
④ 원시성 낭종
⑤ 치은낭종

47

확인Check! ○ △ ✕

법랑모세포종에 대한 설명으로 옳지 않은 것은?

① 발육이 완만하다.
② 통증이 없다.
③ 내부는 압박 흡수하며, 외부는 팽창한다.
④ 방사선상 불투과상이다.
⑤ 20~40대의 하악대구치 및 지치 부위에 호발한다.

48

확인Check! ○ △ ✕

편평세포암에 대한 설명으로 옳지 않은 것은?

① 모든 연령층에서 발생한다.
② 치은, 혀, 협점막, 구강저, 구개, 구순에서 발현된다.
③ 구강영역의 암종 중 가장 흔하다.
④ 침윤성으로 증식하며 전이된다.
⑤ 유두종상, 육아상, 백반상, 궤양상의 형태이다.

SOLUTION

46

47

제 **6** 과목 〉 **구강생리**

49

확인Check! ○ △ ×

에너지를 사용하지 않고, 농도경사에 따라 이동하는 것은?

① 세포호흡
② 이화작용
③ 동화작용
④ 능동수송
⑤ 수동수송

50

확인Check! ○ △ ×

혈액 내에 가장 많으며, 급성염증에 관여하는 것은?

① 단핵구
② 림프구
③ 호염기구
④ 호산구
⑤ 호중구

51

확인Check! ○ △ ×

체열이 가장 높은 시기는?

① 오전 4~6시 사이
② 식전 30~60분
③ 생리 시 0.5℃ 상승
④ 여성의 성주기와 반대
⑤ 오후 2~5시

52

확인Check! ○ △ ×

요의 생성과정에서 재흡수되는 물질이 아닌 것은?

① 포도당
② K^+
③ 아미노산
④ 물
⑤ Na^+

SOLUTION

49

52

53

확인 Check! ○ △ ×

타액 분비에 영향을 미치는 감각자극신경으로 적절하지 않은 것은?

① 3차신경
② 안면신경
③ 설인신경
④ 설하신경
⑤ 미주신경

54

확인 Check! ○ △ ×

상아질 석회화 부전과 관련된 호르몬으로 적절한 것은?

① 부갑상선호르몬
② 갑상선호르몬
③ 뇌하수체호르몬
④ 타액선호르몬
⑤ 부신호르몬

55

확인 Check! ○ △ ×

교합력에 대한 설명으로 틀린 것은?

① 실제로 음식을 씹는 힘이다.
② 남성이 크다.
③ 구치부가 크다.
④ 연령 증가 시 감소한다.
⑤ 무치악의 교합력은 유치악의 50%이다.

SOLUTION

53

55

제 7 과목 구강미생물

56

확인Check! ○ △ ×

바이러스의 일반적인 특징으로 옳은 것은?

① DNA와 RNA를 모두 갖는다.
② 모든 세포에서 증식한다.
③ 광학현미경으로 관찰할 수 있다.
④ 에너지 생산기구가 있다.
⑤ 단백질 합성기구가 없다.

57

확인Check! ○ △ ×

테트라사이클린계 제제의 부작용으로 적절하지 않은 것은?

① 태생기에 투여 시 법랑질형성부전
② 치아의 착색
③ 내성균 증가
④ 골의 발육 부전
⑤ 성장기에 투여 시 치근 흡수에 관여

58

확인Check! ○ △ ×

구강미생물총 형성에 영향을 미치는 인자로 적절하지 않은 것은?

① 부정교합
② 치아우식증
③ 치주질환
④ 섭취하는 음식물의 종류
⑤ 미생물 대사산물

59

확인Check! ○ △ ×

입안의 곰팡이가 증식하여 숙주의 저항력이 약할 때 발병하는 기회감염은?

① 매 독
② 칸디다
③ 결 핵
④ 대상포진
⑤ 후천성면역결핍

SOLUTION

56

57

60

◆ 확인Check! ○ △ ✕

후천성면역결핍증의 증상으로 적절하지 않은 것은?

① 괴사성 궤양성 치주질환
② 카포시육종
③ 구강모발성 백반증
④ 치조골암종
⑤ 구강칸디다증

제 **8** 과목 **지역사회구강보건**

61

◆ 확인Check! ○ △ ✕

지역사회 구강보건의 특징으로 적절하지 않은 것은?

① 지역사회 주민 전체를 대상으로 한다.
② 지역사회 구강건강 향상을 목적으로 한다.
③ 지역사회 주민의 의식 개발과정이다.
④ 개발조직과 구강보건팀이 필요하다.
⑤ 지역사회 주민 구강상병의 원인, 진행을 연구한다.

62

◆ 확인Check! ○ △ ✕

우리나라에서 구강보건행정이 시작된 시기는?

① 전통 구강보건기
② 구강보건 여명기
③ 구강보건 태동기
④ 구강보건 발생기
⑤ 구강보건 성장기

SOLUTION

60

62

63

확인Check! O △ X

구강병 관리에 대한 설명으로 옳지 않은 것은?

① 구강병이 발생하고 작용하는 요인을 규명하고 한 가지 이상의 요인을 제거하도록 한다.
② 구강병에 특정적 위험요인을 관리하면 보다 큰 효과를 가진다.
③ 숙주요인, 병원체요인, 환경요인 중 한 가지만 제거해도 구강병을 예방할 수 있다.
④ 숙주요인, 병원체요인, 환경요인 중 한 가지만 제거해도 구강병을 치유할 수 있다.
⑤ 모든 구강병은 숙주요인, 병원체요인, 환경요인의 복합적 작용에 의한다.

64

확인Check! O △ X

부정교합을 교정하는 예방단계로 적절한 것은?

① 건강증진
② 특수방호
③ 조기 발견 치료
④ 기능 감퇴 제한
⑤ 상실기능 재활

65

확인Check! O △ X

모자구강보건에 포함되지 않는 대상은?

① 임산부
② 영유아
③ 신생아
④ 태 아
⑤ 보호자

66

확인Check! O △ X

영아에게 가장 효과적인 구강보건관리방법은?

① 구강 청결관리
② 정기구강검진
③ 불소 도포
④ 식이지도
⑤ 불소 복용

SOLUTION

65

66

67

확인Check! ○ △ ✕

치아의 외상에 대한 관심이 필요한 구강보건관리가 적절한 시기는?

① 영유아 구강보건
② 초등학교 구강보건
③ 중·고등학교 구강보건
④ 노인 구강보건
⑤ 산업장 구강보건

69

확인Check! ○ △ ✕

6단계 지역사회 구강보건활동을 적절하게 나열한 것은?

① 지역사회 조사 → 조사결과 분석 → 사업기획 → 재정조치 → 사업수행 → 사업평가
② 지역사회 조사 → 조사결과 분석 → 재정조치 → 사업기획 → 사업수행 → 사업평가
③ 지역사회 조사 → 사업기획 → 조사결과 분석 → 재정조치 → 사업수행 → 사업평가
④ 지역사회 조사 → 사업기획 → 재정조치 → 사업수행 → 조사결과 분석 → 사업평가
⑤ 지역사회 조사 → 사업기획 → 사업수행 → 재정조치 → 조사결과 분석 → 사업평가

68

확인Check! ○ △ ✕

노인 구강보건관리의 방법으로 적절하지 않은 것은?

① 노인 불소 도포
② 스케일링
③ 계속 노인구강건강관리
④ 수돗물불소 복용
⑤ 식이조절

70

확인Check! ○ △ ✕

개별 구강보건방법으로 적절한 것은?

① 강연회
② 토 론
③ 견 학
④ 전 시
⑤ 회 의

SOLUTION

67   70

71

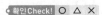

온대지방의 수돗물불소농도조절사업 시 적정 불소이온농도는?

① 0.6~0.8ppm
② 0.8~1.2ppm
③ 1.2~1.6ppm
④ 1.6~2.0ppm
⑤ 2.0~2.4ppm

72

불소용액양치사업의 효과로 적절하지 않은 것은?

① 반점치 예방
② 치아우식증 예방
③ 칫솔질에 의한 치주병 예방
④ 소아구강진료필요 감소
⑤ 지역사회 구강보건의 양상 변화 도모

제 9 과목 구강보건행정

73

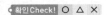

논리적·이론적으로 구강건강을 증진·유지시키는 데 필요한 구강보건진료는?

① 상대구강보건진료필요
② 절대구강보건진료필요
③ 구강보건진료수요
④ 유효구강보건진료수요
⑤ 잠재구강보건진료수요

74

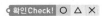

유효구강보건진료수요의 영향요인으로 적절하지 않은 것은?

① 구강보건진료 소비자의 구강보건의식 수준
② 구강진료비 지불능력
③ 앞으로 필요한 예방구강보건진료의 양
④ 치과의원과 소비자 거주지 사이의 지리적 거리
⑤ 성 별

SOLUTION

72

73

75

구강보건진료전달체계의 개념으로 적절한 것은?

① 생산자와 소비자의 접촉에 단계가 필요하다.
② 수요가 많으면 외부 영입을 고려한다.
③ 수요가 적으면 접촉이 쉬운 곳에서 생산 및 전달하도록 한다.
④ 2차 생산은 지역사회 내부에서 한다.
⑤ 2차 생산은 전문치과의사가 관여한다.

76

구강보건진료 소비자의 권리로 적절하지 않은 것은?

① 피해보상 청구
② 요양 지시 복종
③ 구강보건의사 반영
④ 개인비밀 보장
⑤ 구강보건진료 정보 입수

77

각자 구강보건진료비조달제도에 대한 설명으로 적절하지 않은 것은?

① 미국의 진료비선불제도가 해당된다.
② 소비자가 직접 구강진료비를 조달한다.
③ 진료비가 높다.
④ 소득계층에 영향을 받는다.
⑤ 유효 구강보건진료수요가 높으면 구강보건진료비는 낮다.

78

국민의 구강건강이 증진되고, 구강보건을 발전시키는 구강보건행정의 목적 달성을 위해 참여하는 인적자원의 협동적인 활동을 체계적으로 결합한 구조는?

① 구강보건 조직
② 구강보건 인력
③ 구강보건 시설
④ 구강보건 법령
⑤ 공중 지지 참여

SOLUTION

77   78

79

구강보건행정의 특성으로 적절하지 않은 것은?

① 교육행정
② 봉사행정
③ 참여행정
④ 협동행정
⑤ 조직행정

81

의도된 문제의 해결 정도를 평가하는 정책평가의 기준으로 적절한 것은?

① 적절성
② 적정성
③ 효율성
④ 효과성
⑤ 응답성

80

정책결정과정 시 입법부의 역할로 적절한 것은?

① 법률심사권을 통해 참여
② 정책집행에 대한 통제
③ 정책집행의 실질적 수단 행사
④ 공공문제에 깊은 관심
⑤ 간접적 정책결정 참여

82

건강보험사업을 운영하는 자는?

① 보험자
② 피보험자
③ 운영기관
④ 요양취급기관
⑤ 피부양자

SOLUTION

81

82

제 **10** 과목 　구강보건통계

83

확인Check! ○ △ ✕

표본 추출 시 반드시 고려해야 할 집단의 특성으로 적절하지 않은 것은?

① 성 별
② 경제력
③ 학교군
④ 연 령
⑤ 거주지

84

확인Check! ○ △ ✕

연화치질이나 유리법랑질이 탐지된 영구치를 문자로 표기하는 방법으로 적절한 것은?

① D
② d
③ I
④ i
⑤ A

85

확인Check! ○ △ ✕

치은염으로 진단하는 치주조직의 검사결과에 대한 설명으로 틀린 것은?

① 한 부위 이상에서 적색의 치은 색깔을 보인다.
② 손가락으로 약하게 압박 시 치은이 하얗게 된다.
③ 치은 표면의 견고성이 약해진다.
④ 표면 질감이 변화한다.
⑤ 치은 증식 등의 소견이 보인다.

86

확인Check! ○ △ ✕

우식경험영구치율(DMFT rate)에 대한 설명으로 적절한 것은?

① 연령이 증가하면 우식경험영구치율은 감소한다.
② 영구치우식경험률이 증가하면 우식경험영구치율은 감소한다.
③ 문화 수준이 높을수록 우식경험영구치율은 증가한다.
④ 피검영구치아수에는 상실치를 포함한다.
⑤ 지수로 나타나는 산출지표이다.

SOLUTION

84

85

87

● 확인Check! ○ △ ✕

다음 [보기]가 설명하는 것은?

┌─보 기─────────────────────────┐

$$\frac{\text{피검치아 중 우식경험유치 수}}{\text{피검유치 수}} \times 100$$

└────────────────────────────┘

① 유치우식경험률
② 우식경험유치율
③ 우식경험유치치면율
④ 우식경험유치지수
⑤ 우식경험유치면지수

88

● 확인Check! ○ △ ✕

지역사회치주요양필요지수(CPITN)의 검사대상으로 적절하지 않은 것은?

① 제3대구치의 치주조직은 포함한다.
② 맹출 중인 영구치아의 치주조직은 제외한다.
③ 수직동요가 있는 치아의 치주조직은 제외한다.
④ 검사한 삼분악에 1개의 치아만 존재하면 인접 삼분악에 포함한다.
⑤ 특정 삼분악에 지정치아가 없으면, 모든 치아의 치주조직을 검사하여 가장 안 좋은 결과를 기록한다.

89

● 확인Check! ○ △ ✕

Horowitz의 개인의 반점치지수 중 1개의 반점치를 가지며, 다른 치아는 모두 정상일 때 적절한 평점은?

① 0
② 1
③ 2
④ 3
⑤ 4

90

● 확인Check! ○ △ ✕

간이구강환경지수가 4점 나왔을 때 평가로 적절한 것은?

① 정 상
② 치면세균막 제거 필요
③ 불 결
④ 치석 제거 필요
⑤ 매우 불결

SOLUTION

88

90

제 **11** 과목 구강보건교육

91

확인Check! O △ X

구강진료에 대한 공포감과 거부감이 생기는 생애 주기는?

① 유아기
② 걸음마기
③ 학령 전기
④ 학령기
⑤ 청소년기

93

확인Check! O △ X

매슬로(Maslow)의 욕구단계 중 가장 최상위로, 자신을 발견하고자 하는 욕구는?

① 생리적 욕구
② 안전의 욕구
③ 사랑의 욕구
④ 인식의 욕구
⑤ 자아실현의 욕구

92

확인Check! O △ X

노인기 구강의 특성에 대한 설명으로 적절하지 않은 것은?

① 교합면의 우식 증가
② 치아 상실의 증가
③ 치주병의 증가
④ 치은각화의 저하
⑤ 구강점막 건조

94

확인Check! O △ X

교육목적의 원칙으로 적절한 것은?

① 목표는 목적을 포함한다.
② 통일성을 가진다.
③ 단일 성과만을 기술한다.
④ 성취도를 수준으로 표시한다.
⑤ 구체적인 행동기술을 명시한다.

SOLUTION

91

92

95

확인Check! ○ △ ✕

'치면세마의 스케일러 사용법 학습 후 스케일러를 이용하여 치석 제거를 할 수 있다.'가 해당되는 교육학적 분류는?

① 암기 수준
② 판단 수준
③ 문제해결 수준
④ 정의적 영역
⑤ 정신운동영역

96

확인Check! ○ △ ✕

문제해결의 창의적이고 획기적인 아이디어를 다양하게 수집하며, 리더와 기록자를 지정한 후에 진행되는 토의법은?

① 세미나
② 심포지엄
③ 배심토의
④ 분단토의
⑤ 브레인스토밍

97

확인Check! ○ △ ✕

교육매체에 포함되지 않는 것은?

① 교육방법
② 교육수단
③ 교육자료
④ 교육기구
⑤ 교육환경

98

확인Check! ○ △ ✕

교과서, 강의, 사진, 영화, 녹음, 프로그램과 같은 교육매체에 적합한 학습목표는?

① 시각적 확인의 학습
② 원리, 개념, 규칙의 학습
③ 사실적 정보의 학습
④ 과정의 학습
⑤ 태도, 견해의 학습

SOLUTION

97

98

99

교수-학습계획의 원리에 적합하지 않은 것은?

① 교육목적에 타당
② 교육자의 창의성 발휘
③ 역동성 있게 구성
④ 교육평가의 기준
⑤ 포괄적으로 구성

100

구강보건평가방법 중 교육과정 자체의 요인을 평가하여 판단하는 평가방법은?

① 교육 유효도
② 구강보건증진도
③ 학습자 성취도
④ 교육과정평가도
⑤ 교육목표 달성도

SOLUTION

99

제2교시 100문항(85분)

제 1 과목 예방치과처치

01

확인Check! ○ △ ✕

구강병의 발생요인 중 환경요인이 아닌 것은?

① 치면세균막
② 식품의 종류
③ 경제조건
④ 구강보건진료제도
⑤ 임 신

02

확인Check! ○ △ ✕

질병 발생 시 더 이상 질병이 진행되지 않도록 시행하는 일반적인 치료방법이나 인체조직을 가능한 한 원상에 가깝게 회복시키는 행동단계는?

① 회복기
② 진전질환기
③ 조기질환기
④ 조기병원성기
⑤ 전구병원성기

03

확인Check! ○ △ ✕

치아우식에 대한 설명으로 적절한 것은?

① 구석기 시대에 처음 발견되었다.
② 두개골에서 교합면우식증이 발견되었다.
③ 15세기 이후 설탕의 사용 증가로 우식증 발생이 증가하였다.
④ 일부 인간집단에게 발생된다.
⑤ 유병률과 진행도는 비례한다.

04

확인Check! ○ △ ✕

치아우식 발생분포가 높은 집단의 특징으로 적절한 것은?

① 현대인이 고대인보다 높다.
② 농어촌지역이 도시지역보다 높다.
③ 성인 남자가 성인 여자보다 높다.
④ 성인 집단이 아동 집단보다 높다.
⑤ 가치관이 낮은 집단이 가치관이 높은 집단보다 높다.

SOLUTION

03

04

05

확인 Check! ○ △ ✕

4단 치아우식예방법으로 적절하지 않은 것은?

① 치면세균막관리
② 치석 제거
③ 불소 이용
④ 치면열구전색
⑤ 식이조절

07

확인 Check! ○ △ ✕

후천적 부정교합 발생요인으로 적절한 것은?

① 유치의 조기 상실
② 치아의 크기
③ 악골 크기의 부조화
④ 혀의 크기
⑤ 구강 주위 근의 긴장도

06

확인 Check! ○ △ ✕

치주병 발생에 대한 설명으로 옳지 않은 것은?

① 남자가 여자보다 높다.
② 생산직이 사무직보다 높다.
③ 도시가 농어촌보다 높다.
④ 저학력자가 고학력자보다 높다.
⑤ 저개발국이 개발국보다 높다.

08

확인 Check! ○ △ ✕

반점치 예방법으로 적절하지 않은 것은?

① 식음수 배합법
② 식음수 교체법
③ 식음수 불소제거법
④ 불소이온농도 하향조정법
⑤ 불소 도포

SOLUTION

05   06

09

확인 Check! ○ △ ✕

칫솔 선정의 기준으로 적합한 것은?

① 두부는 전치부 치아 2~3개를 덮는 크기
② 두부는 끝이 각져 있는 모양
③ 나일론 강모
④ 손잡이는 15° 이상 경사
⑤ 강모의 길이가 가능한 한 긴 것

10

확인 Check! ○ △ ✕

치은절제술을 받은 지 얼마되지 않은 사람의 세치제로 적합한 것은?

① 불소가 함유된 세치제
② 마모력이 약한 세치제
③ 마모력이 강한 세치제
④ 향료가 적은 세치제
⑤ 세정력이 좋은 세치제

11

확인 Check! ○ △ ✕

첨단칫솔의 적용 대상자로 적합하지 않은 것은?

① 치간 공극이 크게 노출된 부위
② 상실치의 인접 치면
③ 고정성 교정장치 장착자의 브래킷 주위
④ 최후방 구치의 근심면
⑤ 치아 사이

12

확인 Check! ○ △ ✕

러버컵을 시작하는 부위로 적절한 것은?

① 설측면
② 협측면
③ 근심면
④ 교합면
⑤ 인접면

SOLUTION

11

12

13

확인Check! O △ ×

칫솔질 방법을 선정하는 기준으로 적합한 것은?

① 보호자의 협조도
② 치아의 건강도
③ 구강 외 교정장치의 사용
④ 치아의 배열 상태
⑤ 타액의 분비량

15

확인Check! O △ ×

올리어리지수(O'Leary Index)의 표기방법으로 적절하지 않은 것은?

① 탈락치아, 임플란트는 자연치아와 동일하게 표시한다.
② 음식물 잔사 제거를 위해 입안을 강하게 헹구도록 지시한다.
③ 착색된 부위의 결과를 빨간색으로 표시한다.
④ 1개 치아의 기준으로 최고점은 4점이다.
⑤ 치아-치은의 경계는 탐침으로 확인한다.

14

확인Check! O △ ×

바스법의 효과로 적절한 것은?

① 치주질환의 비외과적 치료이다.
② 회전법으로의 전환이 쉽다.
③ 교합면의 치면세균막 제거에 효과적이다.
④ 교정장치 장착 부위의 청결에 효과적이다.
⑤ 잇몸 마사지 효과가 있다.

16

확인Check! O △ ×

국소의치 장착자 중 1~2개 치아의 고립 시 사용하는 구강위생용품은?

① 칫 솔
② 첨단칫솔
③ 치간칫솔
④ 물사출기
⑤ 치실고리

SOLUTION

14   16

17

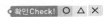 확인 Check! ○ △ ✕

불소의 인체 내 신진대사에 대한 설명으로 옳지 않은 것은?

① 흡수된 불소는 소변으로 배설된다.
② 노인보다 성인의 흡수율이 높다.
③ 생성 중인 치아와 같은 칼슘조직에 친화력이 높다.
④ 연령에 따라 골조직 내 불소농도가 달라진다.
⑤ 수분 내 불소는 80%가 인체에 흡수된다.

18

확인 Check! ○ △ ✕

불소 과량 섭취 시 응급조치사항으로 적절하지 않은 것은?

① 석회수나 위염치료제를 복용시킨다.
② 환자를 응급실로 보낸다.
③ 우유와 달걀을 섭취하도록 한다.
④ 물을 마셔서 불소농도를 희석시킨다.
⑤ 구토를 유도한다.

제 **2** 과목 　치면세마

19

 확인 Check! ○ △ ✕

치면세마의 목적으로 적절하지 않은 것은?

① 심미성 증진을 위해
② 치면열구전색의 조건
③ 구강 내 구취를 제거하기 위해
④ 치주조직의 건강을 개선하기 위해
⑤ 구강환경의 청결함을 유지하기 위해

20

확인 Check! ○ △ ✕

치석의 석회화 평균기간은?

① 15일
② 12일
③ 7일
④ 2일
⑤ 1일

SOLUTION

18 　　　　19

21

확인Check! ○ △ ✕

주로 어린이에게 나타나며 색소의 세균과 곰팡이가 원인이 되어 나타나는 착색의 색깔은?

① 적 색
② 검은 선
③ 녹 색
④ 황 색
⑤ 갈 색

22

확인Check! ○ △ ✕

강한 조명으로 전치부 인접면의 치아우식증을 관찰하는 검사방법은?

① 투 사
② 직접 관찰
③ 문 진
④ 타 진
⑤ 촉 진

23

확인Check! ○ △ ✕

실내조명과 치과조명등의 적절한 밝기 비율로 적절한 것은?

① 1 : 1
② 1 : 2
③ 1 : 3
④ 1 : 4
⑤ 1 : 5

24

확인Check! ○ △ ✕

작동부의 횡단부가 장방형 형태가 아닌 치면세마기구는?

① hoe
② file
③ chisel scaler
④ periodontal probe
⑤ sickle scaler

SOLUTION

23

24

25

확인Check! ○ △ ✕

감각을 가장 예민하게 전달하는 치면세마기구는?

① 탐침(explorer)
② 치경(mirror)
③ sickle scaler
④ gracey curet
⑤ universal curet

26

확인Check! ○ △ ✕

일반큐렛(universal curet)로 제거할 수 있는 침착물이 아닌 것은?

① 치은연상의 치석
② 치은연하의 치석
③ 거친 백악질 표면의 활택
④ 병적 치주낭 제거
⑤ 치은열구의 육아조직 제거

27

확인Check! ○ △ ✕

치주기구에서 측면과 내면이 만나 이루는 선은?

① cutting edge
② tip
③ line
④ blade
⑤ working end

28

확인Check! ○ △ ✕

모든 형태의 미생물을 파괴하는 감염관리방법은?

① 화학적 소독
② 자비소독
③ hot oil
④ 자외선 소독
⑤ 멸 균

SOLUTION

26

28

29

확인Check! ○ △ ×

불포화화학증기멸균의 방법으로 적절한 것은?

① 121℃ 15분
② 132℃ 6~7분
③ 132℃ 15~20분
④ 160℃ 2시간
⑤ 170℃ 1시간

31

확인Check! ○ △ ×

술자의 전방 위치에 대한 설명으로 옳지 않은 것은?

① 환자의 오른쪽에서 누워 있는 방향과 동일한 방향이다.
② 술자의 양손이 환자의 오른쪽에서 진료한다.
③ 전치부 시술에 적합하다.
④ 술자의 다리는 붙여서 등받이 아래에 넣는다.
⑤ 체중을 균일하게 분산하여 발바닥을 바닥에 편평하게 둔다.

30

확인Check! ○ △ ×

술자의 보호장비 중 술자를 보호하기 위해 착용하는 마스크의 세균여과율로 적절한 것은?

① 99%
② 95%
③ 80%
④ 50%
⑤ 30%

32

확인Check! ○ △ ×

치은연하로 삽입하지 않는 기구는?

① gracey curet
② sickle scaler
③ universal curet
④ periodontal probe
⑤ 11/12 explorer

SOLUTION

30

32

33

확인Check! ○ △ ✕

하악치아에 치면세마 시술 시 적절하지 않는 자세는?

① 상악의 교합면이 바닥과 평행이다.
② 조명은 환자의 구강에서 직상방에 위치한다.
③ 환자는 modified supine position으로 눕는다.
④ 조명은 환자의 구강에서 30~60cm를 이룬다.
⑤ 환자는 턱을 가슴 쪽을 향해서 붙인다.

34

확인Check! ○ △ ✕

치근활택술 후 치주낭을 세척하는 데 적절한 약품은?

① 식염수
② 정제수
③ 10% 과산화수소수
④ 베타딘
⑤ 클로르헥시딘

35

확인Check! ○ △ ✕

초음파치석 제거의 금기증으로 적절하지 않은 것은?

① 불량 육아조직
② 구토반사
③ 심장박동조율기 장착 환자
④ 전염성질환자
⑤ 도재치아

36

확인Check! ○ △ ✕

기구연마의 목적으로 적합하지 않은 것은?

① 치아 표면의 긁힘을 방지한다.
② 환자의 불안감을 감소한다.
③ 침착물을 효과적으로 제거한다.
④ 기구 모양을 보다 날카롭게 한다.
⑤ 시술시간을 절약한다.

SOLUTION

35

36

37

확인Check! ○ △ ✕

기구연마 시 주의사항으로 적절하지 않은 것은?

① wire edge가 생기도록 한다.
② 기구 날이 무딘 상태가 되면 즉시 연마한다.
③ 기구 날이 무뎌진 정도에 따라 연마석을 선택한다.
④ 기구의 형태에 대한 이해가 필요하다.
⑤ 기구 날을 3등분하여 연마한다.

38

확인Check! ○ △ ✕

임산부의 치면세마 시 주의사항으로 적절한 것은?

① 치석 침착이 심하면 마취 후 한 번에 시행한다.
② 출혈이 많지 않다.
③ 진료시간을 충분히 확보한다.
④ 발치와 치주 수술이 가능하다.
⑤ 임신 중기가 비교적 안정적이다.

제 3 과목 ▷ 치과방사선

39

확인Check! ○ △ ✕

전자기방사선의 특징으로 적절하지 않은 것은?

① 측정 불가능한 에너지이다.
② 질량이 없다.
③ 무게가 없다.
④ 전하가 있다.
⑤ 빛의 속도와 동일하다.

40

확인Check! ○ △ ✕

막시준기의 크기로 적절한 것은?

① 5cm 이내
② 7cm 이내
③ 9cm 이내
④ 11cm 이내
⑤ 13cm 이내

SOLUTION

38

40

41

확인Check! ○ △ ✕

할로겐화은을 균일하게 분포시켜 현상액과 정착액이 잘 침투하도록 도와주는 것은?

① 아이오딘화은
② 브롬화은
③ 젤라틴
④ 폴리에스터플라스틱
⑤ 보호막

42

확인Check! ○ △ ✕

필름 흑화도의 감소요인으로 적절하지 않은 것은?

① 관전류가 낮을 때
② 현상시간이 짧을 때
③ 현상액의 온도가 높을 때
④ 관전압이 낮을 때
⑤ 물체의 두께가 얇을 때

43

확인Check! ○ △ ✕

선예도를 감소시키는 요인으로 적합한 것은?

① 뚱뚱한 환자를 촬영할 때
② 피사체와 필름의 거리가 가까울 때
③ 피사체와 초점의 거리가 멀어질 때
④ 초점의 크기가 작아질 때
⑤ 할로겐화은 결정의 크기가 작은 필름을 사용할 때

44

확인Check! ○ △ ✕

중간 수세과정에 대한 설명으로 옳지 않은 것은?

① 과현상을 방지하기 위함이다.
② 정착액의 기능을 연장하기 위함이다.
③ 현상의 얼룩을 방지하기 위함이다.
④ 1분 동안 시행한다.
⑤ 현상과정 후 정착과정 전에 시행한다.

SOLUTION

42

44

45

확인Check! O △ X

건조시간을 단축시키고, 젤라틴의 손상을 방지하는 정착액의 성분은?

① 산화제
② 청정제
③ 경화제
④ 보호제
⑤ 현상주약

46

확인Check! O △ X

상악견치에서 보이는 방사선 불투과성 구조로 적절한 것은?

① 비중격
② 하비갑개
③ 역Y자
④ 관골돌기
⑤ 측 와

47

확인Check! O △ X

하악의 불투과성 구조물로 제1대구치의 하방 치조 돌기까지 주행하는 것은?

① 하악관
② 영양관
③ 악설골융선
④ 외사선
⑤ 내사선

48

확인Check! O △ X

치근단촬영 시 환자의 두부 고정에 대한 내용으로 적절하지 않은 것은?

① 악궁의 교합면이 바닥과 평행하다.
② 상악촬영 시 비익과 이주를 연결한 선이 바닥과 평행하다.
③ 하악촬영 시 구각과 이주를 연결한 선이 바닥과 평행하다.
④ 견치의 치아장축이 기준이다.
⑤ 교합평면이 기준이다.

SOLUTION

45

46

49

확인Check! ○ △ ✕

평행촬영법에 대한 설명으로 적절하지 않은 것은?

① 정확한 수평각으로 상의 왜곡이 작다.
② 해부학적 구조물과 치근의 중첩이 없다.
③ 중심방사선의 조사 방향 조절이 쉽다.
④ 구강환경에 따라 평행하게 필름-치아의 유지가 어렵다.
⑤ 필름유지기구가 구강을 압박할 수 있다.

50

확인Check! ○ △ ✕

상악대구치를 등각촬영법으로 촬영 시 적절한 수직각도는?

① 35°
② 25°
③ −10°
④ −15°
⑤ −20°

51

확인Check! ○ △ ✕

TPR에 대한 설명으로 적절하지 않은 것은?

① 환자가 필름유지기구를 무는 동안 유지기구 잡는 손을 늦추어 잡는다.
② 촬영하고자 하는 치아가 필름의 오른쪽에 위치하도록 한다.
③ 환자의 구강 내에 필름을 넣을 때 필름유지기구를 기울여 준다.
④ 환자의 불편감과 통증을 최소화하고 정확한 방사선 사진을 얻기 위함이다.
⑤ 환자의 치근단촬영 시 적용한다.

52

확인Check! ○ △ ✕

교합촬영의 목적으로 적절하지 않은 것은?

① 과잉치 검사
② 매복치 검사
③ 악골의 관찰
④ 타석의 관찰
⑤ 작은 병소의 모양, 크기 관찰

SOLUTION

50	51

53

확인Check! ○ △ ✕

전방부 교합촬영법의 중심방사선의 위치로 적절한 것은?

① 구강저의 중앙
② 턱의 첨부
③ 비 교
④ 비 첨
⑤ 필름의 중앙

55

확인Check! ○ △ ✕

무치악 환자의 방사선촬영 시 주의사항으로 적절한 것은?

① 전악 구내촬영 시 교익촬영은 필요하지 않다.
② 방사선 노출량은 50% 낮춰 적용한다.
③ 등각촬영 시 수직각도를 55~60° 감소시킨다.
④ 필름유지기구는 사용하지 않는다.
⑤ 전악 구내촬영 시 교합촬영은 필요하지 않다.

54

확인Check! ○ △ ✕

파노라마촬영법의 장점에 대한 내용으로 적절하지 않은 것은?

① 환자의 불편감이 없다.
② 술자의 방사선 노출량이 낮다.
③ 개구 불능 환자에게 적용 가능하다.
④ 악골의 상태를 관찰한다.
⑤ 많은 해부학적 구조물 관찰이 가능하다.

56

확인Check! ○ △ ✕

현상과정 전에 현상액에 묻으면 필름의 상태는?

① 검은 반점
② 흰 반점
③ 암갈색
④ 황갈색
⑤ 흰 선

SOLUTION

54   55

57

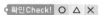

방사선 방호에 대한 원칙으로 적절한 것이 아닌 것은?

① 행위의 정당화
② 개인 선량한도 준수
③ 방사선 방어 최소화
④ 신환은 방사선을 이용한 전악검사가 필수
⑤ 구환은 진단, 치료, 질병 예방에 도움이 되는 경우만 선택

58

방사선 관련 종사자의 허용선량으로 적절한 것은?

① 연간 10mSv
② 연간 20mSv
③ 연간 30mSv
④ 연간 40mSv
⑤ 연간 50mSv

제 **4** 과목 **구강악안면외과**

59

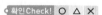

출혈성질환자의 치과치료로 적절하지 않은 것은?

① 치료 전 항응고제 투여 여부를 확인한다.
② 모든 치과치료가 금기이다.
③ 진통제 처방 시 아스피린을 사용하지 않는다.
④ 신장투석환자는 항응고제 투여 전에 치과치료를 시행한다.
⑤ 혈소판 수, 출혈시간 등의 검사가 필요하다.

60

치아를 탈구시켜 골에서 분리하는 데 사용되는 외과기구는?

① 골겸자(bone ronger forcep)
② 발치기자(extraction elevator)
③ 발치겸자(extraction forcep)
④ 봉침기(needle holder)
⑤ 조직겸자(tissue forcep)

SOLUTION

59	60

61

확인Check! O △ X

발치술의 전신적 금기증으로 적절한 것은?

① 봉와직염을 동반한 급성감염
② 방사선 조사를 받는 부위의 치아
③ 악성종양 증식 부이에 포하된 치아
④ 만성소모성질환자
⑤ 급성감염성 구내염

62

확인Check! O △ X

치주조직의 손상으로 분류되는 외상으로 적절하지 않은 것은?

① 치근파절
② 잔존 치근파절
③ 측방 탈구
④ 정출성 탈구
⑤ 진 탕

63

확인Check! O △ X

중안모 골절에 해당하는 골절이 아닌 것은?

① 하악골 골절
② 상악골 골절
③ 비골 골절
④ 안와하 골절
⑤ 안면골의 골절

64

확인Check! O △ X

봉와직염의 특성으로 적절한 것은?

① 국소적 통증이 있다.
② 병소의 크기가 작다.
③ 촉진 시 파동성이 느껴진다.
④ 배농을 할 수 있다.
⑤ 주로 호기성균에 의한다.

SOLUTION

62

64

제 5 과목 치과보철

65

확인Check! ○ △ ×

치조제의 특징으로 옳은 것은?

① 골의 흡수가 완료된 이후 골의 생성이 일어난다.
② 생성이 흡수보다 속도가 빠르다.
③ 하악은 협측에서 설측으로 흡수된다.
④ 상악의 치조제가 넓어진다.
⑤ 상악은 협측에서 구개측으로 흡수된다.

66

확인Check! ○ △ ×

심미적 기대가 없는 구치부 수복 시에 사용하는 보철물의 종류는?

① 전부금속관
② 금속도재관
③ 전부도재관
④ 가공의치
⑤ 임플란트

67

확인Check! ○ △ ×

double cord technique을 적용하는 경우로 적절하지 않은 것은?

① 치은 출혈이 많을 때
② 첫 번째 코드는 굵은 코드를 적용한다.
③ 단일 코드로 치은압배가 어려울 때
④ 5~7분 후 두 번째 코드 제거 후 인상채득
⑤ 치은열구가 깊을 때

68

확인Check! ○ △ ×

금속도재관의 장점으로 적절하지 않은 것은?

① 심미성
② 강 도
③ 치질 삭제량
④ 변연 적합성
⑤ 유지력

SOLUTION

67   68

69

◀확인Check! ○ △ ✕

심미성이 중요한 전치에 주로 적용되는 가공치의 형태로 적합한 것은?

① conical
② hygienic
③ modified ridge lap
④ ridge lap
⑤ saddle

70

◀확인Check! ○ △ ✕

국소의치의 클래스프 끝이 지대치의 최대 풍융부의 아래 홈에 위치하여 유지를 얻는 구조로 적절한 것은?

① 부연결장치
② 교합면 레스트
③ 유지암
④ 보상암
⑤ 레스트

제 **6** 과목 / 치과보존

71

◀확인Check! ○ △ ✕

보존수복치료의 적응증으로 옳지 않은 것은?

① 치아의 굴곡 파절
② 변색 치아
③ 비심미적인 기존 수복물 교체
④ 상아질 지각과민증
⑤ 교합 불량

72

◀확인Check! ○ △ ✕

와동 형성에 대한 설명으로 적절하지 않은 것은?

① 와동저는 깊이에 따라 높이를 다르게 형성한다.
② 저속형 버를 이용하여 잔존 우식상아질을 제거한다.
③ 손상된 부위는 모두 와동에 포함시킨다.
④ 필요에 따라 치수보호제를 적용한다.
⑤ 와동은 따뜻한 물로 세정한다.

SOLUTION

69

71

73

격벽법에 대한 설명으로 적절한 것은?

① 대합치와의 접촉점을 회복한다.
② 상실된 와동벽을 대신해 해부학적 형태 재현에 도움을 준다.
③ 치은연하 와동에서 출혈 방지 및 방습에 도움을 준다.
④ 교정용 밴드의 삽입 공간을 확보한다.
⑤ 격벽의 제거 시에는 wedge를 먼저 제거한다.

74

아말감 연마 시 주의사항으로 적절한 것은?

① 부드러운 연마기구만 사용한다.
② 충분히 건조 후 연마한다.
③ 충전 완료 후 즉시 연마한다.
④ 고속 핸드피스를 사용한다.
⑤ 표면의 활택을 증가시켜 변색을 줄일 수 있다.

75

미성숙 영구치의 치수 일부분에 생활력이 유지되는 경우, 잔존 치수의 생활력을 유지시켜 치근의 생리적 발육을 도모하는 치수치료방법으로 적절한 것은?

① 치근단형성술(apexification)
② 생리적 치근단형성술(apexogenesis)
③ 치수절단술(pulpotomy)
④ 치수복조술(pulp capping)
⑤ 치수절제술(pulpectomy)

76

급성치근단치주염의 임상 소견으로 적절하지 않은 것은?

① 타진통
② 압 통
③ 동 통
④ 교합성 외상에서 이행
⑤ 만성치주염에서 이행

SOLUTION

75

76

제 **7** 과목 **소아치과**

77

◆ 확인Check! ○ △ ×

가장 나중에 맹출하는 영구치로 적합한 것은?

① 하악 제2대구치
② 상악 제2대구치
③ 상악견치
④ 하악견치
⑤ 하악 제1대구치

78

◆ 확인Check! ○ △ ×

우유병 우식증에 대한 설명으로 옳은 것은?

① 하악 4전치에서 시작된다.
② 이유기가 빠른 경우에 시작한다.
③ 다발성 우식증의 특징이다.
④ 2세 이하의 어린이에게 호발한다.
⑤ 만성으로 진행된다.

79

◆ 확인Check! ○ △ ×

어린이 환자 치과진료 시 주의사항으로 적절한 것은?

① 고연령의 소아는 마스크를 착용하지 않는다.
② 인상채득 시 소아용 트레이로 상악을 먼저 채득한다.
③ 머리는 약간 아래로, 두 손도 약간 내리도록 한다.
④ 간결하게 대응한다.
⑤ 초진 시에 응급처치를 할 수 있다.

80

◆ 확인Check! ○ △ ×

실활치수제거법으로 적절한 것은?

① 치근단형성술
② 치수절단술
③ 생리적 치근단형성술
④ 간접 치수복조술
⑤ 치수진정법

SOLUTION

78

79

81

확인Check! O △ X

과잉치가 구강 내에 미치는 영향으로 적절하지 않은 것은?

① 치근 흡수로 인한 생활력 상실
② 유전치 만기 잔존
③ 정중이개
④ 낭종 형성
⑤ 치아총생

82

확인Check! O △ X

치아 공간 상실의 국소적 요인으로 적합한 것은?

① 유치의 만기 잔존
② 교합면 치아우식증
③ 영구치 조기 맹출
④ 선천성 결손
⑤ 다운증후군

제 **8** 과목 　치 주

83

확인Check! O △ X

유리치은의 지지에 관여하는 치은섬유로 적합한 것은?

① 치아치은섬유군
② 치아골막섬유군
③ 환상섬유군
④ 횡중격섬유군
⑤ 치은치조섬유군

84

확인Check! O △ X

백악질의 국소적 흡수원인으로 적절하지 않은 것은?

① 부정 치열
② 매복치
③ 과잉치
④ 종 양
⑤ 외상성 교합

SOLUTION

82

83

85

확인Check! O △ X

치주낭의 이상증상에 대한 설명으로 옳지 않은 것은?

① 발 적
② 출 혈
③ 퇴 축
④ 부 종
⑤ 발 열

87

확인Check! O △ X

치근단농양에 대한 특징으로 옳은 것은?

① 치아의 정출 및 이동이 관찰된다.
② 방사선상 치근 측방에 검은 상이 관찰된다.
③ 불량한 근관치료가 원인이다.
④ 생활치수에 나타난다.
⑤ 깊은 치주낭이 원인이다.

86

확인Check! O △ X

치주질환의 국소적 원인으로 적합하지 않은 것은?

① 치 석
② 식편압입
③ 잘못된 치과처치
④ 치열 부정
⑤ 형태학적 이상

88

확인Check! O △ X

급성치관주위염의 응급치료법으로 적절한 것은?

① 국소증상 시 항생제 투여
② 외과처치 시행
③ 초음파로 침착물 제거
④ 차가운 물로 병소 부위 세척
⑤ 상악 제3대구치에서 호발

SOLUTION

86

88

제 **9** 과목 **치과교정**

89

확인Check! ○ △ ×

유치열기의 교정치료 목적으로 적합한 것은?

① 구치부 반대 교합 시 치료
② 과개 교합 시 치료
③ 교정의 효율성 증대
④ 교합관계 개선
⑤ 매복치 배열 시 치료

90

확인Check! ○ △ ×

올바른 치축 경사에 대해 설명한 것으로 옳지 않은 것은?

① 하악전치는 설측 경사
② 상악전치는 순측 경사
③ 치아 장축은 약간 설측 경사
④ 상악구치는 설측 경사
⑤ 하악구치는 원심으로 갈수록 심한 설측 경사

91

확인Check! ○ △ ×

편도와 아데노이드의 비대로 인한 구강 악습관은?

① 이갈이
② 이 악물기
③ 손톱 깨물기
④ 혀 내밀기
⑤ 구호흡

92

확인Check! ○ △ ×

치주인대의 모세혈관 압력보다 치주인대의 압박 부위가 클 때 나타나는 생리적 특징으로 옳지 않은 것은?

① 치조벽에 직접 흡수
② 초자양변성
③ 동 통
④ 파골세포
⑤ 간접 흡수

SOLUTION

89   90

93

확인Check! O △ X

스테인리스스틸과 니켈타이타늄의 중간 성질을 가진 와이어는?

① 베타타이타늄와이어
② 오스트리안와이어
③ 니켈타이타늄와이어
④ 스테인리스스틸와이어
⑤ 코발트크롬와이어

제 **10** 과목 ▶ **치과재료**

95

확인Check! O △ X

열전도율이 가장 큰 치과재료는?

① 금합금
② 인산아연시멘트
③ 복합레진
④ 의치상용레진
⑤ 치과용 세라믹

94

확인Check! O △ X

상악골 급속확대장치(RPE)의 조절주기로 적절한 것은?

① 12시간
② 24시간
③ 36시간
④ 48시간
⑤ 72시간

96

확인Check! O △ X

복합레진의 경화에 도움이 되는 구성성분은?

① 색 소
② 개시제와 촉진제
③ 결합제
④ 필 러
⑤ 레진기질

SOLUTION

94

95

97

복합레진 충전 후 지각과민을 감소시키는 방법이 아닌 것은?

① 치수를 보호하는 베이스를 적용한다.
② 적층 충전법으로 수복한다.
③ 타액으로부터 철저히 격리한다.
④ 교합을 닿지 않게 한다.
⑤ 러버댐을 사용한다.

98

수은 취급 시 주의사항으로 적절하지 않은 것은?

① 치과 의료진은 매년 정기 소변검사와 혈액검사를 받는다.
② 아말감 연마 시 반드시 글러브를 착용한다.
③ 모든 사람에게 수은의 중독성을 교육한다.
④ 진료실의 환기가 중요하다.
⑤ 진공청소기 사용을 금한다.

99

알지네이트 인상체에 거친 입자가 나타난 경우의 원인이 아닌 것은?

① 과도한 겔화
② 부적절한 혼합
③ 혼합시간의 연장
④ 구강 내 물기
⑤ 물과 분말의 비율이 낮음

100

혼수비의 기준으로 적합한 것은?

① 분말 10g에 사용되는 물의 양
② 분말 100g에 사용되는 물의 양
③ 물 10mL에 사용되는 분말의 양
④ 물 100mL에 사용되는 물의 양
⑤ 물에 대한 분말의 비율

SOLUTION

| 99 | 100 |

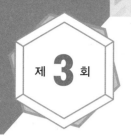

기출유형문제

제 **1** 과목 의료관계법규

01

확인Check! ○ △ ✕

조산사의 종별 임무에 해당하는 대상으로 적절하지 않은 것은?

① 신생아
② 산욕부
③ 해산부
④ 임 부
⑤ 영유아

02

확인Check! ○ △ ✕

의료인에 해당하는 것으로 적절한 것은?

① 치과위생사
② 치과기공사
③ 간호조무사
④ 조산사
⑤ 병원코디네이터

03

확인Check! ○ △ ✕

의료인의 결격사유로 적절하지 않은 것은?

① 정신질환자
② 마약 중독자
③ 피성년후견인
④ 피한정후견인
⑤ 금고 이상의 형을 선고받고, 집행이 종료 된 자

SOLUTION

02	03

04

확인Check! ○ △ ✕

환자의 최종 진료 시부터 얼마 이내에 사망 시 다시 진찰하지 않더라도 진단서 또는 증명서 교부가 가능한가?

① 12시간 이내
② 24시간 이내
③ 48시간 이내
④ 72시간 이내
⑤ 100시간 이내

06

확인Check! ○ △ ✕

의료행위 중 동의서를 받아야 하는 경우로 적절하지 않은 것은?

① 수 술
② 수 혈
③ 전신마취
④ 국소마취
⑤ 신체에 중대한 위해 우려

05

확인Check! ○ △ ✕

처방전의 보존기간은?

① 1년
② 2년
③ 3년
④ 5년
⑤ 10년

07

확인Check! ○ △ ✕

소개, 알선, 유인행위의 금지 예외사항은?

① 건강보험법의 본인부담금 면제
② 의료급여법의 본인부담금 할인
③ 불특정 다수에게 교통편의 제공
④ 영리목적의 환자 소개 및 사주
⑤ 외국인 환자 유치행위

SOLUTION

05

07

08

확인Check! ○ △ ×

의료기관 개설자의 휴업 시의 신고기준으로 적절한 것은?

① 1일
② 7일
③ 14일
④ 1개월
⑤ 3개월

09

확인Check! ○ △ ×

의료기관인증의 대상으로 적절한 것은?

① 종합병원급
② 병원급
③ 의원급
④ 보건(지)소
⑤ 보훈병원

10

확인Check! ○ △ ×

의료인의 품위손상행위의 범위로 적절한 것은?

① 도덕적 진료행위
② 학문으로 인정되는 진료행위
③ 필요한 검사 등의 적절한 의료행위
④ 전공의 선발과 관련한 부당한 금품수수행위
⑤ 자신이 처방전을 발급해 준 환자를 비영리 목적으로 특정 약국에 유치

11

확인Check! ○ △ ×

치과위생사의 업무범위로 적절하지 않은 것은?

① 임시 충전
② 부착물 제거
③ 치아 본뜨기
④ 임시 부착물 제거
⑤ 치석 등 침착물 제거

SOLUTION

09

10

12

확인Check! ○ △ ✕

의료기사 등의 국가시험에서 부정 응시자와 부정 행위자의 국가시험 응시 제한 기준은?

① 1회
② 1년
③ 2회
④ 2년
⑤ 3회

13

확인Check! ○ △ ✕

의료기사 등의 보수교육 면제자로 적절하지 않은 것은?

① 보건복지부장관이 인정하는 요건을 갖춘 사람
② 해당 연도에 의료기사 신규면허를 받은 사람
③ 군 복무 중인 사람
④ 대학원에서 면허에 상응하는 보건의료에 관한 학문을 전공하는 사람
⑤ 지난해에 16시간 보수교육을 받은 사람

14

확인Check! ○ △ ✕

의료기사 등의 면허 없이 의료기사 등의 업무를 한 경우 벌칙은?

① 1년 이하의 징역 또는 500만원 이하의 벌금
② 1년 이하의 징역 또는 1,000만원 이하의 벌금
③ 3년 이하의 징역 또는 1,000만원 이하의 벌금
④ 3년 이하의 징역 또는 3,000만원 이하의 벌금
⑤ 5년 이하의 징역 또는 3,000만원 이하의 벌금

15

확인Check! ○ △ ✕

지역보건법의 목적으로 적합하지 않은 것은?

① 지역주민의 건강증진에 이바지
② 지역보건 의료정책을 효과적으로 추진
③ 지역보건 의료기관의 설치·운영에 대한 사항
④ 지역보건 의료기관의 기능 수행에 필요한 사항 규정
⑤ 보건의료 관련 기관·단체와의 연계·협력

SOLUTION

12

13

16

확인Check! ○ △ ✕

지역보건 의료계획의 수립 주체자로 적절하지 않은 것은?

① 특별시장
② 도지사
③ 시장·군수·구청장
④ 질병관리본부장
⑤ 특별자치시장

18

확인Check! ○ △ ✕

지역보건 의료서비스 제공을 누구에게 신청해야 적합한가?

① 보건소장
② 담당 사회복지사
③ 시장·군수·구청장
④ 보건복지부장관
⑤ 건강생활지원센터장

17

확인Check! ○ △ ✕

보건소의 기능으로 적절하지 않은 것은?

① 보건의료 관련 기관과의 협력체계 구축
② 자연친화적인 지역사회 여건 조성
③ 보건의료인 및 보건의료기관 등에 대한 지도·관리·육성
④ 지역보건 의료정책의 기획·조사·연구·평가
⑤ 국민보건 향상을 위한 지도·관리

19

확인Check! ○ △ ✕

구강건강실태조사의 주기로 적절한 것은?

① 1년
② 2년
③ 3년
④ 5년
⑤ 10년

SOLUTION

17

18

20

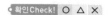

수돗물불소농도조정사업과 관련한 상수도사업장의 업무로 적절하지 않은 것은?

① 수돗물불소농도 측정결과를 다음달 10일까지 사업관리자에게 통보한다.

② 주 1회 이상 수도꼭지에서 불소농도를 측정하여 불소농도측정기록부에 기록한다.

③ 불소화합물의 첨가와 농도유지에 관여한다.

④ 매일 1회 이상 정수장에서 불소농도를 측정하며, 불소농도 측정일지에 기록한다.

⑤ 불소화합물 첨가시설의 운영 및 관리에 관여한다.

제 **2** 과목 **구강해부**

21

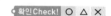

한 개의 뼈 속에 있는 공간을 의미하는 골(뼈)의 표면 구조는?

① 강(cavity)

② 동(sinus)

③ 와(fossa)

④ 구(groove)

⑤ 공(foramen)

22

[보기]에서 설명하는 것은?

┤보 기├
- 머리의 무게 감소
- 분비물의 배출
- 공기의 온습도 조절
- 소리의 공명

① 안와하공(infraorbital groove)

② 상악동(maxillary sinus)

③ 상악동열공(maxillary hiatus)

④ 권골하능(infrazygomatic crest)

⑤ 절치공(incisive foramen)

SOLUTION

20

22

23

확인Check! ○ △ X

구개골의 해부학적 구조물이 아닌 것은?

① 설 골
② 접구개공
③ 골구개
④ 대구개공
⑤ 소구개공

24

확인Check! ○ △ X

상안와열을 통과하는 신경이 아닌 것은?

① 안와하신경
② 삼차신경
③ 동안신경
④ 활차신경
⑤ 안신경

25

확인Check! ○ △ X

측두근의 관여운동이 아닌 것은?

① 폐구운동
② 개구운동
③ 전진운동
④ 후퇴운동
⑤ 측방운동

26

확인Check! ○ △ X

설하신경이 지배하며 혀의 위치를 이동하는 근육은?

① 외래설근
② 내래설근
③ 상종설근
④ 하종설근
⑤ 수직설근

27

확인Check! ○ △ X

내경정맥을 따라 분포한 15~30개의 림프절은?

① 협림프절
② 이하림프절
③ 설림프절
④ 심안면림프절
⑤ 신경림프절

SOLUTION

24

27

제 **3** 과목 **치아형태**

28

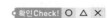

구치의 교합면에서 관찰되지 않는 연(margin)은?

① 근심연
② 협측연
③ 원심연
④ 설측연
⑤ 치경연

29

치근 상징이 뚜렷한 치아는?

① 상악중절치
② 상악측절치
③ 하악중절치
④ 하악측절치
⑤ 하악소구치

30

확인Check! O △ X

절치의 크기 순서로 옳은 것은?

① 상악중절치 > 상악측절치 > 하악중절치 >
　하악측절치
② 상악중절치 > 상악측절치 > 하악측절치 >
　하악중절치
③ 상악중절치 > 하악중절치 > 상악측절치 >
　하악측절치
④ 하악중절치 > 상악측절치 > 하악측절치 >
　상악중절치
⑤ 하악중절치 > 하악측절치 > 상악중절치 >
　상악측절치

31

제3교두형을 나타내는 치아는?

① 상악 제1소구치
② 상악 제2소구치
③ 하악 제1소구치
④ 하악 제2소구치
⑤ 하악 제3대구치

SOLUTION

28　　　29

32

확인Check! ○ △ ×

하악 제1소구치의 좌우 구분에 대한 특징으로 틀린 것은?

① 원심교합연이 근심교합연보다 길다.
② 설면의 원심측에 원심설측구가 있다.
③ 교합면의 횡주융선이 근심측으로 기울어져 있다.
④ 원심반부가 근심반부보다 넓다.
⑤ 근심쪽의 접촉부가 원심쪽의 접촉부보다 교합측에 가깝다.

33

확인Check! ○ △ ×

상악 제1대구치에 대한 설명으로 옳은 것은?

① 4개의 교두와 4개의 치근을 갖는다.
② 근심협측교두의 크기가 가장 크다.
③ 원심협측근의 크기가 가장 크다.
④ 설측에 카라벨리씨결절이 나타난다.
⑤ 상악 제2대구치보다 크기가 약간 작다.

34

확인Check! ○ △ ×

원심교두의 퇴화로 4교두형을 갖는 치아는?

① 상악 제3대구치
② 하악 제3대구치
③ 상악 제2대구치
④ 하악 제2대구치
⑤ 상악 제1대구치

제 **4** 과목 ▶ 구강조직

35

확인Check! ○ △ ×

유사분열의 준비가 이루어지는 세포주기는?

① G0(정지기)
② S(합성기)
③ G1(합성 전기)
④ M(유사분열기)
⑤ G2(합성 후기)

36

확인Check! ○ △ ×

선을 구성하고, 소화효소를 분비하는 상피조직은?

① 배상피
② 호흡상피
③ 감각상피
④ 흡수상피
⑤ 샘상피

SOLUTION

33

36

37

확인Check! O △ X

인체의 기본조직 중 결합조직의 특징으로 옳지 않은 것은?

① 혈관 분포
② 영양 공급 기능
③ 다세포 구조
④ 염증세포 출현
⑤ 인체의 기본조직 중 가장 무거움

38

확인Check! O △ X

비전두돌기에서 형성하는 얼굴 발생 부위로 적절하지 않은 것은?

① 이 마
② 콧 등
③ 코 끝
④ 콧망울
⑤ 윗입술

39

확인Check! O △ X

치수로 분화하는 구조는?

① 치낭의 바깥층
② 치낭의 안쪽층
③ 치유두의 바깥세포
④ 치유두의 중심세포
⑤ 중간층

40

확인Check! O △ X

만성우식, 정지우식에서 나타나는 상아질은?

① 관간상아질
② 관주상아질
③ 구간상아질
④ 투명상아질
⑤ 3차 상아질

SOLUTION

39	40

41

확인Check! O △ X

혀의 기능으로 적절하지 않은 것은?

① 발 음
② 심 미
③ 지 각
④ 미 각
⑤ 음식물 이동

42

확인Check! O △ X

급성염증에 대한 소견으로 적절한 것은?

① 경과가 늦다.
② 증상이 미미하다.
③ 삼출 정도가 심하지 않다.
④ 림프구, 형질세포, 대식세포가 관여한다.
⑤ 호중구와 단핵구가 작용한다.

43

확인Check! O △ X

칸디다증의 원인으로 옳지 않은 것은?

① 구강상주진균
② 면역억제제의 단기 복용
③ 구강 내 불결
④ 의치에 의한 물리적 자극
⑤ 부신피질호르몬제

SOLUTION

41

43

44

확인Check! ○ △ ×

급성근단성 화농성 치주염에 대한 설명으로 옳지 않은 것은?

① 전구증상 없이 바로 발현된다.
② 지속적인 박동성 통증이 있다.
③ 전신증상이 있다.
④ 교합통, 정출감이 있다.
⑤ 염증 주변부 치조골 흡수 소견을 보인다.

45

확인Check! ○ △ ×

치아의 형태 이상이 아닌 것은?

① 거대치
② 쌍생치
③ 유착치
④ 치내치
⑤ 법랑진주

46

확인Check! ○ △ ×

연조직 낭종이 아닌 것은?

① 유피낭종
② 하마종
③ 점액낭종
④ 상악동내 점액낭종
⑤ 치은낭종

47

확인Check! ○ △ ×

백악질 소주의 형태로, 세포성분이 적고, 백악질 내 반전선이 명확한 백악질종은?

① 백악질형성섬유종
② 양성백악아세포종
③ 근첨성백악질이형성증
④ 거대형 백악질종
⑤ 복잡 치아종

48

확인Check! ○ △ ×

질환이 의심되는 부위의 일부 또는 전체를 외과적으로 절제하여 병리학적 진단을 하는 것은?

① 검 사
② 채 취
③ 생 검
④ 진 찰
⑤ 소 견

SOLUTION

45	48

제 **6** 과목 **구강생리**

49

확인Check! O △ ×

능동수송이 아닌 것은?

① 확 산
② 촉진 확산
③ 삼 투
④ 대식작용
⑤ 여 과

50

확인Check! O △ ×

세포성 면역에 관여하는 것은?

① T림프구
② B림프구
③ α세포
④ β세포
⑤ 혈소판

51

확인Check! O △ ×

체열의 발산 중 공기층이 피부에서 멀 때 열 발산을 촉진하는 것은?

① 복 사
② 전 도
③ 대 류
④ 불감 증산
⑤ 유감 증산

52

확인Check! O △ ×

타액의 기능으로 적절하지 않은 것은?

① 윤활작용
② 외분비작용
③ 탈회작용
④ 항균작용
⑤ 배설작용

SOLUTION

49

52

53

확인Check! O △ X

뇌하수체 전엽호르몬으로 적절하지 않은 것은?

① 성장호르몬
② 성선자극호르몬
③ 갑상선자극호르몬
④ 부신피질자극호르몬
⑤ 항이뇨호르몬

54

확인Check! O △ X

구강영역의 감각수용기의 연결이 바르게 된 것은?

① 온각 – 크라우제소체
② 냉각 – 루피니소체
③ 압각 – 마이너스소체
④ 촉각 – 메르켈소체
⑤ 통각 – 유리신경말단

55

확인Check! O △ X

연하에 대한 설명으로 옳은 것은?

① 연하는 불수의적 운동으로 시작하여 수의적 운동으로 완성된다.
② 연하는 음식물을 구강에서 씹는 운동이다.
③ 연하성 무호흡은 구강단계에서 이루어진다.
④ 혀내밀기형 이상연하형태는 과개교합의 교합이상에서 나타날 수 있다.
⑤ 연하의 3단계에서는 식도의 연동운동이 일어난다.

SOLUTION

54

제 7 과목 구강미생물

56

확인Check! O △ X

감염에 관여하는 숙주의 자연저항성을 갖지 않는 것은?

① 체액성 면역
② 조직액
③ 혈 액
④ 조직세포
⑤ 피 부

57

확인Check! O △ X

식중독과 화농성질환균의 원인균으로, 건강인의 피부에서도 검출되는 것은?

① 포도상구균
② 연쇄구균
③ 폐렴구균
④ 화농성연쇄상구균
⑤ 간염바이러스

58

확인Check! O △ X

*Streptococcus mutans*의 특성으로 옳은 것은?

① 치아우식의 2차 원인균이다.
② pH 5 이상에서 생존한다.
③ 세포 내의 단당체를 합성한다.
④ 과당과 포도당에서 젖산을 생산하여 치면의 탈회를 유발한다.
⑤ 치아에 침투하는 능력이 있다.

59

확인Check! O △ X

선천성 매독의 증상으로 옳지 않은 것은?

① hutchinson 치아
② mulberry molar
③ 내이성 난청
④ 실질성 각막염
⑤ 구강 칸디다

SOLUTION

57	58

60

구강의 봉와직염에 의한 속발증이며, 침샘에 돌이 생기는 타석증의 특징을 갖는 타액선염 바이러스는?

① 급성이하선염
② 만성이하선염
③ 급성화농성이하선염
④ 유행성이하선염
⑤ 이하선염

61

공중구강보건사업의 요건이 아닌 것은?

① 수행이 쉬워야 한다.
② 비전문가의 관리가 가능해야 한다.
③ 효율이 높아야 한다.
④ 대상자의 교육적 수준과 무관해야 한다.
⑤ 재료가 적게 사용되어야 한다.

62

진해에 전국 최초로 수돗물불소농도조정사업이 시작된 시기는?

① 1976년
② 1977년
③ 1981년
④ 1986년
⑤ 2001년

SOLUTION

61

63

확인 Check! O △ X

구강병관리의 원칙으로 옳은 것은?

① 치료 위주
② 예방 지원
③ 3차 예방법 우선
④ 1차 예방은 공동 노력에 의함
⑤ 3차 예방은 개인과 지역사회 노력에 의함

64

확인 Check! O △ X

집단의 구강건강관리 순환주기로 적절한 것은?

① 3개월
② 6개월
③ 12개월
④ 24개월
⑤ 36개월

65

확인 Check! O △ X

임산부의 구강보건교육에서 가장 중요한 부분으로 적절한 것은?

① 동기유발
② 식이조절 실천
③ 칫솔질 횟수 증가
④ 불소용액 양치
⑤ 금연과 음주

66

확인 Check! O △ X

영아의 구강보건관리방법으로 적절한 것은?

① 출생 후 12개월이 지나면 우유병 대신 컵을 사용하도록 한다.
② 출생 18개월 후 유치가 모두 맹출되면 첫 구강검사를 시행한다.
③ 가장 효과적인 불소 복용방법은 수돗물불소농도조정사업이다.
④ 양육자가 가장 부드러운 칫솔과 불소치약으로 닦아 준다.
⑤ 인접면 부위는 치실을 사용해서 닦아 준다.

67

확인 Check! O △ X

학생구강검진의 목적으로 적절하지 않은 것은?

① 학생의 구강건강 상태를 파악
② 구강보건자료의 수집
③ 학교구강보건기획에 필요한 자료 수집
④ 학생과 보호자의 구강건강에 대한 관심 증대
⑤ 구강병의 초기 발견 및 초기 치료 유도

SOLUTION

66	67

68

확인Check! ○ △ ✕

직업성 치아부식증이 있는 근로자가 취급하는 화합물로 적절하지 않은 것은?

① 황 산
② 질 산
③ 염 산
④ 염화수소
⑤ 불화수소

69

확인Check! ○ △ ✕

지역사회 조사내용으로 적절하지 않은 것은?

① 구강보건 실태
② 인구 실태
③ 환경조건
④ 사회제도
⑤ 구강 상태평가

70

확인Check! ○ △ ✕

집단구강보건교육법으로 적절한 것은?

① 전 시
② 신 문
③ 잡 지
④ 방 송
⑤ 포스터

71

확인Check! ○ △ ✕

수돗물불소농도조정사업의 특성으로 적절하지 않은 것은?

① 효율적
② 경제적
③ 공평함
④ 안전함
⑤ 실용적

SOLUTION

68

70

72

확인Check! O △ X

구강병의 발생률과 유병률을 조사하는 것은?

① 기술역학
② 해석역학
③ 단면조사
④ 환자-대조군연구
⑤ 코호트연구

제 **9** 과목 구강보건행정

73

확인Check! O △ X

WHO에 의한 1차 구강보건진료의 특성으로 적절한 것은?

① 후송체계의 확립을 목표로 한다.
② 자원을 충분히 활용한다.
③ 지역사회의 평균 구강보건진료수요를 충족시킬 수 있다.
④ 국가 단위로 제공되어야 한다.
⑤ 치의사 외 구강진료요원과 비전문적 요원의 협동 노력이 필요하다.

74

확인Check! O △ X

자유방임형 구강진료제도에 대한 설명으로 옳은 것은?

① 치아의 발거 등 응급상황 위주의 진료행위
② 생산자와 소비자의 관계
③ 현재 우리나라의 구강보건진료제도
④ 모든 국민에게 균등한 기회 제공
⑤ 사회주의 국가에서 적용

SOLUTION

74

75

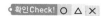 확인Check! ○ △ ✕

구강보건진료 전달체계의 확립방안으로 적절하지 않은 것은?

① 구강보건진료 소비자의 확보
② 충분한 재정 확보
③ 진료의 규격화
④ 진료비 상승 억제
⑤ 환자의뢰제도 확보

76

확인Check! ○ △ ✕

'진료 예약시간에 맞춰 치과에 방문하는 것'이 해당되는 구강보건진료 소비자의 의무로 적절한 것은?

① 병(의)원 규정준수의무
② 자기구강건강관리의무
③ 진료약속이행의무
④ 요양지시복종의무
⑤ 진료정보제공의무

77

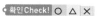 확인Check! ○ △ ✕

간접구강보건진료비지불제도의 단점이 아닌 것은?

① 진료비 대비 구강보건 수준의 효율적 관리가 어렵다.
② 과잉진료의 가능성이 높다.
③ 구강병 예방진료 위주로 제공된다.
④ 구강의 기능 재활도 포함한다.
⑤ 직접구강진료비지불제도보다 진료비가 낮다.

78

확인Check! ○ △ ✕

구강보건행정의 요소의 구강보건진료 자원 중 가장 중요한 자원은?

① 공중 지지 참여
② 구강보건 조직
③ 구강보건 인력
④ 구강보건 법령
⑤ 구강보건 재정

SOLUTION

75

77

79

확인Check! O △ X

구강보건목표를 설정하고 설정된 목표를 효율적으로 달성하기 위한 행정의 제반활동을 체계화하는 과정은?

① 구강보건 행정과정
② 구강보건 기획과정
③ 구강보건 인사과정
④ 구강보건 조정과정
⑤ 구강보건 평가과정

80

확인Check! O △ X

정당에 구강보건의사를 반영시키는 행동으로 정책결정과정에 참여하는 자는?

① 국 민
② 대중매체
③ 정 당
④ 전문가집단
⑤ 이익집단

81

확인Check! O △ X

목표 달성의 정도를 평가하는 정책평가의 기준으로 적절한 것은?

① 효과성
② 효율성
③ 적정성
④ 응답성
⑤ 적절성

82

확인Check! O △ X

사회보험의 성격으로 적절하지 않은 것은?

① 강제 가입이다.
② 계약적 수급권을 갖는다.
③ 능력에 비례하여 부담한다.
④ 균등 급여 수준을 따른다.
⑤ 보험사고의 대상은 사람으로 한정한다.

SOLUTION

80

82

제 **10** 과목 **구강보건통계**

83

확인Check! O △ X

난수표, 통계프로그램을 이용하는 표본추출방법은?

① 집락추출법
② 비확률적 표본추출방법
③ 계통적 추출법
④ 층화추출법
⑤ 단순무작위추출법

84

확인Check! O △ X

치아우식증을 원인으로 발거하여 식립된 인공매식치아를 표기하는 방법은?

① S
② F
③ M
④ X
⑤ I

85

확인Check! O △ X

구강암이 구강점막에서 관찰된 검사결과를 옳게 표기한 것은?

① 0
② 1
③ 2
④ 3
⑤ 4

86

확인Check! O △ X

우식경험영구치면율(DMFS rate)의 치면 분류방법으로 적절하지 않은 것은?

① 보데커의 방법을 따른다.
② 유치는 총 100개의 치면을 갖는다.
③ 영구치는 총 160개의 치면을 갖는다.
④ 유치는 모두 5개씩의 치면을 갖는다.
⑤ 영구치의 상악 제1대구치는 7개의 치면을 갖는다.

SOLUTION

83

85

87

확인Check! ○ △ ✕

러셀의 치주조직지수(periodontal index)에 대한 설명으로 옳은 것은?

① 청소년에서 평점이 높다.
② 최고점은 4점이다.
③ 염증성 변화가 없는 건강치은은 0점이다.
④ 염증이 있으나 비포위성 치은염은 1점이다.
⑤ 학교집단칫솔질사업에 참여하는 학생은 평점이 높다.

89

확인Check! ○ △ ✕

지역사회 반점치지수에 대한 결과로 적절하지 않은 것은?

① 0.0~0.4 : 정상
② 0.6~1.0 : 의심
③ 1.0~2.0 : 중등
④ 2.0~3.0 : 현저
⑤ 3.0~4.0 : 중대

88

확인Check! ○ △ ✕

지역사회치주요양필요지수(CPITN)의 평점결과 삼분악의 치주조직에 4~5mm 깊이의 치주낭이 형성된 상태는?

① 심치주낭형성조직
② 천치주낭형성조직
③ 치석부착치주조직
④ 출혈치주조직
⑤ 건전치주조직

90

확인Check! ○ △ ✕

검사대상치아를 각각 다섯 부분으로 나누어 검사하는 구강환경평가방법은?

① 구강환경관리능력지수(PHP)
② 간이구강환경지수(S-OHI)
③ 구강환경지수(OHI)
④ 지역사회치주요양필요지수(CPITN)
⑤ 치주조직지수(periodontal index)

SOLUTION

88

89

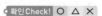

제 11 과목 구강보건교육

91

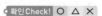 확인Check! ○ △ ✕

학령 전기(4~5세)의 발달심리에 대한 설명으로 적절하지 않은 것은?

① 칭찬을 좋아한다.
② 사랑과 관심을 독점하려고 한다.
③ 신체 조절을 배우는 시기이다.
④ 타인을 모방하려고 한다.
⑤ 어머니와 애착관계가 형성된다.

92

 확인Check! ○ △ ✕

3세의 아동에게 적합한 구강보건교육 내용으로 적절하지 않은 것은?

① 구강병이 없어도 치과에 내원하기
② 모자감염에 대한 교육이 필요
③ 묘원법 교습
④ 이 닦기 시범교육
⑤ 전신적 불소 이용 고려

93

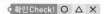 확인Check! ○ △ ✕

행동을 일으키고, 행동의 목표를 정확히 하며, 행동을 지속시키고, 행동을 일정한 방향으로 끌어가는 과정은?

① 충동(drive)
② 유인(incentive)
③ 욕구(need)
④ 동기화(motivation)
⑤ 실현(reality)

94

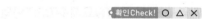 확인Check! ○ △ ✕

블룸의 교육목표개발 5원칙으로 적절하지 않은 것은?

① 실용적
② 구체적
③ 행동적
④ 달성 가능
⑤ 이해 가능

SOLUTION

93	94

95

확인Check! ○ △ ×

교수법 선택의 영향요인으로 적절하지 않은 것은?

① 필요장비의 가능성
② 교육자의 학습지도기술
③ 대상자의 집단 크기
④ 학습의 내용
⑤ 학습결과의 평가

97

확인Check! ○ △ ×

시각적 교육매체로 적합하지 않은 것은?

① 칠 판
② 실 물
③ 포스터
④ 사 진
⑤ 모 형

96

확인Check! ○ △ ×

덴티폼에 칫솔질하는 방법을 직접 보여 주어 모방을 통해 칫솔질 방법을 익히게 하는 교수법의 장점은?

① 시범교사가 정확하게 설명해야 한다.
② 학습자가 즉시 익힐 수 있다.
③ 추상적인 것은 다루기 어렵다.
④ 특정 장소와 시설이 필요할 수 있다.
⑤ 시범자가 직접 시범을 해야 한다.

98

확인Check! ○ △ ×

교육목적의 달성을 위해 교육자와 학교의 기획 아래 이루어지는 학생들의 학습내용과 경험의 총체는?

① 교육목표
② 교육목적
③ 교육방법
④ 교육과정
⑤ 교육평가

SOLUTION

95

98

99

공중구강보건교육의 5원칙으로 적합하지 않은 것은?

① 정 적
② 실용적
③ 이해 가능
④ 측정 가능
⑤ 달성 가능

100

지적영역의 교육내용을 적합하게 평가하는 구강보건평가방법은?

① 면접법
② 질문지법
③ 검사법
④ 자연적 관찰법
⑤ 실험적 관찰법

SOLUTION

100

제 **1** 과목 **예방치과처치**

01

확인Check! ○ △ ✕

구강병의 발생요인 중 병원체요인으로 적합하지 않은 것은?

① 침입력
② 독소 생산능력
③ 살균성 물질 생산능력
④ 세균의 종류
⑤ 산 생성능력

02

확인Check! ○ △ ✕

개인구강상병관리과정의 주기는?

① 1개월
② 3개월
③ 6개월
④ 12개월
⑤ 24개월

03

확인Check! ○ △ ✕

치아우식의 특징으로 적절하지 않은 것은?

① 모든 인간집단에서 발생한다.
② 치아우식경험도는 자연환경조건에 따라 상이하다.
③ 범발성질환이다.
④ 치아우식경험률은 연령에 반비례한다.
⑤ 치아우식경험도는 문화 수준에 따라 비례한다.

04

확인Check! ○ △ ✕

치아우식을 호발시키는 타액요인으로 적절하지 않은 것은?

① 낮은 항균작용
② 낮은 완충작용
③ 낮은 점조도
④ 낮은 유출량
⑤ 낮은 수소이온농도

SOLUTION

01

02

05

확인 Check! ○ △ ×

화학세균설에 대한 설명으로 옳지 않은 것은?

① 유기질이 먼저 파괴되는 것을 설명할 수 있다.
② 치태 내의 세균의 분해로 산이 발생된다.
③ 치아우식증의 원인설이다.
④ 치질 내 유기성분의 용해로 우식이 발생된다.
⑤ 산에 의해 치아 표면의 탈회가 발생된다.

06

확인 Check! ○ △ ×

치주병의 기능적 요인으로 적합한 것은?

① 치아총생
② 임 신
③ 치 석
④ 방선간균
⑤ 음식물 치간 압입

07

확인 Check! ○ △ ×

구강암의 발생요인으로 적절하지 않은 것은?

① 태양광선 조사
② 불량 충전물에 의한 일시적 자극
③ 불량 보철물에 의한 만성자극
④ 흡 연
⑤ 불결한 구강환경

08

확인 Check! ○ △ ×

칫솔질과 관련된 치경부 마모증의 원인으로 적합하지 않은 것은?

① 칫솔질의 횟수
② 칫솔질의 시간
③ 칫솔질의 속도
④ 칫솔질의 진행 방향
⑤ 불소가 포함된 세치제 사용

SOLUTION

07

08

09

확인Check! ○ △ ✕

대상자별 칫솔 선정 시 고려해야 하는 구강 내 상태가 아닌 것은?

① 치주 상태
② 흡연 습관
③ 치경부 마모증
④ 과민성 치질
⑤ 임플란트

11

확인Check! ○ △ ✕

치근 이개부에 약재를 도포할 때 적용할 수 있는 보조 구강위생용품으로 적합한 것은?

① 첨단칫솔
② 치간칫솔
③ 치 실
④ 치실 손잡이
⑤ 치실고리

10

확인Check! ○ △ ✕

세치제의 기본작용으로 적합한 것은?

① 칫솔질의 효과에 도움
② 치아 표면의 광택
③ 치아 표면의 코팅
④ 치아 표면의 세정
⑤ 치아 표면의 미백

12

확인Check! ○ △ ✕

양치액의 목적으로 적합한 것은?

① 구강 내 구취를 억제한다.
② 구강 내 미생물 양의 감소를 유지한다.
③ 상쾌한 맛과 기분을 갖게 한다.
④ 칫솔질 전 치면세균막을 제거한다.
⑤ 칫솔질 후 남아 있는 치석을 제거한다.

SOLUTION

11

12

13

확인Check! ○ △ ×

상하쓸기운동을 하는 칫솔질로 적합하지 않은 것은?

① 회전법
② 종마법
③ 와타나베법
④ 변형 차터스법
⑤ 생리법

14

확인Check! ○ △ ×

바스법의 장점으로 적절하지 않은 것은?

① 치아우식증 예방효과
② 잇몸 마사지효과
③ 잇몸 염증 완화
④ 치은 열구 내 치면세균막 제거효과
⑤ 치주조직의 건강 회복능력 유도

15

확인Check! ○ △ ×

일반인에게 적합한 칫솔질 교습법에 대한 내용으로 적절하지 않은 것은?

① 중등도의 마모력이 있는 세치제 사용
② 회전법 교습
③ 강모의 단면이 수평인 칫솔 사용
④ 강모의 탄력이 중등도인 칫솔 사용
⑤ 불소가 포함되지 않은 세치제 사용

16

확인Check! ○ △ ×

치경부 마모증 환자에게 적절한 칫솔질 교습에 대한 내용으로 적절하지 않은 것은?

① 지각과민둔화제가 포함된 세치제 사용
② 약강모의 칫솔 사용
③ 횡마법에서 회전법으로 전환
④ 마모도가 작은 세치제 사용
⑤ 크림세치제 사용

SOLUTION

14   15

17

확인Check! ○ △ ✕

초기 우식과정에서 칼슘과 인산의 재석회화가 촉진되는 것과 관련된 효과는?

① 맹출 전 효과
② 맹출 후 효과
③ 살균효과
④ 해당 작용 억제효과
⑤ 우식 감소효과

18

확인Check! ○ △ ✕

치면열구전색의 적응증으로 적합하지 않은 것은?

① 절치에 설측소와가 있는 경우
② 소와나 열구에 초기 우식병소가 있는 경우
③ 동악 반대 치아의 치면에 우식이 있는 경우
④ 인접치에 우식이 있는 경우
⑤ 수복물이 있는 치아의 건전 교합면

제 **2** 과목 ▷ **치면세마**

19

확인Check! ○ △ ✕

치면세마 시 고려해야 할 대상자의 분류로 12세 이하의 어린이가 해당하는 분류는?

① Class C
② Class Ⅰ
③ Class Ⅱ
④ Class Ⅲ
⑤ Class Ⅳ

20

확인Check! ○ △ ✕

치은연상치석에 대한 내용으로 적합하지 않은 것은?

① 치은열구액에서 무기질이 기원한다.
② 육안으로 관찰이 가능하다.
③ 치밀도가 낮다.
④ 경도가 낮다.
⑤ 점토상이다.

SOLUTION

18

20

21

확인Check! ○ △ ✕

내인성 착색의 원인으로 적합하지 않은 것은?

① 클로르헥시딘
② 담 배
③ 법랑질형성부전
④ 불소 침착
⑤ 항생제 복용

23

확인Check! ○ △ ✕

치과 조명등과 구강진료 부위의 적절한 거리는?

① 30cm 이내
② 30~50cm
③ 60~90cm
④ 90~120cm
⑤ 120cm 이상

22

확인Check! ○ △ ✕

치과진료기록부의 작성목적으로 적절한 것은?

① 환자의 모든 증상과 구강 상태를 기록한다.
② 정상적 부위에 대해서 주의 환기를 한다.
③ 구강병소의 조기 발견이 가능하다.
④ 5년간 보관한다.
⑤ 환자의 구강 상태 등에 대해 정자로 표현한다.

24

확인Check! ○ △ ✕

작동부의 최첨단이 둥근(round) 형태인 치면세마 기구는?

① gracy curet
② probe
③ explorer
④ sickle scaler
⑤ file sclaer

SOLUTION

21

23

25

확인Check! ○ △ X

탐침의 용도로 적절하지 않은 것은?

① 구강 내 우식치아 발견

② 수복물 장착 후 잉여 접착제 제거

③ 충전물의 상태 검사

④ 치아의 구조 이상 유무

⑤ 백악질의 표면 상태

26

확인Check! ○ △ X

일반큐렛(universal curet)의 작업각도로 적절하지 않은 것은?

① 45°

② 50°

③ 60°

④ 90°

⑤ 100°

27

확인Check! ○ △ X

기구별 작동부의 단면 모양으로 적절한 것은?

① explorer : 반원형

② gracey curet : 직사각형

③ sickle scaler : 삼각형

④ file scaler : 장방형

⑤ hoe scaler : 반원형

28

확인Check! ○ △ X

건열멸균의 단점은?

① 멸균시간이 짧다.

② 물을 가열하여 열에너지가 기구로 전달된다.

③ 기구 날을 무뎌지게 한다.

④ 건조시간이 필요하지 않다.

⑤ 유리제품은 멸균 후 급속냉각이 가능하다.

29

확인Check! O △ X

세척 전 대기용액에 대한 설명으로 옳지 않은 것은?

① 소독작용을 한다.
② 매 진료 시 교환한다.
③ 페놀화학물을 사용한다.
④ 기구의 세척이 용이하도록 한다.
⑤ 멸균 전의 과정이다.

30

확인Check! O △ X

주로 하악부위 시술 시 적용되는 환자의 자세로 적합한 것은?

① 수직자세
② 경사자세
③ 수평자세
④ 변형 수평자세
⑤ 술자의 편의에 따라

31

확인Check! O △ X

변형 펜잡기법에 대한 설명으로 옳은 것은?

① 엄지, 검지, 약지를 이용해 삼각형의 형태로 기구를 잡는다.
② 치주기구 사용 시의 기본적인 파지법이다.
③ 엄지의 내면은 검지와 동일한 방향을 향한다.
④ 검지의 내면은 엄지보다 아래쪽에 핸들에 둔다.
⑤ 삼각대 효과로 촉각이 둔해진다.

32

확인Check! O △ X

일반큐렛과 특수큐렛의 공통점으로 적절하지 않은 것은?

① blade 하방 1/3 부위를 치아에 기구 적합한다.
② 기구 삽입 시 내면과 치면은 90°를 이룬다.
③ 작업 시 내면과 치면은 45~90°를 이룬다.
④ 전치부의 작업각도는 50~60°이다.
⑤ 구치부의 작업각도는 70~80°이다.

SOLUTION

30   31

33

치근활택술로 제거되지 않는 조직은?

① 치근 표면의 치석
② 독 소
③ 미생물에 감염된 백악질
④ 치근 표면의 치면세균막
⑤ 염증성 치주낭

34

초음파치석 제거 시 물의 역할로 적절하지 않은 것은?

① 치주조직의 마사지효과가 있다.
② 시술 후 회복에 도움을 준다.
③ 초음파치석제거기의 시술 중 오염을 감소시킨다.
④ 시술 부위를 세척한다.
⑤ 미세 진동효과가 있다.

35

초음파치석제거기를 사용하기 위한 자세로 적절하지 않은 것은?

① 환자는 modified supine position을 한다.
② 기구는 modified pen grasp으로 잡는다.
③ 기구 삽입 시 15° 이상을 유지한다.
④ 한 치아에 오래 머무르지 않는다.
⑤ 환자가 과민하면 다른 치아를 먼저 시술한다.

36

기구연마의 적절한 시기는?

① 치면에 활택되는 느낌이 있을 때
② 보통 3회 사용 후 시행
③ cutting edge가 부러졌을 때
④ 치면에 기구가 미끄러질 때
⑤ 새로 기구를 구입했을 때

SOLUTION

35   36

37

확인Check! ○ △ ✕

기구연마 시 기구의 내면과 연마선 날의 적합한 각도는?

① 45°
② 60~80°
③ 90°
④ 100~110°
⑤ 120~130°

38

확인Check! ○ △ ✕

임플란트 장착 환자의 치면세마 주기로 적절한 것은?

① 1개월
② 2개월
③ 3개월
④ 6개월
⑤ 12개월

제 **3** 과목 ▸ 치과방사선

39

확인Check! ○ △ ✕

X선의 성질로 적절하지 않은 것은?

① 원자전리가 가능
② X선 필름에 감광작용
③ 열작용
④ 물질의 투과가 가능
⑤ 눈에 보임

40

확인Check! ○ △ ✕

관전압 조절기의 역할로 적절하지 않은 것은?

① 흑화도에 영향을 준다.
② 관전압과 전자의 속도는 비례한다.
③ X선의 질을 결정한다.
④ 관자의 속도를 조절한다.
⑤ 제어판의 구조이다.

SOLUTION

38

40

41

확인Check! ○ △ ×

촬영 완료된 방사선 필름의 보관기간은?

① 1년
② 2년
③ 3년
④ 5년
⑤ 10년

42

확인Check! ○ △ ×

필름의 대조도를 감소시키는 요인으로 적합한 것은?

① 현상시간이 길 때
② 증감지와 함께 사용할 때
③ 검은 필름
④ 물체의 밀도가 높을 때
⑤ 관전류를 높이고, 관전압을 낮출 때

43

확인Check! ○ △ ×

현상액의 적절한 수소이온농도는?

① pH 5
② pH 7
③ pH 9
④ pH 11
⑤ pH 13

44

확인Check! ○ △ ×

젤라틴을 부드럽게 하여 현상액을 브롬화은 결정에 쉽게 침투하도록 하는 역할을 하는 현상액 구성은?

① 현상주약
② 보호제
③ 지연제
④ 촉진제
⑤ 청정제

SOLUTION

41

42

45

확인Check! ○ △ ×

정착액에서 젤라틴이 충분히 경화되는 정착시간 은?

① 1~5분
② 5~10분
③ 10~15분
④ 15~20분
⑤ 20~25분

46

확인Check! ○ △ ×

상악의 불투과 구조물 중 대구치에서 볼 수 없는 것은?

① 상악결절
② 상악동
③ 구상돌기
④ 관골궁
⑤ 관골돌기

47

확인Check! ○ △ ×

구내 필름의 배열에 대한 설명으로 적절한 것은?

① 필름의 좌우를 구별하기 위함이다.
② 환자의 우측 치아는 마운터의 우측에 위치하도록 한다.
③ 비닐로 제작된 마운터에 보관한다.
④ 배열 시 필름의 앞면에 인식점이 있다.
⑤ 촬영 시 항상 치근쪽에 인식점이 위치한다.

48

확인Check! ○ △ ×

치근단촬영 시 필름의 위치 설정에 대한 내용으로 적절하지 않은 것은?

① 필름 고정은 술자가 한다.
② 필름의 모서리를 구부려 불편함을 줄인다.
③ 인식점은 치관을 향한다.
④ 전치부는 세로 방향으로 위치시킨다.
⑤ 검사대상 치아가 필름의 중앙에 오도록 한다.

SOLUTION

47

48

49

확인Check! ○ △ ✕

등각촬영법에 대한 설명으로 적절하지 않은 것은?

① 전악촬영 시 14장이 필요하다.
② 중심방사선은 필름의 정중앙을 향한다.
③ 관구는 환자의 피부와 약간 접촉시킨다.
④ 필름의 유지는 환자의 손가락으로 한다.
⑤ 장조사통을 이용한다.

50

확인Check! ○ △ ✕

하악소구치를 등각촬영법으로 촬영할 때 중심방사선의 위치는?

① 외안각-하악하연 상방 3cm
② 외안각비익이주선
③ 동공하방-하악하연 상방 3cm
④ 비익-하악하연 상방 3cm
⑤ 하악하연 상방 3cm

51

확인Check! ○ △ ✕

교익촬영법에 대한 설명으로 적절하지 않은 것은?

① 1924년 Raper에 의해 고안되었다.
② 상·하악의 치아를 개구시킨 상태에서 촬영한다.
③ 피사체와 필름은 비교적 평행관계에 위치시킨다.
④ 치아와 중심방사선, 필름과 중심방사선은 수직관계에 위치시킨다.
⑤ 치주질환의 유무 정도를 평가할 수 있다.

52

확인Check! ○ △ ✕

교합촬영의 장점으로 적절하지 않은 것은?

① 전체적으로 왜곡 없는 치아상을 획득한다.
② 협-설의 위치관계 파악이 가능하다.
③ 환자가 개구 제한이 있어도 촬영이 가능하다.
④ 치근단촬영보다 넓은 촬영이 가능하다.
⑤ 교익촬영보다 넓은 부위 촬영이 가능하다.

SOLUTION

50

51

53

주로 하악골과 매복된 하악치아에서 발견되는 이물질의 위치결정을 위해 촬영하는 방법으로 적절한 것은?

① 관구이동법
② 직각촬영법
③ 교합촬영법
④ 협측피사체촬영법
⑤ 파노라마촬영법

54

파노라마촬영의 단점으로 적절하지 않은 것은?

① 인접면에 중첩된다.
② 고가의 촬영기
③ 상의 부정확성이 높다.
④ 구내 방사선사진보다 선명도가 낮다.
⑤ 환자의 방사선 노출량이 높다.

55

디지털 방사선촬영에 대한 설명으로 적절한 것은?

① 방사선 노출량이 증가한다.
② 효율성이 감소한다.
③ 센서커버는 소독해 사용한다.
④ 필름센서가 단단하다.
⑤ 촬영법의 교육이 불필요하다.

56

유효기간이 지난 필름으로 촬영시의 실책으로 적절한 것은?

① 어두운 상
② 밝은 상
③ 착색된 상
④ 안개상
⑤ 긁힌 상

SOLUTION

54	55

57

확인Check! ○ △ ✕

환자의 방사선방호를 위한 장비 선택으로 적절한 것은?

① 단조사통을 사용한다.
② 환자의 표면에서 X선속 시준까지 7cm 이상 유지한다.
③ 부과여과기를 사용하지 않는다.
④ 모든 환자에게 방어장비를 사용한다.
⑤ 저감광도 필름을 사용한다.

58

확인Check! ○ △ ✕

방사선 사진에서 백악법랑 경계 부위 치은연 사이에 V자형 또는 접시 모양의 투과성 병소의 감별로 적절한 것은?

① 이차우식
② 치근우식
③ 설면우식
④ 교합면우식
⑤ 인접면우식

제 **4** 과목 ▷ **구강악안면외과**

59

확인Check! ○ △ ✕

술자의 무균처치에 사용되는 소독액은?

① 에틸알코올
② 헥사메딘
③ 과산화수소
④ 베타딘
⑤ 메틸알코올

60

확인Check! ○ △ ✕

국소마취제의 특성으로 적절한 것은?

① 멸균이 가능해야 한다.
② 마취효과가 빨라야 한다.
③ 약물의 작용이 생체대사 후 비가역적이어야 한다.
④ 치료 후 마취가 풀리도록 지속시간이 짧아야 한다.
⑤ 중추신경을 마비시켜 지각 전달을 차단하는 역할을 한다.

SOLUTION

59

60

61

확인Check! O △ X

발치 후 합병증으로 적절하지 않은 것은?

① 개구장애
② 화농성 육아종
③ 출 혈
④ 열 상
⑤ 동 통

63

확인Check! O △ X

절개 및 배농의 적절한 시기는?

① 전신적으로 동통이 감소될 때
② 전신적으로 열이 내려갈 때
③ 백혈구의 수치가 높아질 때
④ 종창 부위에 파동이 촉진되지 않을 때
⑤ 봉와직염과 같이 감염이 급속해져 압력 해소가
   필요할 때

62

확인Check! O △ X

비복잡 치관-치근파절이 진단되었을 때 적절한 치료방법이 아닌 것은?

① 근관치료
② 교정으로 정출
③ 보철치료
④ 발치 후 임플란트
⑤ 치은절제술

64

확인Check! O △ X

치관주위염에 대한 설명으로 옳지 않은 것은?

① 안면부의 발적과 종창
② 전신의 오한과 발열
③ 연하곤란
④ 개구장애
⑤ 림프선 감염

SOLUTION

62

64

제 5 과목 치과보철

65

확인Check! O △ X

하악치아를 전두면에서 봤을 때 좌우 동명구치의 협·설교두를 연결하여 생기는 것은?

① 전후적 스피만곡
② 스피만곡
③ 측방교합만곡
④ 캠퍼평면
⑤ 프랑크푸르트평면

66

확인Check! O △ X

전부금속관의 적응증으로 적합하지 않은 것은?

① 근관치료가 된 치아
② 지대축조가 된 치아
③ 우식이환률이 낮은 환자
④ 치관부의 결손이 큰 환자
⑤ 가철성 국소의치 시 clasp가 걸리는 치아

67

확인Check! O △ X

심장박동기 장착 환자에게 적용할 수 없는 치은압배방법은?

① single cord technique
② double cord technique
③ 임시치관
④ 전기소작기
⑤ 치은절제술

68

확인Check! O △ X

부분금속관의 금기증으로 적절하지 않은 것은?

① 연결 부위가 긴 가공의치
② 설면결절이 없는 전치
③ 과개교합 치아
④ 반대교합 치아
⑤ 절단교합 치아

SOLUTION

66

68

69

확인Check! O △ X

가공치의 요구조건으로 적합하지 않은 것은?

① 생체조직과 적합성이 좋아야 한다.
② 가공치는 자연치와 비슷한 크기로 제작되어야 한다.
③ 접촉 부위는 각화치은에만 한정되어야 한다.
④ 치간공극을 열어 자정작용이 가능하도록 해야 한다.
⑤ 치조제 부위가 눌리지 않도록 제작해야 한다.

70

확인Check! O △ X

납의치의 시험 접착 중 인공치 확인에서 필요한 사항으로 적절하지 않은 것은?

① 인공치아의 형태
② 인공치아의 색조
③ 인공치아의 크기
④ 정중선의 일치
⑤ 인공치의 강도

제 6 과목 　치과보존

71

확인Check! O △ X

치수의 생활력을 검사하는 방법으로 옳지 않은 것은?

① 타진검사
② 온도검사
③ 전기치수검사
④ 치수혈류검사
⑤ 와동 형성에 의한 검사

72

확인Check! O △ X

법랑질을 절삭하는 수동삭제기구로 적합한 것은?

① diamond bur
② file
③ chisel
④ excavator
⑤ carver

SOLUTION

70 　72

73

확인Check! ○ △ ✕

소면구에 묻혀 와동 내에 2회 이상 반복 도포하는 이장재는?

① 산화아연유지놀시멘트(ZOE)
② 인산아연시멘트(ZPC)
③ 수산화칼슘 현탁액
④ 10% 코펄수지
⑤ 폴리카복실레이트시멘트(PCC)

74

확인Check! ○ △ ✕

임시 치관 제작에 사용되는 심미수복재료로 적합한 것은?

① 도 재
② 실리케이트시멘트
③ 글라스아이오노머시멘트
④ 아크릴릭레진
⑤ 복합레진

75

확인Check! ○ △ ✕

나이가 들어감에 따라 변화하는 근관에 대한 설명으로 적절하지 않은 것은?

① 치수각이 길다.
② 근관이 좁다.
③ 상아세관이 불규칙적이다.
④ 2차 상아질의 축적이 나타난다.
⑤ 근관의 끝이 근단에서 멀어진다.

76

확인Check! ○ △ ✕

근관치료의 기본원칙으로 적절하지 않은 것은?

① 멸균된 기구의 사용
② 치수조직의 부분 제거
③ 근관의 무균 상태
④ 조직에 대한 자극 예방
⑤ 러버댐의 사용

SOLUTION

73

74

제 7 과목 소아치과

77
확인Check! ○ △ ✕

유치에 대한 설명으로 옳지 않은 것은?

① 치아가 황백색을 가진다.
② 법랑질의 두께가 일정하다.
③ 치근관이 가늘다.
④ 치관의 근원심폭이 넓다.
⑤ 설면결절이 뚜렷하다.

78
확인Check! ○ △ ✕

다발성 우식증의 원인으로 적합하지 않은 것은?

① 구강위생교육
② 자당 섭취 증가
③ 불량한 구강위생 상태
④ 치과진료비 협조
⑤ 타액 분비 감소

79
확인Check! ○ △ ✕

첫 내원 시 가장 효과적이며, 다른 어린이의 행동을 따라하는 심리적 접근법은?

① 강 화
② 분 산
③ 모 방
④ 말-시범-행동
⑤ 체계적 탈감작법

80
확인Check! ○ △ ✕

간접 치수복조술의 적응증으로 적절하지 않은 것은?

① 방사선상 치근단 병변이 없다.
② 치아의 동요도 없다.
③ 작은 크기의 치수 노출
④ 임상증상이 없다.
⑤ 우식상아질의 재광화가 필요한 치아

SOLUTION

79

80

81

확인Check! ○ △ ✕

외상의 역학적 특징으로 옳은 것은?

① 하악중절치에서 호발한다.
② 2~4세, 6~10세 이상에서 빈발한다.
③ 유치열 손상 시 상악치아의 경우 설측변위한다.
④ 여자아이에게 호발한다.
⑤ 유치열의 외상 손상 시 치아의 아탈구가 일어난다.

82

확인Check! ○ △ ✕

제1대구치의 맹출 이전에 제2유구치가 조기 상실된 경우에 필요한 공간유지장치로 적절한 것은?

① 낸스구개호선
② 설측호선
③ loop형 간격유지장치
④ distal shoe 간격유지장치
⑤ 교정용 밴드

제 **8** 과목　치 주

83

확인Check! ○ △ ✕

정상치은에 대한 설명으로 옳지 않은 것은?

① 점몰이 있어야 한다.
② 멜라닌 색소 침착은 정상이 아니다.
③ 가벼운 탐침 시 출혈이 없어야 한다.
④ 치간유두가 치간공극을 채운다.
⑤ 상피의 두께와 각화 정도에 따라 색깔이 다르다.

84

확인Check! ○ △ ✕

고유 치조골에 대한 내용으로 적절하지 않은 것은?

① 치밀골과 망상골로 구성된다.
② 혈관과 신경이 분포한다.
③ 샤피섬유를 포함한다.
④ 방사선상 치조백선으로 나타난다.
⑤ 치조와 내에서 고도로 석회화된 부분이다.

SOLUTION

81

83

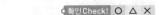

85

확인 Check! ○ △ ✕

치주낭의 이상증상에 대한 설명으로 옳지 않은 것은?

① 치간이개
② 치아 이동
③ 치아동요
④ 치근 노출
⑤ 치아 탈구

86

확인 Check! ○ △ ✕

치은염 및 구내염이 호발되는 전신적 원인은?

① 스트레스
② 흡 연
③ 약물 복용
④ 비타민 A 결핍
⑤ 비타민 B 결핍

87

확인 Check! ○ △ ✕

치주치료의 목적으로 적합하지 않은 것은?

① 형태적 치은 외형 부여
② 치주낭 제거
③ 치주조직 관리방법의 교육
④ 치태 내 미생물 제거
⑤ 치주조직의 재생 유도

88

확인 Check! ○ △ ✕

치은절제술의 적응증으로 적합하지 않은 것은?

① 증식성 치은조직
② 형태학적 치관 노출
③ 임상적 치관 길이 연장
④ 골연하낭 제거
⑤ 지각과민성 치근

SOLUTION

85

87

제 **9** 과목 ▶ **치과교정**

89

◀ 확인Check! ○ △ ✕

영구치열기 교정치료의 적응증으로 적합하지 않은 것은?

① 하악전돌
② 상악전돌
③ 전치부 개방교합
④ 총 생
⑤ 기능성 하악골 편위

90

◀ 확인Check! ○ △ ✕

1치 : 2치의 정상적인 교합관계를 가지지 않는 치아는?

① 하악중절치
② 상악중절치
③ 하악견치
④ 상악 제1대구치
⑤ 하악 제1대구치

91

◀ 확인Check! ○ △ ✕

기능적 고정력으로 협압을 조정하는 교정장치로 적절한 것은?

① 입술범퍼
② 액티베이터
③ 교합사면판
④ 프랑켈장치
⑤ 확대나사

92

◀ 확인Check! ○ △ ✕

edgewise 장치의 각형 와이어 루프를 구부리는 교정용 겸자는?

① bird beak pliers(버드 빅 플라이어)
② three jaw pliers(스리 조 플라이어)
③ tweed arch bending pliers(트위드 아치 밴딩 플라이어)
④ tweed loop bending pliers(트위드 루프 밴딩 플라이어)
⑤ young's pliers(영 플라이어)

SOLUTION

90

91

93

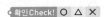

가철성 보정장치로 적절하지 않은 것은?

① activator
② tooth positioner
③ clear retainer
④ circumferential retainer
⑤ fixed retainer

94

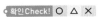

교정 후 재발의 원인으로 적절한 것은?

① 안정적인 치아 배열
② 치주조직의 재형성
③ 보정기간 환자의 협조
④ 구강 주위근의 불균형
⑤ 정상적 악골관계 유지

제 **10** 과목 **치과재료**

95

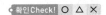

용해도와 흡수도가 낮은 재료는?

① 세라믹
② 레 진
③ 인상재
④ 아말감
⑤ 시멘트

96

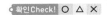

복합레진의 필러의 특징으로 적절하지 않은 것은?

① 전치부 레진은 반드시 방사선 불투과
② 필러가 높으면 마모저항성이 높다.
③ 필러가 높으면 중합수축이 작다.
④ 필러가 높으면 강도가 높다.
⑤ 레진의 기질을 강화한다.

SOLUTION

94	96

97

확인Check! ○ △ ✕

구치부 복합레진에 포함되어 방사선상 불투과성을 나타나게 하는 성분으로 적절하지 않은 것은?

① 아 연
② 바 륨
③ 스트론튬
④ 리튬
⑤ Bis-GMA

98

확인Check! ○ △ ✕

가역적 탄성인상 치과재료로 적절한 것은?

① 알지네이트(하이드로콜로이드)
② 아가(하이드로콜로이드)
③ 인상용 왁스
④ 축중합형 실리콘
⑤ 부가중합형 실리콘

99

확인Check! ○ △ ✕

알지네이트 인상체에 찢김이 나타난 경우의 원인이 아닌 것은?

① 수분 오염
② 구강 밖의 조기 제거
③ 혼합시간의 연장
④ 적절하지 못한 두께
⑤ 과도한 겔화

100

확인Check! ○ △ ✕

치과용 석고의 경화시간을 줄이는 방법으로 적절하지 않은 것은?

① 물을 적게 넣는다.
② 혼합을 빨리 한다.
③ 불순물을 섞는다.
④ 40℃ 이상에서 온도가 낮을수록
⑤ 결정핵을 넣는다.

SOLUTION

99

100

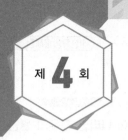

기출유형문제

제1교시	100문항(85분)

제 **1** 과목 　의료관계법규

01

확인Check! O △ X

의료기관의 종류로 적절하지 않은 것은?

① 치과의원
② 한의원
③ 보건소
④ 병 원
⑤ 조산원

02

확인Check! O △ X

명찰을 달지 않아도 되는 경우는?

① 응급의료 상황
② 수술실
③ 의료행위를 하지 않은 때
④ 의료행위를 하는 학생
⑤ 대통령령으로 정하는 경우

03

확인Check! O △ X

의료인의 권리로 적절하지 않은 것은?

① 진료의 거부 금지
② 의료기재의 압류 금지
③ 기구의 우선 공급
④ 의료기술 등에 대한 보호
⑤ 의료인의 의료행위

SOLUTION

01	03

04

확인Check! ○ △ ×

환자를 직접 진찰하거나 검안한 의사·치과의사 또는 한의사가 부득이한 사유로 진단서·검안서 또는 증명서를 교부할 수 없을 때 교부가 가능한 사람은?

① 진찰 시 참관한 간호사
② 같은 의료기관에 종사하는 의사·치과의사 또는 한의사
③ 담당 간호사·치과위생사
④ 접수 코디네이터
⑤ 원무과 직원

06

확인Check! ○ △ ×

동의서 사본 발급 요청이 가능한 자는?

① 환 자
② 보호자
③ 요양 보호자
④ 이송될 의료기관장
⑤ 보험회사 손해사정사

05

확인Check! ○ △ ×

환자의 진료기록부 및 수술기록부의 보존기간은?

① 1년
② 2년
③ 3년
④ 5년
⑤ 10년

07

확인Check! ○ △ ×

의료기관의 개설권자로 적절하지 않은 자는?

① 간호사
② 의 사
③ 치과의사
④ 한의사
⑤ 조산사

SOLUTION

04	05

08

확인Check! O △ X

치과병원에서 표방할 수 있는 진료과목으로 적절하지 않은 것은?

① 영상치의학과
② 구강생리과
③ 구강병리과
④ 치과보철과
⑤ 구강내과

11

확인Check! O △ X

의료기사의 면허를 발급하는 자는?

① 대통령
② 국무총리
③ 보건복지부장관
④ 의료기사단체장
⑤ 건강보험공단장

09

확인Check! O △ X

의료기관개설자가 허위로 진료비를 청구하고 금고 이상의 형을 선고받아 그 형이 확정된 경우 취소 또는 폐쇄명령을 받은 날부터 얼마 동안 의료기관을 개설·운영할 수 없는가?

① 6개월   ② 1년
③ 3년   ④ 5년
⑤ 10년

12

확인Check! O △ X

의료기사 등의 면허증 발급 시의 관계서류로 적절하지 않은 것은?

① 졸업증명서
② 이수증명서
③ 의사의 진단서
④ 응시원서의 사진과 같은 사진
⑤ 학위증명서

10

확인Check! O △ X

치과의사 전문의의 자격인정 주체는?

① 대통령
② 국무총리
③ 보건복지부장관
④ 질병예방관리청
⑤ 국립의료원

SOLUTION

09	11

13

확인Check! ○ △ ✕

보수교육 실시기관의 장이 다음 연도 보수교육계획서를 제출해야 하는 시기로 적절한 것은?

① 매년 1월 1일
② 매년 6월 1일
③ 매년 6월 30일
④ 매년 9월 30일
⑤ 매년 12월 31일

15

확인Check! ○ △ ✕

지역보건의료기관에 해당하지 않는 것은?

① 보건지소
② 보건의료원
③ 보건소
④ 국립의료원
⑤ 건강생활지원센터

14

확인Check! ○ △ ✕

의료기사 등의 벌칙에 해당하지 않는 것은?

① 치과기공사의 면허 없이 치과기공소를 개설한 자
② 안경사의 면허 없이 안경업소를 개설한 자
③ 치과의사가 발행한 치과기공물제작의뢰서에 따르지 아니하고 치과기공물제작 등의 업무를 한 자
④ 업무상 알게 된 비밀을 누설한 자
⑤ 의료기사 등의 면허 없이 의료인의 업무를 행한 자

16

확인Check! ○ △ ✕

지역보건의료계획의 연차별 시행계획을 수립해야 하는 주체자는?

① 보건복지부장관
② 보건(지)소장
③ 시장·군수·구청장
④ 질병관리본부장
⑤ 보건사회복지원

SOLUTION

14

16

17
확인Check! O △ X

보건소에서 제공하는 지역보건 의료서비스가 아닌 것은?

① 감염병의 예방과 관리
② 불임의 예방과 관리
③ 만성질환자의 질병관리
④ 영양관리사업
⑤ 방문 보건의료사업

18
확인Check! O △ X

지역보건의료기관의 개인 정보 누설 금지에 해당하는 내용으로 적합하지 않은 것은?

① 개인의 진료 정보
② 개인의 금융 정보
③ 가족의 신용 정보
④ 개인의 보험 정보
⑤ 가족의 진료 정보

19
확인Check! O △ X

구강건강의식조사에 포함되는 사항으로 적절하지 않은 것은?

① 기타 치아 반점도 및 구강건강 상태에 관한 사항
② 기타 구강보건 의식에 관한 사항
③ 구강보건 지식
④ 구강보건 태도
⑤ 구강보건 행동

20
확인Check! O △ X

수돗물불소농도사업에 따라 유지하려는 수돗물의 불소농도는?

① 0.6ppm
② 0.7ppm
③ 0.8ppm
④ 1.0ppm
⑤ 1.2ppm

SOLUTION

19

20

제 **2** 과목 **구강해부**

21

확인Check! ○ △ ✕

안면두개골이 아닌 것은?

① 측두골(temporal bone)
② 관골(zygomatic bone)
③ 하악골(mandible)
④ 상악골(maxilla)
⑤ 구개골(palatine bone)

22

확인Check! ○ △ ✕

연령에 따라 유아기에는 하악저에 가까우며, 노인기에는 치조연에 가까운 구조물은?

① 이결절(mental tubercle)
② 이공(mental foramen)
③ 이극(mental spine)
④ 이융기(mental protuberance)
⑤ 이복근와(digastric fossa)

23

확인Check! ○ △ ✕

접형골의 대익에서 관찰되며 상악신경이 통과하는 구조물은?

① 이 공
② 정원공
③ 난원공
④ 극 공
⑤ 경돌유공

24

확인Check! ○ △ ✕

전천문(anterior fontanelle)의 폐쇄시기는?

① 3개월경
② 6개월경
③ 12개월경
④ 18개월경
⑤ 24개월경

SOLUTION

23

24

25

확인Check! O △ X

후퇴운동에 관여하는 저작근은?

① 후측두근, 교근의 심부
② 교근, 외측 익돌근
③ 외측 익돌근, 내측 익돌근
④ 측두근, 내측 익돌근
⑤ 교근, 내측 익돌근

26

확인Check! O △ X

안면동맥의 안면부 가지가 아닌 것은?

① 하순동맥
② 상순동맥
③ 근 지
④ 외측 비지
⑤ 선 지

27

확인Check! O △ X

상심경림프절을 수출관으로 하지 않는 림프절은?

① 악하림프절
② 이하림프절
③ 천경림프절
④ 신경림프절
⑤ 이하선림프절

SOLUTION

25

제 **3** 과목 · **치아형태**

28

확인 Check! O △ X

상악 제1소구치에서 관찰되는 교두보다 작은 불규칙한 돌출 부위는?

① 절단결절
② 카라벨리씨결절
③ 개제결절
④ 가성구치결절
⑤ 설면결절

29

확인 Check! O △ X

상악중절치에 대한 특징으로 옳은 것은?

① 절치 중에서 평균 크기이다.
② 가느다란 원추형의 단근치이다.
③ 치근상징이 미미하다.
④ 만 10세에 치근이 완성된다.
⑤ 근심과 원심의 구분이 모호하다.

30

확인 Check! O △ X

견치의 특징으로 옳은 것은?

① 4개의 순측엽으로 구성된다.
② 교정 치료 시 발치를 고려한다.
③ 치아우식증이 설면에 호발된다.
④ 치근의 근원심면에 뚜렷한 구가 있다.
⑤ 치주질환이 잘 생기는 부위이다.

31

확인 Check! O △ X

상악 제1소구치 교합면의 협측교두와 설측교두의 비율은?

① 1 : 1
② 2 : 1
③ 3 : 1
④ 3 : 2
⑤ 4 : 3

SOLUTION

28

29

32

확인Check! ○ △ ×

제2소구치의 특징으로 옳은 것은?

① 견치화경향이 있다.
② 제4교두가 나타난다.
③ 협설로 압편된 단근치이다.
④ 치근첨이 근심으로 만곡되어 있다.
⑤ 중심와가 있다.

33

확인Check! ○ △ ×

협측에 가성구치결절이 나타나는 치아는?

① 상악 제1소구치
② 상악 제2소구치
③ 상악 제1대구치
④ 상악 제2대구치
⑤ 상악 제3대구치

34

확인Check! ○ △ ×

하악 제1대구치의 교두 크기 순서로 옳은 것은?

① 근심설측교두 > 원심설측교두 > 근심협측교두 > 원심협측교두 > 원심교두
② 근심설측교두 > 근심협측교두 > 원심협측교두 > 원심설측교두 > 원심교두
③ 근심설측교두 > 원심설측교두 > 근심협측교두 > 원심교두 > 원심협측교두
④ 근심협측교두 > 근심설측교두 > 원심설측교두 > 원심협측교두 > 원심교두
⑤ 근심협측교두 > 원심설측교두 > 근심설측교두 > 원심협측교두 > 원심교두

SOLUTION

34

제 **4** 과목 **구강조직**

35

확인 Check! ○ △ ✕

세포분열의 사이로, DNA가 복제되는 시기는?

① 간 기
② 전 기
③ 중 기
④ 후 기
⑤ 말 기

37

확인 Check! ○ △ ✕

연구개와 기관지의 섬유구조는?

① 세망섬유
② 탄성섬유
③ 아교섬유
④ 교원섬유
⑤ 망상섬유

36

확인 Check! ○ △ ✕

침샘 도관의 상피는?

① 단층 편평상피
② 단층 입방상피
③ 중층 편평상피
④ 중층 원주상피
⑤ 이행상피

38

확인 Check! ○ △ ✕

구순열의 원인에 기여하는 시기는?

① 발생 2주
② 발생 4주
③ 발생 5~6주
④ 발생 6~12주
⑤ 발생 12주

SOLUTION

36   37

39

확인Check! ○ △ ✕

경조직 중 가장 먼저 발생하는 것은?

① 법랑질   ② 상아질
③ 치조골   ④ 백악질
⑤ 치 수

40

확인Check! ○ △ ✕

치수를 구성하는 구조물로 적절하지 않은 것은?

① 상아모세포
② 법랑모세포
③ 섬유모세포
④ 미분화중간엽세포
⑤ 신경세포

41

확인Check! ○ △ ✕

미뢰가 없는 설유두는?

① 사상유두   ② 심상유두
③ 엽상유두   ④ 유곽유두
⑤ 버섯유두

제 **5** 과목   **구강병리**

42

확인Check! ○ △ ✕

단핵구(대식세포)에 대한 설명으로 적절한 것은?

① 과립형 백혈구이다.
② 골수의 전구세포에서 유래한다.
③ 면역반응에서의 보조자 역할을 한다.
④ 1차 방어에 작용한다.
⑤ 화농성염증에 작용한다.

43

확인Check! ○ △ ✕

교합력 이외의 다양한 기계적 작용에 의해 생기는 치질 손상은?

① 교 모
② 마 모
③ 굴곡 파절
④ 침 식
⑤ 생리적 마모

SOLUTION

39	40

44

확인Check! O △ X

누공이 형성되어 외부로 배농될 수 있는 치근단 질환은?

① 급성근단성 장액성치주염
② 급성근단성 화농성치주염
③ 만성근단성 화농성치주염
④ 치근단 육아종
⑤ 치근단 낭종

45

확인Check! O △ X

2개의 인접한 치근면이 백악질에서만 결합된 치아의 형태 이상은?

① 치내치 　　② 치외치
③ 융합치 　　④ 유착치
⑤ 쌍생치

46

확인Check! O △ X

대타액선의 도관이 막혀 발생하는 종창으로, 구강저에서 호발하는 연조직 낭종은?

① 점액낭종
② 상악동 내 점액낭종
③ 하마종
④ 유표피낭종
⑤ 점액류

47

확인Check! O △ X

전암병소가 아닌 것은?

① 악성흑색종
② 구강백반증
③ 구강홍반증
④ 편평태선
⑤ 상피성 이형성 변화

48

확인Check! O △ X

조직의 일부를 채취하여 검사하는 방법은?

① 박리세포진단생검
② 천자흡인생검
③ 침생검
④ 절개생검
⑤ 절제생검

SOLUTION

46 　　47

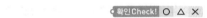

제 6 과목 구강생리

49

확인Check! ○ △ ×

신경계의 형태적, 기능적 최소 단위는?

① 뉴 런
② 세포체
③ 시냅스
④ 수상돌기
⑤ 축삭돌기

50

확인Check! ○ △ ×

혈소판에 대한 설명으로 옳은 것은?

① 남성에게 많다.
② 혈액순환에 관여한다.
③ 납작한 원반형태이다.
④ 골수에서 형성된다.
⑤ 췌장에서 파괴된다.

51

확인Check! ○ △ ×

소장의 기능으로 적절한 것은?

① 펩시노겐의 활성화
② 세균의 번식 방지
③ 음식물 부패 방지
④ 발효의 억제
⑤ 소화와 흡수

52

확인Check! ○ △ ×

안정 시 타액 분비량이 가장 많은 도관은?

① 악하선
② 이하선
③ 설하선
④ 소타액선
⑤ 대타액선

53

확인Check! ○ △ ×

갑상선호르몬의 저하로 인해 나타나는 영향이 아닌 것은?

① 크레틴병
② 바제도병
③ 유치의 맹출 지연
④ 영구치의 형성 지연
⑤ 치아의 발생 지연

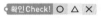

SOLUTION

49   53

54

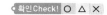

치아의 위치감각 중 같은 치아라고 알아맞히는 것은?

① 치수감각
② 교합감각
③ 정 위
④ 정해율
⑤ 치통착오

55

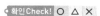

휘발성 황화물에 의한 구강장애는?

① 구호흡
② 구 취
③ 아데노이드 안모
④ 치아우식증
⑤ 치주질환

제 **7** 과목   **구강미생물**

56

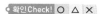

예방접종이 갖고 있는 면역기전은?

① 선천면역
② 자연능동면역
③ 인공능동면역
④ 자연수동면역
⑤ 인공수동면역

57

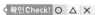

치과 치료 중 전파 위험성이 가장 높으며, 혈액을 통해 비경구적으로 감염을 일으키는 것은?

① A형 간염
② B형 간염
③ C형 간염
④ AIDS
⑤ 칸디다증

SOLUTION

55   56

58
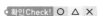

내독소에 대한 설명으로 옳은 것은?

① 식중독에 관여한다.
② 치주염에 관여한다.
③ 내독소가 백악질에 흡수되면 조직 재생이 일어나지 않는다.
④ 그람양성균이 갖는 독력인자이다.
⑤ 유년형 치주염과 연관된다.

59

구강결핵 감염 시 증상으로 옳지 않은 것은?

① 황색이나 갈색의 과립
② 구강궤양
③ 치근단 주위 육아종
④ 골감염
⑤ 결핵성 림프절염

60

유행성이하선염의 증상으로 적절하지 않은 것은?

① 타액선에 염증이 생긴다.
② 목에 통증이 있다.
③ 이하선 입구에 발적이 나타난다.
④ 이하선 편측 또는 양쪽에 종창이 생긴다.
⑤ 이하선에 농을 동반한 염증이 생긴다.

제 **8** 과목 　지역사회구강보건

61
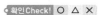

공중구강보건학의 특성으로 적절한 것은?

① 개별사업으로 진행한다.
② 분업사업으로 진행한다.
③ 기능회복사업 위주이다.
④ 질환자를 대상으로 한다.
⑤ 개별 책임이 인식된 사회에서 전개한다.

62
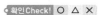

구강병의 숙주요인으로 적절한 것은?

① 전염성
② 세 균
③ 독 력
④ 침입력
⑤ 식균작용

SOLUTION

60	62

63

확인Check! ○ △ ✕

1차 예방에 해당하지 않는 것은?

① 주기적 검진
② 불소 도포
③ 예방 충전
④ 치면세마
⑤ 칫솔질

64

확인Check! ○ △ ✕

계속구강건강관리방법으로 적절한 것은?

① 환자와 인간관계를 형성한다.
② 전문가에게 구강건강관리를 받는다.
③ 환자가 불편 시 진료를 시행한다.
④ 진료일 당일 오전에 일정을 재확인시킨다.
⑤ 진료 후 진료차트를 작성한다.

65

확인Check! ○ △ ✕

임산부의 구강환경관리 특성으로 적절하지 않은 것은?

① 불소 복용 필요
② 불소용액 양치
③ 간식 횟수의 증가
④ 구강건강관리 소홀
⑤ 항생제 복용 유의

66

확인Check! ○ △ ✕

유아의 구강보건관리방법으로 적절하지 않은 것은?

① 구강건강 관찰
② 불소 복용
③ 식이지도
④ 불소 도포
⑤ 가정환경구강관리

67

확인Check! ○ △ ✕

학생을 개별적으로 지도 및 관리하여 구강건강을 증진하는 행위는?

① 학교구강보건기획
② 학교구강보건실천
③ 학생구강보건교육
④ 학생구강건강상담
⑤ 학생계속구강건강관리사업

SOLUTION

65	66

68 확인Check! O △ X

직업성 구강병의 예방법으로 적절하지 않은 것은?

① 구강보건교육
② 정기구강검진
③ 작업시간 단축
④ 개인보호장비 착용
⑤ 작업환경 개선

69 확인Check! O △ X

소수의 대상을 집중분석하는 지역사회 조사방법은?

① 관찰조사법
② 설문조사법
③ 사례분석법
④ 대화조사법
⑤ 기존 자료조사법

70 확인Check! O △ X

그림구강보건교육법으로 적절하지 않은 것은?

① 전 시
② 영 화
③ 도표 슬라이드
④ 팸플릿
⑤ 포스터

71 확인Check! O △ X

초등학생의 회당 불소 양치용액의 적절한 양은?

① 1mL
② 5mL
③ 10mL
④ 15mL
⑤ 20mL

72 확인Check! O △ X

COVID-19와 같이 전 세계에서 발생하는 질병 발생의 양태는?

① 전염성
② 산발성
③ 지방성
④ 유행성
⑤ 범발성

SOLUTION

71

72

제 9 과목 구강보건행정

73

확인Check! ○ △ ✕

예방지향적이고 포괄적인 구강진료를 계속 전달하고 전달받는 구강보건진료제도는?

① 계속관리구강보건진료
② 기초구강보건진료
③ 전문구강진료
④ 1차 구강보건진료
⑤ 일반구강보건진료

74

확인Check! ○ △ ✕

혼합구강보건진료제도에 대한 설명으로 옳지 않은 것은?

① 진료자원의 균등한 배분
② 포괄적인 서비스 제공
③ 소비자의 선택권 미약
④ 정부의 조정자 역할
⑤ 의료의 질적 수준 향상

75

확인Check! ○ △ ✕

구강보건관리인력으로 적절한 것은?

① 치과위생사
② 치과기공사
③ 치과의사
④ 치과조무사
⑤ 치과코디네이터

76

확인Check! ○ △ ✕

다음 내원 시까지 처방된 약을 모두 복용하고 오라는 설명을 듣고 실천했을 경우 구강보건진료 소비자의 의무로 적절한 것은?

① 자기구강건강관리의무
② 요양지시복종의무
③ 진료약속이행의무
④ 병(의)원규정준수의무
⑤ 진료정보제공의무

SOLUTION

74	75

77

확인 Check! ○ △ ✕

국가가 구강보건전문지식을 활용하여 구강보건목적 달성에 필요한 인력과 물자를 조직, 관리하고 구강보건목적을 달성하는 과정은?

① 구강보건사업
② 구강보건교육
③ 구강보건행정
④ 지역사회구강보건
⑤ 공중구강보건

78

확인 Check! ○ △ ✕

한 명의 상관에게 명령을 받는 조직의 기본원리는?

① 권한위임원리
② 지휘통일원리
③ 조정원리
④ 계층원리
⑤ 통제범위의 원리

79

확인 Check! ○ △ ✕

구강보건정책의 제1구성요소로 구강보건정책 목표를 포함하는 것은?

① 공식성
② 구강보건정책 의지
③ 구강보건 행동노선
④ 구강보건 발전 방향
⑤ 미래 구강보건상

80

확인 Check! ○ △ ✕

정책결정과정의 비공식적 참여자는?

① 대통령
② 국회의원
③ 행정기관
④ 국 민
⑤ 장 관

SOLUTION

77 　　78

81

확인Check! O △ X

사회보장에 대한 설명으로 적절하지 않은 것은?

① 대상은 전체 국민이다.
② 사회구성원의 최저 생활을 보장하는 제도이다.
③ 평온한 삶을 사회가 보장하는 의미를 갖는다.
④ 국민에게 위험이 발생했을 때의 사회적 대응체계이다.
⑤ 4종의 종류를 갖는다.

82

확인Check! O △ X

공공부조의 주체로 적절한 것은?

① 정 부
② 대통령
③ 국민건강보험공단
④ 보건복지부
⑤ 보건복지부장관

제 **10** 과목 **구강보건통계**

83

확인Check! O △ X

이중검사에 대한 설명으로 옳은 것은?

① 비슷한 조사대상군을 2그룹 이상 선정한다.
② 동일한 날에 검사하는 것을 원칙으로 한다.
③ 동일한 날에 검사 시 최소 2시간 이상을 두고 두 번째 검사를 한다.
④ 표본인구의 5%가 대상이다.
⑤ 시행한 2회의 조사결과를 비교하여 조사자의 진단착오와 기록착오를 시정해야 한다.

84

확인Check! O △ X

건전치아의 범위로 적절한 것은?

① 임시충전치아
② 백색반점
③ 탐침의 끝이 걸리는 연화치질
④ 치료된 적이 없는 우식치아
⑤ 진행성 우식병소가 없다.

SOLUTION

81

83

85

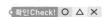

치주조직을 검사할 때 적정 소요시간은?

① 30초 이내
② 30~60초 이내
③ 60~90초 이내
④ 90~120초 이내
⑤ 120초 이상

86

치아우식증을 경험한 모든 영구치 중 현재 치아우식증이 진행 중인 치아의 백분율은?

① 우식경험영구치면지수(DMFS index)
② 우식경험영구치지수(DMFT index)
③ 우식영구치율(DT rate)
④ 우식경험영구치면율(DMFS rate)
⑤ 우식경험영구치율(DMFT rate)

87

집단의 치주조직병지수 단순치은염의 평점은?

① 0.0~0.2
② 0.3~0.9
③ 0.7~1.9
④ 1.6~5.0
⑤ 3.8~8.0

88

지역사회치주요양필요지수(CPITN)의 결과 출혈 치주조직인 경우 필요지수로 적절한 것은?

① 치주수술치료 필요자
② 치주조직병치료 필요자
③ 치면세마 필요자
④ 치면세균막관리 필요자
⑤ 치주요양 불필요자

89

구강환경지수(OHI)에 대한 설명으로 옳지 않은 것은?

① 잔사지수의 최고점은 3점이다.
② 치석지수의 최저점은 0점이다.
③ 영구치를 대상으로 할 때는 제3대구치를 포함한다.
④ 협면과 설면을 모두 조사한다.
⑤ 유치는 대상치아가 아니다.

SOLUTION

88   89

90

확인Check! ○ △ ✕

1개 치아에서의 구강환경관리능력지수의 최고점은?

① 1점
② 3점
③ 5점
④ 6점
⑤ 10점

제 **11** 과목 ▶ **구강보건교육**

91

확인Check! ○ △ ✕

치과 방문에 가장 협조적인 생애주기는?

① 노인기
② 성인기
③ 청소년기
④ 학령기
⑤ 학령 전기

92

확인Check! ○ △ ✕

청소년기의 구강보건 교육내용으로 적절하지 않은 것은?

① 마우스가드 제작 권유
② 식후 칫솔질 교육
③ 치실 사용 교육
④ 치간칫솔 사용 교육
⑤ 충분한 영양 공급

SOLUTION

91	92

93

확인Check! ○ △ ✕

동기화(motivation)의 과정으로 적절하지 않은 것은?

① 환기 상태의 소멸
② 환 기
③ 목표 추구행동
④ 목표 인식
⑤ 목표 달성

94

확인Check! ○ △ ✕

'영구치의 맹출 순서를 나열할 수 있다.'가 해당되는 교육학적 분류는?

① 정신운동영역
② 정의적 영역
③ 문제해결 수준
④ 판단 수준
⑤ 암기 수준

95

확인Check! ○ △ ✕

강의교수법에 대한 설명으로 옳은 것은?

① 참여자의 수가 제한된다.
② 시간이 많이 소요된다.
③ 수동적인 학습방법이다.
④ 지식 수준이 낮은 학생에게 적합하다.
⑤ 장기기억을 요구하는 정보에 적합하다.

96

확인Check! ○ △ ✕

집단상담의 형태로 적합하지 않은 것은?

① 학생자치활동
② 진로상담
③ 학교생활
④ 홈 룸
⑤ 성격유형검사

97

확인Check! ○ △ ✕

모든 교육매체 중 칠판에 대한 내용으로 적절하지 않은 것은?

① 반복 사용이 가능하다.
② 집단교육에 용이하다.
③ 비교적 저렴하다.
④ 학습자의 흥미를 유발한다.
⑤ 준비물이 간단하다.

SOLUTION

96

97

98

확인Check! O △ ✕

교육내용의 선정 기준으로 적합하지 않은 것은?

① 교육목표와의 관련성
② 학습 가능성
③ 학습성취도
④ 사회적 유동성
⑤ 타당성

99

확인Check! O △ ✕

장애인 구강보건교육의 특성으로 적절하지 않은 것은?

① 구강관리 실천의 어려움
② 건강 및 보관에 대한 인식 저하
③ 장애인에게 단독적으로 교육
④ 불소 사용을 권유
⑤ 구강건강에 대한 가치관 저하

100

확인Check! O △ ✕

교육평가도구의 조건으로 적합하지 않은 것은?

① 타당도
② 신뢰도
③ 만족도
④ 객관성
⑤ 실용도

SOLUTION

100

제2교시 100문항(85분)

제 **1** 과목 예방치과처치

01
확인Check! ○ △ ×

구강병 관리의 원칙으로 적절한 것은?

① 1차 예방보다 2차 예방으로 관리한다.
② 2차 예방보다 3차 예방으로 관리한다.
③ 구강질환을 조기에 발견한다.
④ 구강의 상실된 기능을 재활한다.
⑤ 구강질환을 포괄적으로 관리한다.

02
확인Check! ○ △ ×

개인구강상병관리과정의 기준으로 진찰단계에서 발견되지 않은 어떤 질병이 관찰될 때까지 소요되는 기간은?

① 협면 초기우식병소
② 설면 초기우식병소
③ 교합면 초기우식병소
④ 인접면 초기우식병소
⑤ 치주조직병소

03
확인Check! ○ △ ×

액체로 마시는 경우보다 점착성이 높은 가당 음식에서 우식증이 심해지는 효과는?

① 설탕식음빈도증가효과
② 설탕대치효과
③ 우식성음식성상차이효과
④ 극단통제효과
⑤ 설탕소비증가효과

04
확인Check! ○ △ ×

교합면의 좁고 깊은 소와와 열구를 치면열구전색하는 치아우식예방법과 관련 있는 요인은?

① 치아요인
② 구강 내 환경요인
③ 병원체요인
④ 구외 신체요인
⑤ 타액요인

SOLUTION

01

02

05

확인Check! ○ △ ✕

스테판곡선에 따라 포도당용액 양치 후 수소이온 농도(pH)가 정상 회복 시까지 소요되는 시간은?

① 3~5분
② 10~15분
③ 20~30분
④ 60분
⑤ 90분

06

확인Check! ○ △ ✕

치주병의 구강 내 병원체요인으로 적절한 것은?

① 불량 보철물
② 치아총생
③ 치아기능부전
④ 외상성 교합
⑤ 치아 상실

07

확인Check! ○ △ ✕

구강암에 대한 역학적 특징으로 옳은 것은?

① 60대 이후에 호발한다.
② 전치부의 치은에 호발한다.
③ 전체 암의 15%를 차지한다.
④ 여성에게서 호발한다.
⑤ 구강암의 90% 이상이 편평상피 구강암이다.

08

확인Check! ○ △ ✕

치경부마모증을 예방하는 방법으로 옳은 것은?

① 1일 1회 칫솔질을 한다.
② 1일 3분 칫솔질을 한다.
③ 강모의 길이가 적정한 것을 사용한다.
④ 폰즈법으로 칫솔질을 한다.
⑤ 마모도가 없는 세치제를 사용한다.

09

확인Check! ○ △ ✕

크림세치제의 주성분으로, 부착된 획득피막을 세정하는 역할을 하는 것은?

① 약효제
② 결합제
③ 세정제
④ 세마제
⑤ 습윤제

SOLUTION

05

07

10

확인Check! ○ △ ✕

치실의 목적으로 적절하지 않은 것은?

① 수복물 변연의 부적합성 검사
② 가공의치 인공치아의 기저부 음식물 잔사 제거
③ 치아 표면 연마
④ 치간 부위 청결로 구취 감소
⑤ 치간유두의 마사지효과

11

확인Check! ○ △ ✕

물사출기의 사용방법으로 적절한 것은?

① 팁을 치아장축에 평행이 되도록 위치
② 팁을 치아장축에 45°되도록 위치
③ 팁을 치아장축에 직각이 되도록 위치
④ 팁을 치아의 교합면에 직각이 되도록 위치
⑤ 팁을 치아의 교합면에 45°되도록 위치

12

확인Check! ○ △ ✕

러버컵의 사용방법으로 적절하지 않은 것은?

① 세마제를 치면에 도포해야 한다.
② 러버컵을 설측의 원심에서부터 시작한다.
③ 러버컵의 끝이 치은연하로 들어가지 않도록 한다.
④ 치아 하나를 3~4부위로 나눠서 시행한다.
⑤ 세마제를 치면의 1/8단위로 도포한다.

13

확인Check! ○ △ ✕

왕복운동을 하는 칫솔질방법은?

① 폰즈법
② 횡마법
③ 스틸맨법
④ 차터스법
⑤ 바스법

14

확인Check! ○ △ ✕

전문가의 직접 시술하는 칫솔질방법은?

① 폰즈법
② 회전법
③ 차터스법
④ 스틸맨법
⑤ 와타나베법

SOLUTION

13	14

15

확인Check! ○ △ ✕

고정성 치열교정장치를 부착한 사람에게 적합하지 않은 칫솔질방법은?

① 교정장치 비부착 부위 : 차터스법
② 치은염 발생 부위 : 바스법
③ 브래킷의 위와 아래 : 차터스법
④ 교정장치 : 횡마법
⑤ 교합면 : 횡마법

16

확인Check! ○ △ ✕

치간청결물리요법(PMTC) 중 인접면의 치간 청결을 위해 사용되는 도구는?

① prophylactic angle
② rubber cup
③ polishing brush
④ EVA tip
⑤ interdental brush

17

확인Check! ○ △ ✕

전문가 불소도포법으로 적절하지 않은 것은?

① 불소용액양치법
② 불소용액도포법
③ 불소이온도포법
④ 불소바니시도포법
⑤ 불소겔도포법

18

확인Check! ○ △ ✕

치아우식발생요인검사로 적합하지 않은 것은?

① 타액분비율검사
② 타액점조도검사
③ 타액완충능검사
④ 치면세균막검사
⑤ 구강 내 포도당 잔류시간검사

SOLUTION

17

18

제 **2** 과목 ▶ 치면세마

19

확인Check! ○ △ ✕

치아 1/2 이상의 치은연상치석과 심한 치은연하치석이 있는 경우 치면세마 대상자의 분류는?

① Class C
② Class Ⅰ
③ Class Ⅱ
④ Class Ⅲ
⑤ Class Ⅳ

20

확인Check! ○ △ ✕

치은연하치석에 대한 내용으로 적합한 것은?

① 치은열구액에서 무기질이 기원한다.
② 백색이나 황색이다.
③ 모든 치아의 협면에 나타난다.
④ 치밀도가 낮다.
⑤ 압축공기와 육안으로 관찰이 가능하다.

21

확인Check! ○ △ ✕

상아질형성부전 시 내인성 치아 착색의 색깔로 적절하지 않은 것은?

① 투 명
② 회백색
③ 청갈색
④ 유백색
⑤ 적 색

22

확인Check! ○ △ ✕

녹색으로 표현하는 치과진료기록은?

① 크라운치아
② 결손치아
③ 우식치아
④ 치 은
⑤ 치조골

SOLUTION

19

20

23

확인Check! ○ △ ×

치과 조명등의 사용방법으로 적절하지 않은 것은?

① 완전 건조 후 사용한다.
② 반사경은 메틸알코올을 사용하여 닦는다.
③ 하악은 구강의 직상방에 치과조명등을 위치시킨다.
④ 상악은 구강전방과 바닥을 45° 이루도록 위치시킨다.
⑤ 장시간 사용 시 램프에서 열이 발생된다.

24

확인Check! ○ △ ×

치면세마기구의 손잡이에 대한 설명으로 적절하지 않은 것은?

① 기구 동작 시 잡는 부분이다.
② 속이 비어 있는 것이 진동 전달에 좋다.
③ 손잡이의 굵기는 7~8mm가 좋다.
④ 기구의 번호와 명칭이 표시되어 있다.
⑤ 촉감이 좋고, 피로도가 작은 것이 좋다.

25

확인Check! ○ △ ×

탐침 사용 시 올바른 작동부를 결정하는 영향요인으로 적합하지 않은 것은?

① 환자의 자세
② 술자의 위치
③ 손잡이의 방향
④ 손 고정
⑤ 연결부가 교합면에 평행

26

확인Check! ○ △ ×

특수큐렛 날의 내면과 하방 연결부의 각도는?

① 40~50°
② 50~60°
③ 60~70°
④ 70~80°
⑤ 80~90°

SOLUTION

24

25

27

확인 Check! O △ X

탐침의 끝 1~2mm을 의미하는 용어는?

① end
② toe
③ blade
④ point
⑤ tip

28

확인 Check! O △ X

고압증기멸균에 적합한 재료는?

① 다공성의 면제품
② oil
③ blade
④ scissor
⑤ needle

29

확인 Check! O △ X

기구세척에 대한 설명으로 옳은 것은?

① 혈액이 묻은 기구는 따뜻한 물로 헹군다.
② 손잡이가 짧은 솔을 사용하여 손세척을 한다.
③ 15분간 초음파세척을 한다.
④ 초음파세척용액은 사용 후 교체한다.
⑤ 초음파세척 시 뚜껑을 닫고 작동시킨다.

30

확인 Check! O △ X

환자의 높이로 적절한 것은?

① 폐구 상태에서 술자의 팔꿈치보다 낮게 위치한다.
② 폐구 상태에서 술자의 팔꿈치보다 높게 위치한다.
③ 개구 상태에서 술자의 팔꿈치보다 낮게 위치한다.
④ 개구 상태에서 술자의 팔꿈치보다 높게 위치한다.
⑤ 개구 상태에서 바닥과 평행하도록 위치한다.

31

확인 Check! O △ X

올바른 손 고정에 대한 설명으로 옳지 않은 것은?

① 환자의 피로도 감소에 도움을 준다.
② 부착물 제거에 효과적이다.
③ 손과 기구를 안정시킨다.
④ 기구가 미끄러지지 않도록 한다.
⑤ 중지와 약지가 접촉한 상태로 유지되어야 한다.

SOLUTION

28

29

32

확인Check! O △ X

periodontal probe를 사용할 때 기구동작으로 적합한 것은?

① pull stroke
② push stroke
③ pull and push stroke
④ working stroke
⑤ circular stroke

33

확인Check! O △ X

치근활택술의 금기증으로 적절한 것은?

① 치은염 환자
② 얕은 치주낭 환자
③ 내과 병력을 가진 전신질환자
④ 치면세균막관리가 안 되는 사람
⑤ 진행성 치주염

34

확인Check! O △ X

초음파치석제거기의 장점이 아닌 것은?

① 치주낭의 제거에 효과적이다.
② 상처가 적다.
③ 시술시간이 짧다.
④ 감염관리가 쉽다.
⑤ 살균효과가 있다.

35

확인Check! O △ X

초음파스케일러 사용 시 적절한 압력은?

① 15~45g
② 25~55g
③ 35~65g
④ 45~75g
⑤ 55~85g

36

확인Check! O △ X

기구연마에 사용하는 인공석의 종류로 적합하지 않은 것은?

① arkansas stone
② ceramic stone
③ carborundum stone
④ diamond stone
⑤ ruby stone

SOLUTION

33

34

37

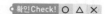

연마석 고정법으로 기구연마를 할 때 wire edge 를 최소화하기 위한 마무리 동작으로 적합한 것 은?

① pull stroke
② push stroke
③ pull & push stroke
④ down stroke
⑤ up & down stroke

38

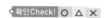

당뇨 환자의 당화혈색소로 적절한 것은?

① 3% 이상
② 5% 이상
③ 7% 이상
④ 9% 이상
⑤ 11% 이상

제 **3** 과목 ▶ 치과방사선

39

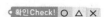

X선관에 납을 포함하며 진공 상태를 유지하는 구 조는?

① 여과기
② 조사통
③ 집속컵
④ 유리관
⑤ 텅스텐 타깃

40

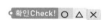

X선관의 초점에서 직접 방출되는 방사선으로 적 합한 것은?

① 1차 방사선
② 2차 방사선
③ 유용방사선
④ 중심방사선
⑤ 누출방사선

SOLUTION

38

39

41

확인Check! ○ △ ✕

촬영이 완료된 필름을 보관하는 장소로 적절하지 않은 곳은?

① 환기가 잘되는 곳
② 습기가 적은 곳
③ 일광이 차단된 곳
④ 방사선촬영기 부근
⑤ 실내 온도가 높지 않은 곳

42

확인Check! ○ △ ✕

대조도를 증가시키는 요인으로 적합하지 않은 것은?

① 현상이 불완전할 때
② 관전류를 높이고, 관전압을 낮출 때
③ 유효한 흑화도를 가진 범위의 곡선경사도가 1 이상
④ 검은 필름
⑤ 물체의 밀도가 높을수록

43

확인Check! ○ △ ✕

현상과정 중 현상액의 온도로 적절한 것은?

① 5℃   ② 10℃
③ 15℃   ④ 20℃
⑤ 25℃

44

확인Check! ○ △ ✕

정착액의 수소이온농도로 적절한 것은?

① pH 3
② pH 5
③ pH 7
④ pH 9
⑤ pH 11

45

확인Check! ○ △ ✕

최종 수세과정의 물의 적절한 온도는?

① 10℃ 이하
② 15~21℃
③ 25~31℃
④ 35~41℃
⑤ 실내 온도면 무관하다.

SOLUTION

41

43

46

확인Check! O △ X

상악의 중절치에서 볼 수 있는 투과성 구조물로 형태, 위치, 크기, 선예도가 매우 다양한 것은?

① 비 와
② 정중구개봉합
③ 절치공
④ 하비갑개
⑤ 전비극

47

확인Check! O △ X

구내촬영법으로 적절하지 않은 것은?

① 교익촬영
② 교합촬영
③ 평행촬영
④ 등각촬영
⑤ 파노라마촬영

48

확인Check! O △ X

치근단촬영 시 필름을 위치시킬 때 필름의 상연과 교합면의 적정한 거리는?

① 1mm
② 2mm
③ 3mm
④ 4mm
⑤ 5mm

49

확인Check! O △ X

등각촬영법의 단점으로 적절하지 않은 것은?

① 단조사통의 사용으로 노출시간이 단축된다.
② 수직각을 정확하게 적용하기 어렵다.
③ 상악구치부의 관골돌기가 돌출되면 치근단 평가가 어렵다.
④ 필름 유지 시 환자의 손가락이 1차 방사선에 노출된다.
⑤ 상의 왜곡 발생이 쉽다.

50

확인Check! O △ X

상·하악대구치 촬영 시 수평각도로 적절한 것은?

① 0°
② 40~50°
③ 60~75°
④ 70~80°
⑤ 80~90°

SOLUTION

46

48

51

확인Check! ○ △ ✕

교익촬영의 목적으로 적절하지 않은 것은?

① 재발성 치아우식증 검사
② 초기 인접면 우식증 검사
③ 치주질환의 정도 평가
④ 상·하악 치아의 교합관계 검사
⑤ 치근단 종양 검사

52

확인Check! ○ △ ✕

절단면 교합촬영에 대한 설명으로 적절하지 않은 것은?

① 하악의 협·설측의 피질골을 관찰한다.
② 구강저의 이물질을 평가한다.
③ 타석증의 위치를 평가한다.
④ 교합면과 바닥이 평행하다.
⑤ 필름의 전면이 하악궁을 향한다.

53

확인Check! ○ △ ✕

피사체 위치결정방법에 대한 설명으로 적절한 것은?

① Clark법칙은 구내용 필름 두 장을 서로 다른 직각 방향에서 촬영하는 방법이다.
② 협측피사체법칙은 관구의 원래 위치에서 촬영 후 수평각 변경 후 추가 촬영하는 방법이다.
③ SLOB는 관구의 방향이 동일하면 협측, 반대로 이동하면 설측에 위치한 것이다.
④ 직각촬영법은 수직각을 변화시켜 하악관의 협·설 위치 파악을 위함이다.
⑤ 협측피사체의 법칙은 하악 제3대구치를 촬영하면 수직각을 각각 0°와 −20°에서 촬영 후 비교한다.

54

확인Check! ○ △ ✕

파노라마촬영에 대한 설명으로 적절하지 않은 것은?

① 방사선 노출시간은 약 15초이다.
② 현상시간이 절약된다.
③ 선명도가 좋다.
④ 환자의 불편감이 적다.
⑤ 추가적으로 치근단촬영이 필요할 수 있다.

SOLUTION

51

54

55

확인Check! ○ △ ✕

촬영 중 실수로 인한 사진상 실책은?

① 조사통가림
② 현 상
③ 오 염
④ 밝은 상
⑤ 어두운 상

56

확인Check! ○ △ ✕

필름이 밝은 상을 얻게 된 현상과정 중 실책으로 적절하지 않은 것은?

① 과정착
② 저노출
③ 저현상
④ 저온처리액
⑤ 과현상

57

확인Check! ○ △ ✕

방어벽에 포함된 납의 두께로 적절한 것은?

① 1mm
② 2mm
③ 3mm
④ 4mm
⑤ 5mm

58

확인Check! ○ △ ✕

중증 치주염인 경우 방사선상의 감별요인으로 적절한 것은?

① 수직적 골소실
② 치조골 파괴
③ 치조정 높이 저하
④ 치조백선 소실
⑤ 치주인대강 비후

SOLUTION

55

57

제 4 과목 구강악안면외과

59

●확인Check! ○ △ ✕

환자의 수술 부위 소독에 대한 설명으로 옳은 것은?

① 구강 내에 칫솔질로 치면세균막을 제거한다.
② 소독된 부위는 멸균천으로 완전히 덮는다.
③ 수술 팀의 몸이 닿기 쉬운 곳은 모두 멸균천으로 완전히 덮는다.
④ 구강 외는 베타딘으로 위에서 아래 방향으로 피부를 소독한다.
⑤ 한 번 소독한 부위는 소독액이 마르고 난 뒤 재소독한다.

60

●확인Check! ○ △ ✕

마취 후 부종의 감소방법 및 대응법으로 적절한 것은?

① 냉찜질을 한다.
② 흡입되지 않는 주사기를 사용한다.
③ 가능한 한 긴 주사침을 사용한다.
④ 종창 발생 후 48시간 이내에 소멸한다.
⑤ 24시간 이후에는 찜질을 하지 않는다.

61

●확인Check! ○ △ ✕

발치과정에서 발치와 내 소파 단계에서 사용되는 외과기구로 적합하지 않은 것은?

① 지혈겸자
② 치주용 큐렛
③ 세척용 주사기
④ 주사침
⑤ 생리식염수

62

●확인Check! ○ △ ✕

치주인대 일부가 끊어져 전위되지 않고 치아가 동요도만 있는 상태의 외상은?

① 정출성 탈구
② 측방성 탈구
③ 함입성 탈구
④ 아탈구
⑤ 치아진탕

SOLUTION

59	60

63

확인Check! ○ △ ✕

절개 및 배농술 후 적절한 환자관리는?

① 냉찜질을 한다.
② 감염 해소 시까지 매일 소독한다.
③ 배농관을 따라 헥사메딘으로 소독한다.
④ 거즈드레인은 감염심부까지 닿을 수 있도록 한다.
⑤ 배농 완료 및 감염증상 해소 시 항생제 복용을 중단한다.

64

확인Check! ○ △ ✕

낭종조대술에 대한 설명으로 옳은 것은?

① 치유기간이 빠르다.
② 재발률이 낮다.
③ 생활치의 손상 가능성이 있다.
④ 상악동으로의 누공 발생이 가능하다.
⑤ 정기적인 소독이 필요하다.

제 **5** 과목 **치과보철**

65

확인Check! ○ △ ✕

가상교합평면을 정하는 기준은?

① 캠퍼평면
② 교합평면
③ 양측성 평형교합
④ 전후적 교합만곡
⑤ 견치유도교합

66

확인Check! ○ △ ✕

전부금속관의 장점으로 적절한 것은?

① 열전도가 좋아 실활치에 지각과민 가능성이 있다.
② 치수에 대한 자극 가능성이 낮다.
③ 방사선불투과로 2차 우식을 발견하기 쉽다.
④ 전기 치수검사를 하기 쉽다.
⑤ 치근이개부 연장이 쉽다.

SOLUTION

63   66

67

확인Check! O △ X

치은압배사 삽입 후 비가역적 치은 퇴축이 발생되는 시간은?

① 10분
② 15분
③ 20분
④ 25분
⑤ 30분

68

확인Check! O △ X

전부도재관의 단점으로 적절한 것은?

① 경제적이다.
② 치질 삭제량이 많다.
③ 변연마진에 knife margin이 가능하다.
④ 제작과정이 비교적 간단하다.
⑤ 치주조직에 자극이 덜하다.

69

확인Check! O △ X

편측성 치아 결손 부위가 잔존치의 중앙에 위치한 국소의치의 분류(kennedy의 분류)로 적합한 것은?

① Class Ⅰ
② Class Ⅱ
③ Class Ⅲ
④ Class Ⅳ
⑤ Class Ⅴ

70

확인Check! O △ X

총의치의 유지에 영향을 미치는 요소가 아닌 것은?

① 교 합
② 의치상의 면적
③ 치조골의 형태
④ 잔존치 조제
⑤ 의치 주변의 근육작용

SOLUTION

68

69

제 6 과목 · 치과보존

71

확인Check! O △ X

전기 치수검사에 대한 내용으로 적절한 것은?

① 전해질이 치아에 직접 접촉하도록 한다.
② 술자가 검사기의 손잡이를 잡게 하여 전기회로를 형성한다.
③ 환자가 지속적으로 감각을 느끼는 반응에 해당하는 눈금을 기록한다.
④ 검사할 치아를 분리하여 공기로 건조한다.
⑤ 전기 치수검사기를 치아의 설측에 접촉하도록 한다.

72

확인Check! O △ X

아말감의 와동 형성 시에 사용되는 bur로 적절한 것은?

① tapered fissure bur
② straight fissure bur
③ pear shaped bur
④ inverted cone bur
⑤ round bur

73

확인Check! O △ X

기저재에 대한 설명으로 옳지 않은 것은?

① 항우식효과가 있다.
② 와동 내면의 형태를 보충한다.
③ 불충분한 법랑질을 대체한다.
④ 열자극으로부터 보호한다.
⑤ 화학적 자극으로부터 보호한다.

74

확인Check! O △ X

복합레진의 기저재로 사용할 수 없는 것은?

① 수산화칼슘
② 산화아연유지놀시멘트(ZOE)
③ 폴리카복실레이트시멘트(PCC)
④ 글라스아이오노머시멘트(GI)
⑤ 인산아연시멘트(ZPC)

SOLUTION

73	74

75

확인Check! O △ X

염증성 변화로 인한 치수질환이 아닌 것은?

① 치수 괴사
② 만성치수염
③ 급성치수염
④ 치수 내 흡수
⑤ 치수 충혈

76

확인Check! O △ X

근관치료를 위한 근관와동 형성에서 사용되지 않는 기구는?

① barbered broach
② round bur
③ fissure bur
④ spoon excavator
⑤ endodontic explorer

제 **7** 과목 **소아치과**

77

확인Check! O △ X

출생 후 30일 이내에 맹출되는 것은?

① 선천치
② 신생치
③ 유 치
④ 이소맹출
⑤ 설측맹출

78

확인Check! O △ X

미성숙영구치의 형태학적 특징에 대한 설명으로 옳지 않은 것은?

① 명확한 소와와 열구
② 3차 상아질의 미형성
③ 섬유세포가 많은 치수조직
④ 미완성 치근
⑤ 큰 치수강

SOLUTION

76

77

79

아산화질소 진정법 중 흡입 진정 회복기의 100%의 산소가 투여되는 적정시간은?

① 5분
② 10분
③ 15분
④ 20분
⑤ 30분

80

비정상 치수조직을 제거하고, 남아 있는 정상 치수조직의 생활력과 생리적 기능을 유지하기 위한 술식은?

① 치수절제술
② 치근단유도술
③ 직접 치수복조술
④ 간접 치수복조술
⑤ 치수절단술

81

치아의 외상 시 손가락 끝으로 누르면 반응하며, 타진에 민감하고 치주인대만 손상된 상태로 적합한 것은?

① 정 출
② 함 입
③ 탈 구
④ 아탈구
⑤ 진 탕

82

crown & loop의 적응증으로 적절하지 않은 것은?

① 장착 치아의 우식이 넓어야 한다.
② 법랑질형성부전
③ 치수 치료
④ 편측성 2치 이상의 결손
⑤ 구강위생 불량

SOLUTION

79

80

83

확인Check! ○ △ ✕

연령 증가 시 치은의 변화에 대한 설명으로 옳은 것은?

① 혈액 공급량이 증가한다.
② 치은조직의 섬유화가 증가한다.
③ 치은조직의 각화도가 증가한다.
④ 부착치은의 폭경이 감소한다.
⑤ 치은이 쉽게 손상되지만 치유는 느리다.

84

확인Check! ○ △ ✕

순측으로 경사진 치근에서 치아의 치경부의 치조골 흡수로 길게 파인 치주조직의 병적증상은?

① 마 모
② 열 개
③ 천 공
④ 치은 퇴축
⑤ 치경부 파절

85

확인Check! ○ △ ✕

치아의 두 면 이상에 생긴 치주낭으로 적합한 것은?

① 복잡치주낭
② 복합치주낭
③ 단순치주낭
④ 골연상 치주낭
⑤ 골연하 치주낭

86

확인Check! ○ △ ✕

당뇨 환자의 치주질환 특성으로 옳은 것은?

① 각상의 치은폴립 형성
② 치은이 축소됨
③ 치아의 동요도 유지
④ 면역에 대한 감수성 증가
⑤ 술후 치유 촉진

SOLUTION

83   85

87

확인Check! ○ △ ×

교합성 외상의 원인으로 적절하지 않은 것은?

① 조기 접촉
② 이갈이
③ 악습관
④ 부정교합
⑤ 과도한 교합력

88

확인Check! ○ △ ×

한 개의 대구치를 두 개의 소구치 모양으로 회복하는 치근이개부 병변의 치료법으로 적합한 것은?

① 이개부성형술
② 치근절제술
③ 치아절제술
④ 치근분리술
⑤ 터널화

제 **9** 과목 **치과교정**

89

확인Check! ○ △ ×

교정 임상에서의 치과위생사의 구강위생지도 및 관리에 적합하지 않은 것은?

① 구강위생관리
② 예방처치
③ 식이조절 지도
④ 우식치아 충전
⑤ 환자교육

90

확인Check! ○ △ ×

angle의 부정교합 분류법의 기준 치아로 적합한 것은?

① 상악견치
② 하악견치
③ 상악 제1대구치
④ 하악 제1대구치
⑤ 상악중절치

SOLUTION

89	90

91

확인Check! ○ △ ✕

상악골의 전방 성장을 억제하는 교정장치는?

① 이모장치
② 상악골 급속확대장치
③ 헤드기어
④ 상방견인장치
⑤ 액티베이터

92

확인Check! ○ △ ✕

결찰용 겸자로 적합하지 않은 것은?

① ligature tying pliers(타잉 플라이어)
② mathew pliers(매튜 플라이어)
③ weingart utility pliers(웨인갓 유틸리티 플라이어)
④ how pliers(하우 플라이어)
⑤ young's pliers(영 플라이어)

93

확인Check! ○ △ ✕

고정성 교정장치로 적절하지 않은 것은?

① 고정식 간격유지장치
② lingual arch(설측호선)
③ 확대장치
④ multibracket
⑤ lip bumper

94

확인Check! ○ △ ✕

보정장치의 목적으로 적합한 것은?

① 치료결과의 안정
② 구강 악습관 개선
③ 치아의 교정
④ 교합관계의 개선
⑤ 성장 변화로부터 보호

SOLUTION

92	94

제 10 과목 | 치과재료

95

확인 Check! O △ X

구강 내 이종금속이 존재할 때 각 금속의 이온화경향 차이로 전위차가 발생하는 것과 관련된 치과재료의 특성은?

① 열전도율
② 젖음성
③ 접촉각
④ 갈바니즘
⑤ 응력

96

확인 Check! O △ X

복합레진의 용도로 적합하지 않은 것은?

① 와동 수복
② 아크릴릭 레진 대체
③ 소와열구전색
④ 간접 복합레진 수복물
⑤ 와동 임시 충전

97

확인 Check! O △ X

아말감 충전물의 장점으로 적합하지 않은 것은?

① 당일 충전물 연마가 가능하다.
② 강도가 우수하다.
③ 1회에 충전이 가능하다.
④ 전색 조작이 용이하다.
⑤ 와동벽에 대한 적합성이 우수하다.

98

확인 Check! O △ X

알지네이트 인상재의 장점으로 옳지 않은 것은?

① 경제적이다.
② 친수성이다.
③ 파우더의 양으로 점조도를 조절한다.
④ 물의 온도로 경화시간을 조절한다.
⑤ 경화가 빠르다.

SOLUTION

97

98

99

확인Check! ○ △ ✕

부가중합형 고무인상재의 특성으로 적절하지 않은 것은?

① 크기 안정성이 우수하다.
② 찢김저항성이 높다.
③ 의복에 착색되지 않는다.
④ 작업시간이 짧다.
⑤ 경화 중 수소가스가 발생한다.

100

확인Check! ○ △ ✕

인산아연시멘트의 총혼합시간은?

① 30초
② 1분
③ 1분 30초
④ 2분
⑤ 2분 30초

SOLUTION

99

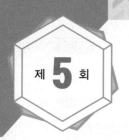

기출유형문제

제1교시 100문항(85분)

제 1 과목 의료관계법규

01

확인Check! O △ X

100병상 이상이며, 300병상 이하인 종합병원에서 설치되어야 하는 진료과목으로 적절하지 않은 것은?

① 산부인과
② 영상의학과
③ 마취통증의학과
④ 진단검사의학과
⑤ 치 과

02

확인Check! O △ X

조산사의 수련병원이 되기 위한 월평균 분만건수는?

① 10건 이상
② 30건 이상
③ 100건 이상
④ 150건 이상
⑤ 210건 이상

03

확인Check! O △ X

진단서 등의 교부에 해당하지 않는 것은?

① 의무기록 사본
② 진단서
③ 검안서
④ 증명서
⑤ 처방전

04

확인Check! O △ X

출생증명서 교부가 가능한 사람은?

① 조산사
② 치과의사
③ 간호사
④ 의료기관장
⑤ 의과대학생

SOLUTION

01 03

05

확인Check! ○ △ ✕

5년간 보존해야 하는 진료기록부 등에 포함하지 않는 것은?

① 진료기록부
② 환자의 명부
③ 방사선사진
④ 간호기록부
⑤ 조산기록부

06

확인Check! ○ △ ✕

환자에게 설명하고 동의서를 받아야 하는 사항으로 적절하지 않은 것은?

① 수술의 필요성
② 수술에 참여하는 주된 의료인의 성명
③ 환자에게 발생한 증상의 진단명
④ 수술 전후 환자의 준수사항
⑤ 수술비의 내용과 수납방법

07

확인Check! ○ △ ✕

시·도지사의 허가가 필요한 의료기관 개설로 적절하지 않은 것은?

① 종합병원
② 병 원
③ 치과병원
④ 요양병원
⑤ 조산원

08

확인Check! ○ △ ✕

의료인의 의료광고 금지내용으로 적절한 것은?

① 평가받은 신의료기술에 관한 광고
② 치료효과를 보장하는 내용의 광고
③ 객관적으로 인정된 내용을 포함한 광고
④ 외국인 환자를 유치하기 위한 국외광고
⑤ 심의를 받은 후의 광고

SOLUTION

05

06

09

확인Check! ○ △ ✕

의료기관 개설허가의 취소사유로 적절한 것은?

① 개설신고 및 개설허가 후 6개월 이내 정당한 사유 없이 업무 개시를 하지 않은 때
② 무자격자로부터 의료행위를 하게 한 때
③ 의료인으로서 그 품위를 손상시키는 행위를 하게 한 때
④ 학술목적의 의료광고로 규정에 위반한 때
⑤ 의료법 규정을 위반하여 담합행위를 한때

10

확인Check! ○ △ ✕

청문을 실시하여야 하는 상황이 아닌 것은?

① 의료기관 설립허가 취소
② 의료기관의 폐쇄
③ 면허의 정지
④ 시설 및 장비의 사용 금지
⑤ 의료법인의 설립허가의 취소

11

확인Check! ○ △ ✕

의료기사 등의 결격사유로 적절하지 않은 것은?

① 피한정후견인
② 피성년후견인
③ 마약류 중독자
④ 정신질환자
⑤ 의료 관련법 또는 다른 법 위반으로 금고 이상의 실형을 받고, 그 집행이 종료된 자

12

확인Check! ○ △ ✕

면허의 재발급에 대한 내용으로 적절하지 않은 것은?

① 면허증 재교부 신청 후 재교부를 받을 때까지 보건복지부장관의 접수증으로 면허증을 갈음한다.
② 면허증을 재교부받은 후 이전의 면허증을 발견하면 지체 없이 보건복지부장관에서 반환한다.
③ 분실, 훼손, 면허증의 기재사항 변경은 면허증의 재발급 사유로 적합하다.
④ 분실사유서나 훼손된 면허증을 지참해야 한다.
⑤ 응시원서와 같은 사진(3.5×4.5, 1매)을 지참해야 한다.

SOLUTION

11

12

13

확인Check! ○ △ ✕

개설등록을 하지 않고 치과기공소를 운영한 경우 자격정지의 기간은?

① 한 달 이내
② 3개월 이내
③ 6개월 이내
④ 1년 이내
⑤ 3년 이내

14

확인Check! ○ △ ✕

시정명령을 이행하지 아니한 자의 과태료는?

① 100만원 이하
② 200만원 이하
③ 300만원 이하
④ 400만원 이하
⑤ 500만원 이하

15

확인Check! ○ △ ✕

국가와 지방자치단체의 책무가 아닌 것은?

① 인력의 양성·확보
② 인력의 자질 향상
③ 기술적 지원
④ 재정적 지원
⑤ 지역보건의료에 관한 조사 및 평가

16

확인Check! ○ △ ✕

지역보건 의료계획의 세부내용으로 틀린 것은?

① 지역보건 의료에 관한 통계의 수립 및 정리
② 지역보건 의료서비스 제공을 위한 전달체계 구성방안
③ 보건의료 자원의 조달 및 관리
④ 지역보건 의료서비스에 관한 단기 공급대책
⑤ 보건의료 필요의 측정

17

확인Check! ○ △ ✕

보건소장의 자격으로 적절한 것은?

① 의사면허를 가진 자
② 보건의무직 공무원 중 3년 이상 근무경험이 있는 자
③ 의료기사의 면허를 가진 자
④ 의료기사 등의 면허를 가진 자
⑤ 이전 보건소장의 추천을 받은 자

SOLUTION

13   14

18

확인 Check! ○ △ ✕

구강보건법의 목적으로 적절한 것은?

① 국민의 구강건강에 관한 사항을 규정한다.
② 국민의 구강건강 유지에 이바지한다.
③ 구강보건사업을 효과적으로 추진한다.
④ 국민의 구강질환을 예방한다.
⑤ 국민의 구강질환의 조기 발견 및 치료를 한다.

19

확인 Check! ○ △ ✕

수돗물불소농도조정사업의 사업관리자로 적합하지 않은 자는?

① 한국수자원공사 사장
② 시장·군수·구청장
③ 특별시장
④ 도지사
⑤ 보건소장

20

확인 Check! ○ △ ✕

학교불소도포사업에 필요한 불소 도포 횟수는?

① 1주에 1회
② 2주에 1회
③ 1개월에 1회
④ 3개월에 1회
⑤ 6개월에 1회

제 2 과목 구강해부

21

확인 Check! ○ △ ✕

두개골은 총 몇 개의 골(뼈)로 구성되어 있는가?

① 7개
② 10개
③ 15개
④ 16개
⑤ 23개

22

확인 Check! ○ △ ✕

측두골의 하악와와 함께 악관절을 구성하는 구조물은?

① 근돌기(coronoid process)
② 관절돌기(condylar process)
③ 하악두(head of mandible)
④ 하악경(neck of mandible)
⑤ 상악골(maxilla bone)

SOLUTION

20

23

확인Check! O △ X

측두골의 구조물 중 교근 시작점의 구조물은?

① 권골궁(zygomatic arch)
② 이공(mental foramen)
③ 접구개공(sphenopalatine foramen)
④ 후구치 삼각(retromolar triangle)
⑤ 골구개(bony palate)

24

확인Check! O △ X

저작근의 지배신경은?

① 안면신경
② 상악신경
③ 하악신경
④ 이신경
⑤ 설신경

25

확인Check! O △ X

개구운동의 말기에 작용하여 하악골을 후상방으로 당기는 근육은?

① 승모근
② 이복근
③ 경돌설근
④ 악설골근
⑤ 이설골근

26

확인Check! O △ X

하치조동맥 중 설하부 점막에 분포하는 동맥은?

① 설 지
② 이동맥
③ 절치지
④ 근 지
⑤ 선 지

27

확인Check! O △ X

경구개의 앞부분에 분포하며, 절치관과 절치공을 통과하는 상악신경의 가지는?

① 대구개신경
② 소구개신경
③ 비구개신경
④ 전상치조신경
⑤ 후상치조신경

SOLUTION

26

27

제 3 과목 　치아형태

28
● 확인Check! ○ △ ✕

구치의 교두정에서 교합면 중심부로 주행하는 융선은?

① 변연융선
② 교두융선
③ 삼각융선
④ 횡주융선
⑤ 사주융선

30
● 확인Check! ○ △ ✕

상악견치에서 잘 발달되지 않은 것은?

① 치근의 길이
② 첨 두
③ 복와상선
④ 순면융선
⑤ 극돌기

29
● 확인Check! ○ △ ✕

상악측절치에서 볼 수 있는 구조물이 아닌 것은?

① 절단융선
② 설면와
③ 맹 공
④ 사절흔
⑤ 극돌기

31
● 확인Check! ○ △ ✕

상악 제1소구치의 특징으로 틀린 것은?

① 소구치 중 가장 발육이 좋다.
② 설측반부의 크기가 더 발달하였다.
③ 1개의 횡주융선을 가진다.
④ 개제결절이 보인다.
⑤ 만곡상징과 우각상징이 반대로 나타난다.

SOLUTION

28	29

32

소구치의 크기 순서로 옳은 것은?

① 상악 제1소구치 > 상악 제2소구치 > 하악 제1소구치 > 하악 제2소구치
② 상악 제1소구치 > 하악 제1소구치 > 상악 제2소구치 > 하악 제2소구치
③ 상악 제1소구치 > 상악 제2소구치 > 하악 제2소구치 > 하악 제1소구치
④ 하악 제1소구치 > 상악 제1소구치 > 상악 제2소구치 > 하악 제2소구치
⑤ 하악 제2소구치 > 상악 제2소구치 > 하악 제1소구치 > 상악 제1소구치

33

후구치결절이 나타나는 치아는?

① 상악 제1소구치
② 상악 제2소구치
③ 상악 제1대구치
④ 상악 제2대구치
⑤ 상악 제3대구치

34

유치의 기능으로 적절하지 않은 것은?

① 저 작
② 발 음
③ 심 미
④ 악골의 성장 자극
⑤ 치아 간격 확대

SOLUTION

33

34

제 **4** 과목 구강조직

35
확인Check! ○ △ ✕

광학현미경의 조직표본 제작방법으로 옳은 것은?

① 고정 → 수세 → 탈수 → 박절 → 포매 → 염색
② 고정 → 수세 → 탈수 → 포매 → 박절 → 염색
③ 고정 → 수세 → 포매 → 탈수 → 박절 → 염색
④ 수세 → 고정 → 탈수 → 포매 → 박절 → 염색
⑤ 수세 → 고정 → 탈수 → 박절 → 포매 → 염색

36
확인Check! ○ △ ✕

피부의 기능이 아닌 것은?

① 외부의 자극으로부터 보호
② 체온 유지
③ 지각(감각)작용
④ 비타민 D 합성
⑤ 피부 재생작용

37
확인Check! ○ △ ✕

혈액의 줄기세포가 있는 골조직은?

① 골 막
② 골 수
③ 하버스관
④ 볼크만관
⑤ 골소강

38
확인Check! ○ △ ✕

치배에 대한 설명으로 옳은 것은?

① 치배의 수는 영구치의 수와 같다.
② 결합조직세포의 덩어리이다.
③ 발생 4주에 형성된다.
④ 법랑기관이 4층으로 분화한다.
⑤ 치배는 법랑기관과 치낭으로 이루어진다.

39
확인Check! ○ △ ✕

출생 시의 스트레스와 외상이 반영되어 출생 전과 출생 후에 나타나는 법랑질의 성장선은?

① 신생선
② 슈레거띠
③ 횡선문
④ Retzius 선조
⑤ 법랑방추

SOLUTION

37	38

40

확인 Check! O △ X

백악질의 특성으로 옳은 것은?

① 신경과 혈관이 있어 직접 영양을 공급받는다.
② 백악법랑경계에서 가장 두껍다.
③ 12%의 수분으로 구성된다.
④ 복근치는 치근단에서 가장 두껍다.
⑤ 백악질의 성장선은 신생선이다.

41

확인 Check! O △ X

장액성 타액선으로 옳은 것은?

① 악하선
② von-Ebner선
③ 구개선
④ 전설선
⑤ 후설선

제 **5** 과목 **구강병리**

42

확인 Check! O △ X

2차 상처 치유의 특징으로 적절한 것은?

① 창면이 작고 노출되며, 세균 감염이 없다.
② 소량의 괴사조직이 있다.
③ 염증성 삼출물이 있다.
④ 육아조직이 많이 형성되지 않는다.
⑤ 교원섬유가 많이 형성되지 않는다.

43

확인 Check! O △ X

비가역적 치수염의 통증에 대한 설명으로 옳지 않은 것은?

① 지속적 통증
② 자극 해소 시 통증 감소
③ 혈관의 맥박과 통증이 일치
④ 자발통
⑤ 둔 통

SOLUTION

40

42

44

확인Check! O △ X

악골골수염에 대한 설명으로 옳은 것은?

① 포도상간균이 원인이다.
② 연쇄상간균이 원인이다.
③ 성인은 하악에서 호발한다.
④ 영유아는 하악에서 호발한다.
⑤ 악골의 골수에서 볼 수 있는 외상성 병변이다.

45

확인Check! O △ X

법랑질 저형성증의 원인으로 적절하지 않은 것은?

① 발열성질환
② 비타민 결핍
③ 영구치의 우식증으로 인한 치근단 감염
④ 선천 매독
⑤ 외상에 의한 영구치배 손상

46

확인Check! O △ X

악성종양의 특징으로 옳지 않은 것은?

① 분화 정도가 나쁘다.
② 성장속도가 빠르다.
③ 전이가 많다.
④ 재발이 많다.
⑤ 치아의 변위

47

확인Check! O △ X

구강점막을 덮는 중층상피의 증식이 원인으로 30~50대에 혀와 연구개에 호발하는 구강질환은?

① 골 종
② 섬유종
③ 유두종
④ 백반증
⑤ 육 종

48

확인Check! O △ X

생검 시 필요한 사항으로 옳은 것은?

① 최대 5×5mm 이하를 채취한다.
② 정상조직은 제외한다.
③ 괴사조직은 포함한다.
④ 병소가 여러 군데이면 채취도 여러 군데에서 한다.
⑤ 마취제는 병변 부위에 직접 주입한다.

SOLUTION

45	46

제 **6** 과목 **구강생리**

49

확인Check! O △ X

혈액의 기능으로 적절하지 않은 것은?

① 체온 조절
② 감염 방어
③ 지혈작용
④ 항상성 유지
⑤ 대사산물 저장

52

확인Check! O △ X

타액의 특성으로 옳은 것은?

① 전타액은 진한 백탁을 나타낸다.
② 점성이 높은 것은 이하선 타액이다.
③ 타액 중의 탄산수소염에 따라 pH가 변한다.
④ 타액 분비량이 많을 때 약산성을 가진다.
⑤ 타액의 50%는 수분으로 구성된다.

50

확인Check! O △ X

정상적인 혈액응고시간은?

① 1~3분
② 3~8분
③ 8~15분
④ 15~22분
⑤ 30분 이상

53

확인Check! O △ X

혈중의 칼슘농도를 상승하고 골흡수를 촉진시키는 호르몬은?

① 파라토르몬
② 에피네프린
③ 코르티솔
④ 알도스테론
⑤ 인슐린

51

확인Check! O △ X

탄수화물의 췌장액 소화효소는?

① 아밀레이스
② 트립신
③ 스테압신
④ 담 즙
⑤ 장 액

SOLUTION

51

53

54

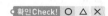 확인Check! ○ △ ✕

미각장애의 원인으로 적절하지 않은 것은?

① 연령 감소
② 내분비계 이상
③ 소화기능의 병적 변화
④ 후각장애
⑤ 의치 장착

55

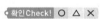 확인Check! ○ △ ✕

구개열에 의한 발음장애는?

① s, n
② b, p
③ s, d
④ k, g
⑤ f, h

제 **7** 과목 구강미생물

56

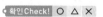 확인Check! ○ △ ✕

정상인의 혈청 중 가장 많으며, 태반을 통과하는 유일한 면역에 관여하는 항체는?

① IgA
② IgD
③ IgE
④ IgG
⑤ IgM

57

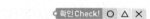 확인Check! ○ △ ✕

균이 치아 표면이나 구강점막에 부착하는 것을 억제하는 타액의 항미생물 인자는?

① 리소자임
② 면역글로불린
③ 퍼옥시다제
④ 뮤 신
⑤ 락토페린

SOLUTION

55

56

58

확인Check! ○ △ ✕

성인형 치주염의 원인균은?

① *Aggregatibacter actinomycetemcomitans*
② *Porphyromonas gingivalis*
③ *Prevotella intermedia*
④ *Treponema pallidum*
⑤ *Mycobacterium tuberculosis*

59

확인Check! ○ △ ✕

단순포진바이러스 감염증에 대한 설명으로 적절한 것은?

① 치은의 급격한 부종
② 치조골 소실
③ 입과 목의 통증
④ 치은 부위 출혈
⑤ *Human herpes virus* 1(생식기) and 2(안면부)가 원인균

60

확인Check! ○ △ ✕

청결한 치면에 타액 내 당단백질이 흡착하여 형성된 균일한 막은?

① 획득피막
② 백 질
③ 치면세균막
④ biofilm
⑤ coating

SOLUTION

60

제 8 과목 지역사회구강보건

61
확인Check! ○ △ ✕

구강건강관리의 필요성으로 적절하지 않은 것은?

① 합리적 생존 유지
② 건실한 사회생활 영위
③ 생활장애 제거
④ 구강병에 기인하는 고통 제거
⑤ 상실된 치아의 기능 회복

62
확인Check! ○ △ ✕

특정인에게 구강병이 발생하는 데 작용하는 전체 요인은?

① 숙주요인
② 병원체요인
③ 환경요인
④ 필요요인
⑤ 충분요인

63
확인Check! ○ △ ✕

전구병원성기에 해당하는 것은?

① 부정교합 차단
② 칫솔질
③ 식이조절
④ 불소 도포
⑤ 치면세마

64
확인Check! ○ △ ✕

공중구강보건의 목적으로 적절한 것은?

① 국민의 치아건강 향상
② 국민의 잇몸건강 유지
③ 국민의 건강 수준 향상
④ 국민의 구강건강 유지
⑤ 국민의 치아 수명 연장

SOLUTION

61

62

65

확인Check! O △ X

임산부의 구강병 치료가 가능한 시기는?

① 모유수유 중
② 출산 직후
③ 임신 말기(28~36주)
④ 임신 중기(12~27주)
⑤ 임신 초기(1~11주)

67

확인Check! O △ X

장년구강보건관리 시 필요한 내용으로 적절하지 않은 것은?

① 치아우식증 치료
② 치주병 치료
③ 발치 필요
④ 가공의치 필요
⑤ 임플란트 필요

66

확인Check! O △ X

유아구강보건을 대상으로 적절한 구강보건관리방법은?

① 영구치의 치근 형성 전까지 불소 복용을 권장한다.
② 사탕 대신 자일리톨 복용을 권장한다.
③ 전문가 예방으로 치면세균막관리를 권장한다.
④ 정기구강검진은 1년에 1회를 권장한다.
⑤ 계속구강건강관리사업은 영구치의 맹출을 확인하기 위해서이다.

68

확인Check! O △ X

지역사회 구강보건의 개념으로 적절한 것은?

① 개별구강보건진료를 전달한다.
② 구강건강을 보존시키는 과정이다.
③ 중대 구강병을 치료하도록 한다.
④ 구강 보건교육을 지원한다.
⑤ 구강보건의식의 개발을 지원한다.

SOLUTION

67   68

69

확인Check! ○ △ ×

설문조사법에 대한 내용으로 적절한 것은?

① 세부사항에 대한 조사가 가능하다.
② 조사대상자의 협조 필요가 적다.
③ 면접기술이 필요하지 않다.
④ 조사대상의 적시 포착이 어렵다.
⑤ 신뢰할 수 있는 자료를 엄선해야 한다.

70

확인Check! ○ △ ×

지역사회 구강보건사업의 평가목적으로 적절하지 않은 것은?

① 사업의 효율 판정
② 목적의 달성 정도 파악
③ 새로운 지식 획득
④ 사업의 책임을 명확히 함
⑤ 만족감을 줌

71

확인Check! ○ △ ×

불소용액양치사업 중 매일 1회 적용되는 불화나트륨의 적정농도는?

① 0.01%
② 0.05%
③ 0.1%
④ 0.2%
⑤ 0.5%

72

확인Check! ○ △ ×

반점치는 역학현상 중 무엇에 의해 설명되는가?

① 시간적 현상
② 지리적 현상
③ 생체적 현상
④ 사회적 현상
⑤ 추세 변화

SOLUTION

70   71

제 **9** 과목 · 구강보건행정

73
확인Check! O △ X

구강보건진료의 목표로 적절하지 않은 것은?

① 구강병의 검진
② 구강병의 예방
③ 구강병의 치료
④ 구강병의 통계
⑤ 기능 재활

74
확인Check! O △ X

진료자원을 균등하게 분포하여 전체 국민에게 균등하게 의료서비스를 제공하는 구강보건진료제도는?

① 공공부조형 구강보건진료제도
② 혼합구강보건진료제도
③ 자유방임형 구강보건진료제도
④ 전통구강보건진료제도
⑤ 현대구강보건진료제도

75
확인Check! O △ X

무형 비인력자원에 포함되는 것은?

① 시 설
② 기 구
③ 재 료
④ 약 품
⑤ 구강진료기술

76
확인Check! O △ X

구강진료의 포괄화로 예방지향적 구강진료가 이루어지는 현상을 가지는 구강보건진료비제도는?

① 행위별 구강보건진료비 결정제도
② 인두당 구강보건진료비 결정제도
③ 각자구강보건진료비 조달제도
④ 집단구강보건진료비 조달제도
⑤ 정부구강보건진료비 조달제도

SOLUTION

75

76

77

확인Check! ○ △ ✕

구강보건행정의 범위로 적절하지 않은 것은?

① 구강보건 진료자원의 개발화
② 구강보건 진료자원의 조직화
③ 구강보건 진료서비스의 전달
④ 구강보건 진료인력의 교육
⑤ 구강보건진료의 정책 수립

78

확인Check! ○ △ ✕

구강보건 재정과 관련이 없는 단계는?

① 결 산
② 회계 및 감사
③ 예산 집행
④ 예산 심의
⑤ 예산 승인

79

확인Check! ○ △ ✕

구강보건 발전 방향이 포함하는 내용으로 적절한 것은?

① 구강보건정책 예산
② 구강보건정책 방안
③ 구강보건정책 수단
④ 구강보건정책 목표
⑤ 구강보건정책 목적

80

확인Check! ○ △ ✕

구강보건정책의 반영사항에 대한 설명으로 옳지 않은 것은?

① 구강병의 예방과 치료에 대한 국가의 비교적 태도
② 구강보건진료 수혜의 계층별 우선순위
③ 국민건강관리사업 중 구강보건사업의 비중에 대한 견해
④ 구강건강의 수준 유지를 위한 국가시책
⑤ 구강보건 개발에 대한 정부의 투자의사

SOLUTION

77

80

81

확인Check! O △ ✕

사회보험의 종류로 적절하지 않은 것은?

① 건강보험
② 연금보험
③ 실업보험
④ 산재보험
⑤ 의료보호

83

확인Check! O △ ✕

구강건강실태조사의 일반자료 기록원칙에 적합하지 않은 것은?

① 일련번호는 아라비아숫자로 기록한다.
② 국적은 세계보건기구가 정한 숫자로 표시할 수 있다.
③ 연령은 만 연령을 기록한다.
④ 조사자의 성명은 반드시 기록한다.
⑤ 조사목적에 따라 지역이 추가될 수 있다.

82

확인Check! O △ ✕

현금급여에 해당하는 보험급여항목이 아닌 것은?

① 보장구 구입비
② 분만비
③ 건강검진
④ 장제비
⑤ 요양비

84

확인Check! O △ ✕

구강점막검사의 대상연령은?

① 1세 이상
② 2세 이상
③ 3세 이상
④ 5세 이상
⑤ 12세 이상

SOLUTION

82   83

85

확인Check! ○ △ ✕

우식경험연구치면율을 백분율로 나타내는 지수
는?

① DMF rate
② DMFT rate
③ DMFS rate
④ DMFT index
⑤ DMFS index

86

확인Check! ○ △ ✕

제1대구치 건강도에 대한 설명으로 적절한 것은?

① 제1대구치의 건강도는 제1대구치의 우식경험
   률과 같다.
② 4개의 제1대구치에 대한 최고 평점은 10점이다.
③ 4개의 제1대구치에 대한 총평 점수에 대한 백
   분율이다.
④ 치아를 상실한 경우 평점은 1점이다.
⑤ 크라운이 시술된 치아의 평점은 5점이다.

87

확인Check! ○ △ ✕

유두변연부착치은염지수(P-M-A index)에 대한
내용으로 적절하지 않은 것은?

① 집단의 발생된 치은염의 양을 표시하는 지표이다.
② 치은을 3부위로 나누어 존재하는 부위의 수의
   합계이다.
③ 각 부위에서 염증이 있으면 1점으로 표기한다.
④ 최고점은 30점이다.
⑤ 6전치 사이의 치은을 대상으로 한다.

88

확인Check! ○ △ ✕

반점치 고도치아의 반점치 평점은?

① 0점
② 1점
③ 2점
④ 4점
⑤ 5점

SOLUTION

86   88

89

 확인Check! ○ △ ×

치은연하에 치석이 없고, 치은연상치석이 치경부 1/3에 존재할 때 치석지수 평점은?

① 0점
② 1점
③ 2점
④ 3점
⑤ 4점

90

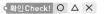 확인Check! ○ △ ×

구강환경 상태를 정량적으로 표시하는 구강환경 평가지표는?

① 치석지수(CI)
② 간이구강환경지수(S-OHI)
③ 잔사지수(DI)
④ 구강환경관리능력지수(PHP)
⑤ 구강환경지수(OHI)

제 **11** 과목 / **구강보건교육**

91

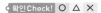 확인Check! ○ △ ×

무분별한 간식 섭취 및 탄수화물 섭취의 증가가 나타나는 시기는?

① 성인기
② 청소년기
③ 학령기
④ 학령 전기
⑤ 걸음마기

92

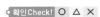 확인Check! ○ △ ×

노인기 구강건강특성에 대한 설명으로 적절한 것은?

① 심미기능의 회복
② 시설 수용 노인은 직접구강보건교육 시행
③ 구강보건교육은 짧게 단발적으로 시행
④ 오랜 습관이 있어 급격한 습관 변화 유도
⑤ 교육 중 강조와 확인과정 필요

SOLUTION

89

91

93

인위적 동기화로 적합하지 않은 것은?

① 교육자의 태도
② 경 쟁
③ 협 동
④ 상
⑤ 학습결과 확인

96

교육목표 달성을 위해 교육과 그 과정 전반에 걸쳐 발생할 수 있는 문제를 해결하고, 목표의 성취를 통한 통합적이고 체계적인 접근법은?

① 교육방법
② 교육실천
③ 교육평가
④ 교육공학
⑤ 교육계획

94

'미운오리새끼의 시기에 대해서 설명할 수 있다.' 가 해당하는 교육학적 분류는?

① 암기 수준
② 판단 수준
③ 문제해결 수준
④ 정의적 영역
⑤ 정신운동영역

97

교육매체의 선정기준으로 적절하지 않은 것은?

① 학습자의 동기유발
② 교육자의 능력에 적합
③ 학습목표가 기준
④ 학습자의 태도
⑤ 학습효과의 지속

95

대집단에서 가장 효과가 좋은 교수법은?

① 강 의
② 토 의
③ 시 범
④ 상 담
⑤ 세미나

SOLUTION

93

96

98

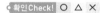 확인Check! ○ △ ✕

학습경험의 선정기준으로 적합한 것은?

① 만족의 원리
② 단일 성과의 원리
③ 성취의 원리
④ 사회적 유동성
⑤ 교육목적과의 관련성

99

확인Check! ○ △ ✕

영유아 구강보건교육의 내용으로 적합하지 않은 것은?

① 유치의 우식예방법
② 유치의 우식치료법
③ 유치의 명칭과 수
④ 유치와 영구치의 감별
⑤ 유치의 기능

100

확인Check! ○ △ ✕

정신운동영역의 교육내용을 적합하게 평가하는 구강보건평가방법이 아닌 것은?

① 검사법
② 자연적 관찰법
③ 실험적 관찰법
④ 질문지법
⑤ 면접법

SOLUTION

100

제2교시 100문항(85분)

제 1 과목 예방치과처치

01
확인Check! ○ △ ✕

조기치료가 필요한 구강병 예방 분류로 적절한 것은?

① 조기병원성기
② 전구병원성기
③ 진전질환기
④ 조기질환기
⑤ 회복기

02
확인Check! ○ △ ✕

예방치학에 대한 설명으로 옳지 않은 것은?

① 실용치학이다.
② 시술이 비교적 간단하다.
③ 집단을 대상으로 한다.
④ 공중구강보건학의 목적과 동일하다.
⑤ 단기간에 효과를 입증하기 어렵다.

03
확인Check! ○ △ ✕

설탕 소비가 증가한 나라로, 설탕소비증가효과의 예로 적절하지 않은 나라는?

① 영국
② 한국
③ 호주
④ 미국
⑤ 스웨덴

04
확인Check! ○ △ ✕

불소를 이용해 내산성을 증가시켜 산에 의해 탈회되는 것을 예방하는 것과 관련 있는 요인은?

① 치아요인
② 구강 내 환경요인
③ 병원체요인
④ 치아 성분
⑤ 타액요인

SOLUTION

03

04

05

확인Check! ○ △ ✕

스테판곡선에서 광질이탈이 가능한 수소이온농도는?

① pH 3
② pH 5
③ pH 7
④ pH 9
⑤ pH 11

06

확인Check! ○ △ ✕

부정교합의 유병률에 대한 설명으로 옳지 않은 것은?

① 사회경제적 요인에 영향을 받는다.
② 성인은 연령에 따라 증가한다.
③ 사춘기에 급격히 증가한다.
④ 유치열기부터 급격히 증가한다.
⑤ 문화요인에 영향을 받는다.

07

확인Check! ○ △ ✕

구강암의 예방법으로 옳지 않은 것은?

① 불량 보철물의 교체
② 정기구강검진
③ 금연교육
④ 구강위생관리
⑤ 구강질환의 조기 치료

08

확인Check! ○ △ ✕

바스법 적용 시 사용하는 칫솔로 적절한 것은?

① 1열 강모다발 칫솔
② 2열 강모다발 칫솔
③ 3열 강모다발 칫솔
④ 4열 강모다발 칫솔
⑤ 5열 강모다발 칫솔

09

확인Check! ○ △ ✕

마모력이 가장 작은 세마제는?

① 탄산칼슘
② 인산칼슘
③ 무수인산칼슘
④ 인산일수소칼륨
⑤ 불 소

SOLUTION

06

09

10

확인Check! ○ △ ✕

치실 손잡이의 적용대상자로 적절하지 않은 것은?

① 10대 청소년
② 치실을 제대로 사용할 능력이 없는 사람
③ 개구장애가 있는 사람
④ 지체부자유자
⑤ 장기입원 환자

11

확인Check! ○ △ ✕

잇몸마사지기의 운동으로 적합한 것은?

① 삽입운동
② 왕복운동
③ 진동운동
④ 직선운동
⑤ 원호운동

12

확인Check! ○ △ ✕

칫솔질의 목적으로 적절하지 않은 것은?

① 착색 제거
② 치아우식증 예방
③ 치은조직의 자극
④ 구취 제거
⑤ 치주병의 치료

13

확인Check! ○ △ ✕

일정한 방법으로 교육할 수 없는 영유아에게 적합한 칫솔질 교습법은?

① 회전법
② 횡마법
③ 폰즈법
④ 바스법
⑤ 스틸맨법

14

확인Check! ○ △ ✕

구강환경관리능력지수(PHP index)의 목적으로 적합한 것은?

① 치면세균막지수 산출
② 음식물 잔사지수 산출
③ 치석지수 산출
④ 치주조직지수 산출
⑤ 구강보건교육 평가도구

SOLUTION

12   13

15

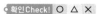 확인Check! ○ △ ✕

인공치아매식자에게 적합한 구강위생용품이 아닌 것은?

① 치 실
② 물사출기
③ 칫 솔
④ 치간칫솔
⑤ 양치용액

16

확인Check! ○ △ ✕

와타나베법에 대한 설명으로 적절한 것은?

① 치주염을 완화한다.
② 60대 이상의 만성치주염 환자에게 효과적이다.
③ 1일 1회 환자가 직접하면 효과적이다.
④ 치아 사이에 끼어 있는 음식물을 제거한다.
⑤ 치주조직 회복을 완화시킨다.

17

확인Check! ○ △ ✕

아동의 불화석 도포농도로 적절한 것은?

① 10%
② 8%
③ 5%
④ 2%
⑤ 1.23%

18

확인Check! ○ △ ✕

지각과민의 원인으로 적절하지 않은 것은?

① 치아우식증
② 치근 노출
③ 치근 퇴축
④ 불량한 구강환경관리
⑤ 외상성 교합

SOLUTION

15

17

제 **2** 과목 ○ **치면세마**

19

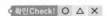 확인Check! ○ △ ✕

획득피막에 대한 설명으로 옳은 것은?

① 치석 형성의 초기 물질이다.
② 부착력이 우수하다.
③ 주성분은 세균이다.
④ 치은 주변에서 얇게 형성된다.
⑤ 치아를 산으로부터 보호한다.

20

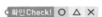 확인Check! ○ △ ✕

주로 치은연하치석의 부착 형태로 연한 갈색에서 녹색까지 다양한 색이 있는 것은?

① 단단한 덩어리형 치석
② 과립형 치석
③ 선반형 치석
④ 베니어형 치석
⑤ 치면 착색

21

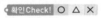 확인Check! ○ △ ✕

구강검사의 범위로 적절하지 않은 것은?

① 경 부   ② 얼 굴
③ 치 아   ④ 병 력
⑤ 혀

22

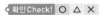 확인Check! ○ △ ✕

치과진료기록부의 도식이 바르게 연결되지 않은 것은?

① 임플란트 – IMPL.
② 금속주조관 – G. Cr.
③ 잔존치근 – R.R.
④ 치면열구전색 – S
⑤ 파절 – Att.

23

확인Check! ○ △ ✕

저속 핸드피스의 적절한 멸균조건은?

① 121℃, 5분
② 121℃, 10분
③ 121℃, 20분
④ 132℃, 5분
⑤ 132℃, 10분

SOLUTION

22	23

24

확인 Check! ○ △ ✕

치경의 경부와 작동부 내면의 적절한 각도는?

① 15°
② 30°
③ 45°
④ 60°
⑤ 90°

25

확인 Check! ○ △ ✕

탐침 작동 시의 운동으로 적합한 것은?

① working stroke
② up and down stroke
③ push and pull stroke
④ oblique stroke
⑤ pull stroke

26

확인 Check! ○ △ ✕

구치에 적용할 수 없는 특수큐렛(gracey curet)은?

① gracey 3-4
② gracey 7-8
③ gracey 11-12
④ gracey 15-16
⑤ gracey 17-18

27

확인 Check! ○ △ ✕

치주기구에서 내면과 측면이 만나 이루는 선을 의미하는 용어는?

① line
② tip
③ blade
④ cutting edge
⑤ working end

28

확인 Check! ○ △ ✕

기구의 날을 무디게 하고 금속을 부식시키는 멸균 방법으로 적절한 것은?

① 소 독
② 고압증기멸균
③ 건열멸균
④ 초음파세척
⑤ 불포화화학증기멸균

SOLUTION

24

28

29

확인Check! ○ △ ✕

개인방호 중 손세척에 대한 내용으로 적절하지 않은 것은?

① 장갑 착용 전과 착용 후에 손세척을 한다.
② 수도꼭지는 발이나 무릎으로 조절하는 수도꼭지를 사용한다.
③ 고체비누를 사용한다.
④ 손가락에서 팔꿈치까지 문질러서 씻는다.
⑤ 물이 손가락에서 팔꿈치로 흐르게 한다.

30

확인Check! ○ △ ✕

술자의 자세로 적절하지 않은 것은?

① 시술 시 머리를 20° 이상 굽히지 않는다.
② 다리는 전방위에서 양 다리를 벌린다.
③ 환자와 술자의 적절한 거리가 필요하다.
④ 등은 의자시트와 100° 정도 되도록 앉는다.
⑤ 시술 시 손등과 전원이 동일한 방향으로 움직인다.

31

확인Check! ○ △ ✕

구외 손고정법이 적용되는 부위가 아닌 것은?

① 입 술   ② 턱
③ 뺨   ④ 인접치
⑤ 환자 얼굴

32

확인Check! ○ △ ✕

치주기구의 적합 시 측방압으로 적절한 것은?

① 250~450g
② 350~550g
③ 550~950g
④ 750~1,000g
⑤ 1,000g 이상

33

확인Check! ○ △ ✕

치근활택술의 적응증으로 적절한 것은?

① 깊은 치주낭
② 심한 지각과민 환자
③ 급성치주염 환자
④ 진행성치주염
⑤ 심한 치아동요 환자

SOLUTION

31   32

34

확인Check! ○ △ ✕

초음파치석제거기의 단점이 아닌 것은?

① 성장 중인 어린이에게 적용하지 않는다.
② 부적합한 기구는 일시적인 손상을 준다.
③ 구호흡 환자에게는 적용이 어렵다.
④ 물 때문에 시야 확보가 어렵다.
⑤ 소음이 심하다.

35

확인Check! ○ △ ✕

치면연마의 목적으로 적절하지 않은 것은?

① 노출된 백악질의 연마
② 심미성 증진
③ 침착물의 재부착 방지
④ 충전물 활택을 통한 보철물 수명 증가
⑤ 환자의 구강위생 동기유발

36

확인Check! ○ △ ✕

오일 윤활제를 사용하는 기구연마석으로 적합한 것은?

① arkansas stone
② ceramic stone
③ carborundum stone
④ diamond stone
⑤ ruby stone

37

확인Check! ○ △ ✕

sickle scaler을 연마석고정법으로 기구연마를 할 때 내용으로 적절하지 않은 것은?

① up & down stroke을 적용한다.
② 기구의 내면과 연마석면이 90°가 되도록 한다.
③ 침전물이 생기면 연마가 완료되었다는 것이다.
④ 중등도의 압력으로 적용한다.
⑤ 절단연이 2개이므로 반대편 절단연도 연마한다.

38

확인Check! ○ △ ✕

노인의 치면세마 주의사항으로 적절하지 않은 것은?

① 시술 전 전신 상태를 파악한다.
② 얼굴을 가까이 하고 대화한다.
③ 크고 단단한 치석은 한 번에 제거한다.
④ 시술 전후에 환자에게 교육을 한다.
⑤ 잔존치 관리의 중요성을 교육한다.

SOLUTION

35

37

제 3 과목 ▷ 치과방사선

39

확인Check! ○ △ ✕

타깃을 기울어지게 하여 필름 부위마다 X선의 강도가 달라지는 것은?

① 선초점원리
② 텅스텐타깃
③ 힐효과
④ 여과기
⑤ 시준기

40

확인Check! ○ △ ✕

X선 필름 중 가장 안쪽에 위치한 구조로 적합한 것은?

① 보호막
② 접착체
③ 지지체
④ 감광유제
⑤ 코팅제

41

확인Check! ○ △ ✕

촬영이 되지 않은 필름의 보관장소로 적절하지 않은 곳은?

① 온도가 18~20℃인 곳에 보관한다.
② 습도가 낮은 곳에 보관한다.
③ 일광이 차단된 곳에 보관한다.
④ 화학약품이 닿지 않는 곳에 보관한다.
⑤ 방사선 동위원소 근처에 보관한다.

42

확인Check! ○ △ ✕

표준흑화도로 적절한 것은?

① 10
② 1
③ 0.1
④ 0.01
⑤ 0.001

SOLUTION

40	41

43

확인Check! O △ X

상의 대조도를 조절하여 흑색조를 형성하는 역할을 하는 현상액의 구성은?

① 하이드로퀴논
② 아황산나트륨
③ 수산화나트륨
④ 브롬화칼륨
⑤ 엘론과 메톨

44

확인Check! O △ X

정착액의 구성으로 적절하지 않은 것은?

① 경화제
② 산화제
③ 보호제
④ 청정제
⑤ 촉진제

45

확인Check! O △ X

치아 및 치아지지조직 중 방사선 불투과가 아닌 것은?

① 치 수
② 법랑질
③ 상아질
④ 백악질
⑤ 치조골

46

확인Check! O △ X

하악의 구조물 중 방사선 투과 구조물이 아닌 것은?

① 영양관
② 이 와
③ 이 공
④ 이 극
⑤ 설 공

47

확인Check! O △ X

치근단촬영의 목적으로 적합하지 않은 것은?

① 발치 후 치근 상태 평가
② 치아 및 치아 주위 조직 평가
③ 미맹출 치아의 존재 여부와 위치 평가
④ 근관치료 전후의 근관의 수와 형태 평가
⑤ 치근단 병소의 평가

SOLUTION

45	46

48

확인Check! ○ △ ✕

평행촬영법으로 치근단촬영 시 조사통의 적절한 길이는?

① 4inch

② 8inch

③ 12inch

④ 16inch

⑤ 20inch

49

확인Check! ○ △ ✕

상악견치를 등각촬영법으로 촬영 시 중심방사선의 위치는?

① 비 첨

② 비 익

③ 양측 중절치 인접면

④ 하악 근심부접점

⑤ 45°

50

확인Check! ○ △ ✕

상·하악절치 촬영 시 적절한 수평각도는?

① 0°

② 40~50°

③ 60~75°

④ 70~80°

⑤ 80~90°

51

확인Check! ○ △ ✕

교익방사선촬영 시 중심방사선의 적절한 위치는?

① 교합면

② 견 치

③ 소구치 사이 인접면

④ 제1, 2대구치 사이 인접면

⑤ 제2, 3대구치 사이 인접면

52

확인Check! ○ △ ✕

전방부 일반교합촬영에 대한 설명으로 적절하지 않은 것은?

① 필름의 전면이 하악궁을 향한다.

② 정중시상면과 바닥은 수직이다.

③ 교합면과 바닥은 평행하다.

④ 구개를 관찰한다.

⑤ 상악전치를 관찰한다.

SOLUTION

49

50

53

확인Check! O △ X

파노라마촬영의 목적으로 적절하지 않은 것은?

① 측두하악관절 평가
② 상악동 평가
③ 제3대구치 평가
④ 치아와 악골의 발육 이상 평가
⑤ 치아와 치주조직의 정밀한 평가

55

확인Check! O △ X

필름 노출에 의한 촬영 중 실수로 적절하지 않은 것은?

① 저노출
② 비노출
③ 과노출
④ 빛에 노출
⑤ 이중노출

54

확인Check! O △ X

소아 환자의 전악 구내촬영 시 필요한 표준필름은 몇 장인가?

① 2장
② 6장
③ 8장
④ 10장
⑤ 14장

56

확인Check! O △ X

방사선의 만성효과로 적합하지 않은 것은?

① 백혈병
② 수명 단축
③ 조직의 국소장애
④ 악성 종양 유발
⑤ 조혈장애

SOLUTION

55   56

57

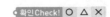 확인Check! ○ △ ×

술자의 방사선 방호를 위해 방사선원과 환자로부터 술자 간의 적절한 거리는?

① 최소 0.5m 이상
② 최소 1.0m 이상
③ 최소 1.5m 이상
④ 최소 2.0m 이상
⑤ 최소 2.5m 이상

58

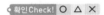 확인Check! ○ △ ×

하악구치부 치근단 주위에 방사선 불투과상으로 임상증상이 없는 경우에 감별된 병소는?

① 치근단육아종
② 치근단낭
③ 경화성골염
④ 골경화
⑤ 치근단 농양

제 **4** 과목 ▶ **구강악안면외과**

59

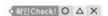 확인Check! ○ △ ×

외과 수술 중 골 제거과정에 사용되는 외과기구로 적합하지 않은 것은?

① 골겸자(bone ronger forcep)
② 골막기자(periosteal elevator)
③ 골줄(bone file)
④ 끌과 망치(bone chisel & mallet)
⑤ 외과용 버(surgical bur)

60

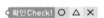 확인Check! ○ △ ×

실신의 전구증상으로 적절하지 않은 것은?

① 식은땀
② 현기증
③ 피 로
④ 구역질
⑤ 저혈당

SOLUTION

57	59

61

확인Check! ○ △ ✕

발치 부위의 창상 치유의 지연요소로 적절하지 않은 것은?

① 출 혈
② 창상의 크기
③ 혈류의 공급 상태
④ 이물질
⑤ 환자의 전신 상태

62

확인Check! ○ △ ✕

치아가 완전탈구되었을 때 적절한 응대는?

① 가능한 한 정수에 넣어서 이동한다.
② 치관부를 잡고 치근부의 이물질을 핀셋으로 제거한다.
③ 1시간 이내에 치조와 내에 고정한다.
④ 병변이 발견되면 발치 및 근관치료를 고려한다.
⑤ 탈구 부위에 거즈를 꽉 물어 지혈을 돕는다.

63

확인Check! ○ △ ✕

치조골 정형 및 골융기 제거술의 적응증으로 옳지 않은 것은?

① 날카로운 치조골의 돌출 부위
② 의치 장착 시 과잉의 치조골 부위
③ 상악골과 하악골에 존재하는 골류
④ 다수치 발거 시 날카로운 치조중격
⑤ 임플란트 2차 수술 시 과잉 증식된 돌출 부위

64

확인Check! ○ △ ✕

악관절 탈구 시 치료방법으로 적절하지 않은 것은?

① 술자는 환자의 후방에 위치한다.
② 술자의 양쪽 엄지손가락에 거즈를 감는다.
③ 순간적으로 하악을 후방으로 밀어 넣는다.
④ 정복된 후 2~3일은 탄력붕대를 감는다.
⑤ 탈구 후 최대 개구에 유의한다.

SOLUTION

62

64

제 **5** 과목 ▶ **치과보철**

65

확인Check! ○ △ ✕

상악에 대한 하악의 임의적 위치관계는?

① 교 합
② 하악위
③ 중심교합위
④ 하악안정위
⑤ 중심위

66

확인Check! ○ △ ✕

지대치 형성 시의 생체 고려사항으로 적절하지 않은 것은?

① 기계적인 손상을 줄이도록 한다.
② 혀와 주위 연조직을 격리하여 다치지 않도록 한다.
③ 치아 삭제 시 파편으로부터의 보호를 위해 보안경을 착용한다.
④ 직간접적으로 치아를 보면서 치아를 삭제한다.
⑤ 절삭력이 낮은 버를 사용하여 천천히 삭제한다.

67

확인Check! ○ △ ✕

임시치관을 장착하는 목적으로 적합하지 않은 것은?

① 인접 치아의 근심 이동 방지
② 전치부의 심미성 보완
③ 노출된 상아세관의 오염으로부터 염증 보호
④ 치아의 파절 방지
⑤ 최종 보철물 전 저작에 도움

68

확인Check! ○ △ ✕

도재라미네이트의 적응증으로 적절하지 않은 것은?

① 법랑질 형성부전 치아
② 형태 이상 치아
③ 정중이개 치아
④ 위치 이상의 치아
⑤ 실질 결손이 큰 치아

SOLUTION

65   66

69

확인Check! ○ △ ✕

발치 전 인상채득 및 의치를 제작하여 발치 당일에 장착하는 국소의치는?

① 이행의치
② 치료의치
③ 즉시의치
④ 임시국소의치
⑤ 최종국소의치

70

확인Check! ○ △ ✕

총의치의 임상과정 중 기계적인 수직적 악간관계 기록과 관계가 있는 것은?

① 기존에 사용하던 의치의 계측
② 생리적 안정위
③ 발음(스, 츠, 즈)
④ 연하운동
⑤ 교합력의 측정

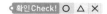

제 **6** 과목 ▷ **치과보존**

71

확인Check! ○ △ ✕

구치부의 인접면에 있는 와동의 분류로 적절한 것은?

① 1급 와동
② 2급 와동
③ 3급 와동
④ 4급 와동
⑤ 5급 와동

72

확인Check! ○ △ ✕

러버댐의 장점으로 적절하지 않은 것은?

① 구호흡 환자에게 적용이 가능하다.
② 술자의 시야 확보가 용이하다.
③ 연조직을 보호할 수 있다.
④ 타액으로부터 치아를 격리시킬 수 있다.
⑤ 눈의 피로를 방지할 수 있다.

SOLUTION

70	72

73

확인Check! O △ X

아말감의 장점으로 적절하지 않은 것은?

① 열전도가 높다.
② 경제적이다.
③ 치아에 화학적 자극이 없다.
④ 술식이 간단하다.
⑤ 강도가 우수하다.

74

확인Check! O △ X

레진강화형 글라스아이오노머의 특징으로 적절한 것은?

① 아말감 와동형성법과 동일하다.
② 상아질처리제를 와동에 도포한다.
③ 조금씩 나누어 충전한다.
④ 연마용 다이아몬드 버를 사용한다.
⑤ 24시간 이후에 가능하다.

75

확인Check! O △ X

괴사된 치수의 감염조직이 근단으로 파급되어 화농이 국소적으로 축적된 화농 상태는?

① 만성치근단농양
② 만성육아종
③ 치근낭종
④ 급성치근단농양
⑤ 급성치근단치주염

76

확인Check! O △ X

근관충전재의 요건으로 적절하지 않은 것은?

① 쉬운 제거
② 무균 상태 유지
③ 밀폐력 우수
④ 세균 성장 억제
⑤ 방사선 투과

SOLUTION

73

75

제 **7** 과목 / **소아치과**

77

◆확인Check! O △ X

치아의 맹출 지연의 전신적 원인으로 적합하지 않은 것은?

① 구개 및 구순 파열
② 다운증후군
③ 쇄골두개이형성증
④ 갑상선기능저하증
⑤ 뇌하수체저하증

78

◆확인Check! O △ X

어린이의 치과 진료 시의 고려사항으로 적절한 것은?

① 진료는 1시간 이내에 한다.
② 점심식사 이후에 한다.
③ 행동 후 사후 설명한다.
④ 보호자와 함께한다.
⑤ 러버댐을 사용한다.

79

◆확인Check! O △ X

유구치 기성수복관 수복의 장점으로 적절하지 않은 것은?

① 치질의 삭제량이 적다.
② 저작기능의 회복이 용이하다.
③ 제작이 쉽다.
④ 치관의 근원심 폭경을 회복한다.
⑤ 내구성이 우수하다.

80

◆확인Check! O △ X

국소마취에 의해 입술 감각이 없어질 때 스스로 입술을 깨물어 부종이 생기는 것은?

① 알레르기 반응
② 외 상
③ 교 상
④ 혈 종
⑤ 신경성 쇼크

SOLUTION

77

80

81

확인Check! ○ △ ×

상·하악 제2유구치의 교합관계를 의미하는 교합 용어는?

① 영장공극
② 발육공극
③ 반대 교합
④ leeway space
⑤ 전후방 교합관계

82

확인Check! ○ △ ×

선천성 심장질환자의 치과치료 시 적절한 응대법은?

① Tell-Show-Do에 근거한 심리적 접근법
② 사전에 항경련제 복용
③ 발치 전 투약 필요
④ 보호자에게 구강위생교육
⑤ 간단한 시술부터 시행

제 **8** 과목　치 주

83

확인Check! ○ △ ×

치주인대의 기능으로 적합하지 않은 것은?

① 온도의 촉각 감지
② 치조골의 형성과 재생에 관여
③ 치은조직의 유지
④ 교합압 완충
⑤ 치은에 영양 공급

84

확인Check! ○ △ ×

치은검사 시 임상적인 평가항목으로 옳지 않은 것은?

① 외 형
② 색 상
③ 표면 구조
④ 출 혈
⑤ 치주낭 측정

SOLUTION

81　　　　82

85

확인Check! ○ △ ✕

치아가 수직적으로 동요가 있는 경우의 분류로 적합한 것은?

① 0도
② 1도
③ 2도
④ 3도
⑤ 4도

86

확인Check! ○ △ ✕

국소유년형 치주염에 대한 설명으로 옳지 않은 것은?

① 몇 개의 치아에만 한정적으로 발생한다.
② 여성에게 호발한다.
③ 치은염증은 없으나 치아동요도가 관찰된다.
④ 방사선상 수직적 골 파괴
⑤ 치면세균막과 치석의 직접 관련된다.

87

확인Check! ○ △ ✕

교합성 외상의 임상증상으로 적절하지 않은 것은?

① 타진 시 반응
② 치아의 마모
③ 치근 흡수
④ 치조백선 확대
⑤ 병적 치아 이동

88

확인Check! ○ △ ✕

임플란트의 유지 치료 시 치과위생사의 역할로 적절하지 않은 것은?

① 상부 구조 결합 상태 확인
② 스크루 파절 확인
③ 고정체 처치
④ 통증 부위 점검
⑤ 임플란트 전용 스케일러로 치태 제거

SOLUTION

85   86

제 **9** 과목 > 치과교정

89

교정임상에서의 치과위생사 업무 범위로 적합하지 않은 것은?

① 브래킷의 접착 준비
② 치간이개
③ 밴드의 접착
④ 유지장치 부착
⑤ 동의서 기록

90

부정교합 원인의 전신적 원인으로 적합한 것은?

① 치아의 크기 이상
② 치아의 만기 잔존
③ 치아의 맹출장애
④ 외 상
⑤ 부적절한 수복

91

임상적으로 적정한 교정력이 아닌 것은?

① 타진 시 일시적 통증이 있다.
② 자발통이 없다.
③ 방사선검사에서 이상 없다.
④ 계획한 방향대로 치아가 이동한다.
⑤ 치아의 심한 동요도가 없다.

92

밴드의 변연을 치간에 밀어 넣기 위해 사용하는 밴드 적합기구는?

① band removing pliers(밴드 리무빙 플라이어)
② band adapter(밴드 어댑터)
③ band seater(밴드 시터)
④ band countouring pliers(밴드 컨투어링 플라이어)
⑤ band pusher(밴드 푸셔)

SOLUTION

91	92

93

 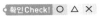 확인Check! ○ △ ✕

상악전치의 반대교합 개선을 위한 가철식 교정장치로 적합한 것은?

① 기능교정장치
② 상교정장치
③ 악외장치
④ 가철성 보정장치
⑤ 가철성 공간유지장치

94

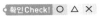 확인Check! ○ △ ✕

구개측이나 설측의 점막을 피개하며 약 1년간 사용하는 가철성 보정장치는?

① tooth positioner
② activator
③ clear retainer
④ circumferential retainer
⑤ hawley retainer

 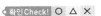 **10 과목 치과재료**

95

 확인Check! ○ △ ✕

압축하중을 받았을 때 파단 없이 영구변형이 일어나는 치과재료의 특성은?

① 크 립
② 피 로
③ 전 성
④ 탄성계수
⑤ 응 력

96

 확인Check! ○ △ ✕

광중합형 복합레진의 장점으로 적절하지 않은 것은?

① 혼합이 불필요하다.
② 경화시간이 빠르다.
③ 기포 발생이 적다.
④ 변연 누출이 있다.
⑤ 강도가 높다.

SOLUTION

95   96

제5회 기출유형문제 **249**

97

확인Check! ○ △ ✕

경화를 빠르게 하며, 수은과 반응성을 좋게 하는 아말감의 성분은?

① 금
② 은
③ 주 석
④ 구 리
⑤ 아 연

98

확인Check! ○ △ ✕

알지네이트의 인상재 경화시간 조절 시 1℃ 낮은 물을 사용할 때 경화시간의 변화로 적절한 것은?

① 3초 빨라진다.
② 3초 늦어진다.
③ 6초 빨라진다.
④ 6초 늦어진다.
⑤ 9초 빨라진다.

99

확인Check! ○ △ ✕

폴리이써 고무인상재의 특성으로 적절한 것은?

① 친수성이다.
② 물속에 보관해도 안정적이다.
③ 경도가 낮다.
④ 약간 신맛이 난다.
⑤ 함몰 부위가 깊어도 인상재 제거가 쉽다.

100

확인Check! ○ △ ✕

글라스아이오노머 시멘트의 특징으로 적합한 것은?

① 불소유리로 항우식효과가 있다.
② 교정장치의 접착에 사용한다.
③ 레진 사용과 함께할 수 없다.
④ 상아질과 열전도율이 유사하다.
⑤ 광중합형인 경우 40초 이상 광중합한다.

SOLUTION

98

100

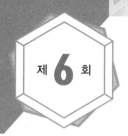

기출유형문제

제 **1** 과목 ▷ **의료관계법규**

01

확인Check! ○ △ ✕

의료법상 의료인의 자격정지 사유는?

① 피성년후견인
② 향정신성의약품 중독자
③ 의료 관련 법령을 위반하여 금고 이상의 형을 받고, 그 형의 집행이 종료되지 아니한 자
④ 관련 서류를 위조하여 부정한 방법으로 진료비를 거짓 청구한 자
⑤ 특정 지역에 종사할 것을 명하는 면허조건을 이행하지 아니한 자

02

확인Check! ○ △ ✕

의료법상 400병상의 종합병원에서 갖추어야 하는 필수진료과목은?

① 안 과
② 정형외과
③ 영상의학과
④ 가정의학과
⑤ 피부과

03

확인Check! ○ △ ✕

의료법상 의료광고가 금지되는 사항은?

① 공공기관으로부터 받은 인증을 표시한 광고
② 의료기관 인증을 표시한 광고
③ 세계보건기구와 협력을 맺은 국제평가기구로부터 받은 인증을 표시한 광고
④ 대통령령으로 정하는 광고
⑤ 신의료기술 평가를 받지 않은 신의료기술광고

04

확인Check! ○ △ ✕

의료법상 진료기록부 등의 보존기간 10년인 것은?

① 처방전
② 환자 수술기록
③ 방사선 사진
④ 진단서 등의 부본
⑤ 환자 명부

SOLUTION

03

04

05

확인Check! ○ △ ✕

의료법상 치과의사가 제출받은 처방전의 대리수령신청서를 보관해야 하는 기간은?

① 1년
② 2년
③ 3년
④ 4년
⑤ 5년

07

확인Check! ○ △ ✕

의료기사 등에 관한 법률상 치과위생사의 업무는?

① 임시 충전
② 임플란트 상부구조의 수리
③ 교정장치의 수리
④ 작업모형의 제작
⑤ 삼차원프린터를 이용한 디자인

06

확인Check! ○ △ ✕

의료기사 등에 관한 법률상 2023년 2월에 신규 면허를 취득한 의료기사가 실태와 취업상황을 신고해야 할 시기는?

① 2023년 12월 31일까지
② 2024년 12월 31일까지
③ 2025년 12월 31일까지
④ 2026년 12월 31일까지
⑤ 2027년 12월 31일까지

08

확인Check! ○ △ ✕

의료기사 등에 관한 법률상 국가시험의 허용되지 아니한 자료를 가지고 있거나, 이용하는 행위가 적발되어 수험이 정지되었다. 이 사람에 대한 국가시험 응시제한의 기준은?

① 영구적 응시 제한
② 그 후 3회 제한
③ 그 후 2회 제한
④ 그 후 1회 제한
⑤ 해당 연도만 제한

SOLUTION

05

08

09

◆ 확인Check! ○ △ ×

의료기사 등에 관한 법률상 3년 이하의 징역 또는 3천만원 이하의 벌금에 처해지는 경우는?

① 의료기사 등의 면허 없이 의료기사 등의 명칭을 사용한 경우
② 2개소 이상의 치과기공소를 개설한 경우
③ 업무상 알게 된 비밀을 누설한 경우
④ 등록을 하지 않고 치과기공소를 개설한 경우
⑤ 실태와 취업상황을 허위로 신고한 경우

10

◆ 확인Check! ○ △ ×

의료기사 등에 관한 법률상 의료기사 등의 보수교육에 대한 설명으로 옳은 것은?

① 보수교육 관계서류는 1년간 보관한다.
② 해당 연도에 의료기관에서 그 업무에 종사하지 않은 기간이 6개월 이상인 사람에 대해서 해당 연도의 보수교육을 면제할 수 있다.
③ 운전병으로 군 복무 중인 사람에 대해서는 해당 연도의 보수교육을 유예할 수 있다.
④ 보수교육의 시간은 매년 4시간 이상으로 한다.
⑤ 해당 연도에 의료기사 등의 신규 면허를 받은 사람에 대해서는 해당 연도의 보수교육을 면제할 수 있다.

11

◆ 확인Check! ○ △ ×

지역보건법상 경기도 분당시 지역보건의료계획의 수립에 대한 내용이다. ( ) 안에 들어갈 단어를 순서대로 알맞게 연결한 것은?

┌ 보 기 ┐

시장은 해당 시 지역보건의료심의위원회의 심의를 거쳐 지역보건의료계획을 수립한 후 해당 ( )에 보고하고, ( )에 제출하여야 한다.

① 시의회 – 도지사
② 시의회 – 보건복지부장관
③ 구의회 – 도지사
④ 시의회 – 도지사
⑤ 도의회 – 보건복지부장관

09

12

확인Check! O △ X

지역보건법상 지역보건의료기관에 대한 설명으로 옳은 것은?

① 동일한 시·군·구에 2개 이상의 보건소가 설치되어 있는 경우 통합할 수 있다.
② 건강생활지원센터는 시·군·구마다 1개씩 설치할 수 있다.
③ 보건소장은 보건진료소의 직원 및 업무에 대하여 지도·감독한다.
④ 지역보건의료기관의 조직은 보건복지부령으로 정한다.
⑤ 보건소 중 병원의 요건을 갖춘 보건소는 보건의료원이라는 명칭을 사용할 수 있다.

13

확인Check! O △ X

지역보건법상 지역보건의료기관 전문인력의 적정 배치 등에 대한 설명으로 옳은 것은?

① 해당 분야의 면허를 소지한 사람으로 해당 분야의 업무에 1년 이상 종사한 사람을 우선 임용하여야 한다.
② 기본교육훈련을 1주 이상 실시해야 한다.
③ 시·도지사는 전문인력의 자질향상을 위하여 필요한 교육훈련을 시행하여야 한다.
④ 시·도지사는 전문인력의 배치 및 운영실태를 매년마다 조사하여야 한다.
⑤ 시장·군수·구청장은 전문인력의 교류를 권고할 수 있다.

14

확인Check! O △ X

지역보건법상 의과대학에서 국민에 대한 의료봉사 활동을 위해 지역주민 다수를 대상으로 순회하는 진료를 하려는 경우 누구에게 신고하여야 하는가?

① 시·도지사
② 시장·군수·구청장
③ 관할 보건소장
④ 질병관리청장
⑤ 보건복지부장관

15

확인Check! O △ X

지역보건법상 지역보건의료계획 시행 결과의 평가기준에 대하여 옳은 것은?

① 대통령이 필요하다고 정하는 기준
② 지역보건의료계획 목표의 적합성
③ 보건의료자원의 효율성
④ 지역주민의 참여도
⑤ 지방자치단체의 만족도

SOLUTION

12

13

16
확인Check! ○ △ ✕

구강보건법상 국민구강건강실태조사의 시행주기
는?

① 6개월
② 1년
③ 2년
④ 3년
⑤ 5년

19
확인Check! ○ △ ✕

구강보건법상 노인을 대상으로 하는 구강보건교
육사업의 내용이 아닌 것은?

① 치아우식증의 예방과 관리
② 치주질환의 예방과 관리
③ 반점치의 예방
④ 구강암의 예방
⑤ 틀니 관리

17
확인Check! ○ △ ✕

구강보건법상 권역장애인구강진료센터의 설치 ·
운영을 위탁할 수 있는 기관은?

① 치과병원
② 치과의원
③ 보건소
④ 보건지소
⑤ 보건진료소

20
확인Check! ○ △ ✕

구강보건법상 학교구강보건사업의 구강보건교육
에 포함되는 내용이 아닌 것은?

① 불소용액의 양치
② 칫솔질과 치실질 등 구강위생관리의 지도
③ 지속적인 구강건강관리
④ 구강검진
⑤ 구강질환 예방진료에 관한 사항

18
확인Check! ○ △ ✕

구강보건법상 수돗물불소농도조정사업과 관련한
보건소장의 업무는?

① 불소화합물의 첨가
② 수돗물불소농도조정사업에 대한 교육과 홍보
③ 불소농도 유지를 위한 지도와 감독
④ 1일 1회 이상 정수장에서 불소농도 측정
⑤ 측정한 불소농도가 0.7ppm인 경우 상수도 사
　업장에게 통보

SOLUTION

17

20

제 **2** 과목 **구강해부**

21

확인Check! ○ △ ✕

악관절의 구조에 해당하는 것은?

① 하악절흔
② 경상돌기
③ 하악와
④ 근돌기
⑤ 관골궁

22

확인Check! ○ △ ✕

하악의 개구운동 초기에 작용하는 근육은?

① 측두근
② 외측익돌근
③ 내측익돌근
④ 악이복근
⑤ 교 근

23

확인Check! ○ △ ✕

악동맥의 가지 중 상악 구치부 치아와 상악동 점막에 분포하는 동맥은?

① 하행구개동맥
② 협동맥
③ 접구개동맥
④ 후상치조동맥
⑤ 심측두동맥

24

확인Check! ○ △ ✕

하악 제3대구치를 발치할 때 전달마취가 시행되어야 하는 신경은?

① 하치조신경
② 후상치조신경
③ 비구개신경
④ 안와하신경
⑤ 소구개신경

SOLUTION

21

24

25

하악 제2소구치 치근단 부위에서 관찰되는 구조물은?

① 이복근와
② 이결절
③ 하악공
④ 이 공
⑤ 이 극

26

혀의 뒷부분 1/3 부위에 분포한 림프절은?

① 설림프절
② 이하림프절
③ 이하선림프절
④ 심안면림프절
⑤ 심경림프절

27

혀의 후두덮개 부근의 감각과 운동신경으로 옳은 것은?

① 설신경
② 고삭신경
③ 설인신경
④ 미주신경
⑤ 설하신경

SOLUTION

26

제 **3** 과목 **치아형태**

28

확인Check! O △ X

치근의 수가 가장 많은 치아는?

① 상악 제1대구치
② 상악 제1소구치
③ 하악 유구치
④ 하악 제1대구치
⑤ 하악 제2대구치

29

확인Check! O △ X

우각상징에 대한 설명으로 옳은 것은?

① 상악 제1소구치에서 가장 뚜렷하게 나타난다.
② 구치의 교합연은 원심에서 근심으로 경사진다.
③ 근심연은 원심연보다 짧고 곡선적이다.
④ 근심절단우각은 예각이고 원심절단우각은 둔각이다.
⑤ 절치의 절단연은 수평으로 나타난다.

30

확인Check! O △ X

하악 제1대구치 교합면에 나타나는 삼각융선-삼각구-횡주융선의 수로 옳은 것은?

① 5-4-3
② 5-3-2
③ 4-4-3
④ 4-3-2
⑤ 4-3-1

31

확인Check! O △ X

상악중절치 치관의 특징으로 옳은 것은?

① 왜소치의 형태가 있다.
② 절단연은 수평이다.
③ 원심절단우각보다 근심절단우각이 크다.
④ 절단결절은 연령증가에 따라 마모된다.
⑤ 원심연이 근심연보다 길다.

SOLUTION

28

31

32

확인 Check! ○ △ ✕

치관의 길이가 가장 긴 치아는?

① 하악 견치
② 상악 견치
③ 하악 측절치
④ 상악 측절치
⑤ 상악 중절치

34

확인 Check! ○ △ ✕

치근이 협측과 설측으로만 분지된 치아는?

① 상악 제1소구치
② 상악 제2대구치
③ 하악 제1대구치
④ 하악 제2대구치
⑤ 하악 제1유구치

33

확인 Check! ○ △ ✕

상악 제1소구치에 나타나는 결절은?

① 설면결절
② 개재결절
③ 후구치결절
④ 가성구치결절
⑤ 카라벨리씨결절

SOLUTION

33

제 **4** 과목 **구강조직**

35

확인Check! ○ △ ✕

교원섬유를 생성하는 결합조직의 세포는?

① 형질세포
② 파골세포
③ 대식세포
④ 섬유모세포
⑤ 비만세포

36

확인Check! ○ △ ✕

법랑질의 성장선 중 석회화에 따른 주기적 변화가 나타나는 성장선은?

① 횡선문
② 에브너선
③ 레찌우스선
④ 안드레젠선
⑤ 신생선

37

확인Check! ○ △ ✕

구순열의 발생원인으로 옳은 것은?

① 내측비돌기와 외측비돌기의 융합부전
② 외측비돌기와 하악돌기의 융합부전
③ 내측비돌기와 상악돌기의 융합부전
④ 좌우 상악돌기의 융합부전
⑤ 좌우 외측비돌기의 융합부전

38

확인Check! ○ △ ✕

상아세관이 폐쇄되어 정지우식이나 만성우식에서 나타나는 상아질은?

① 1차 상아질
② 투명상아질
③ 관주상아질
④ 3차 상아질
⑤ 관간상아질

SOLUTION

37   38

39

확인Check! O △ X

침착기에 발생될 수 있는 장애는?

① 치내치
② 법랑진주
③ 왜소치
④ 무치증
⑤ 결 절

40

확인Check! O △ X

2차 구개와 비강과 구강의 차단에 관여하는 것은?

① 구개돌기
② 상악돌기
③ 하악돌기
④ 내측비돌기
⑤ 외측비돌기

41

확인Check! O △ X

1차 백악질의 특징으로 옳은 것은?

① 성장선의 간격이 규칙적이다.
② 시간이 지나면 층이 더해진다.
③ 백악세포가 있다.
④ 치근분지부에 있다.
⑤ 2차 백악질 완성 후 침착한다.

SOLUTION

40

제 **5** 과목 〉 **구강병리**

42

확인Check! ○ △ ✕

노인, 신생아, 당뇨병환자에게 주로 호발되며, 항생제의 남용에 의해 발생되는 질환은?

① 구순포진
② 칸디다증
③ 구강결핵
④ 구강매독
⑤ 대상포진

43

확인Check! ○ △ ✕

급성 염증 부위로 가장 먼저 이동하여 탐식작용을 하는 세포는?

① 대식세포
② 비만세포
③ 형질세포
④ 호중구
⑤ 호산구

44

확인Check! ○ △ ✕

초기치수염의 단계로 단것과 차가운 것에 통증이 있는 질환은?

① 가역성 치수염
② 비가역성 치수염
③ 상행성 치수염
④ 급성장액성 치수염
⑤ 급성화농성 치수염

45

확인Check! ○ △ ✕

교모의 원인으로 옳은 것은?

① 습관성 이갈이
② 과도한 측방교합력
③ 빈번한 과일음료 섭취
④ 잘못된 칫솔질 습관
⑤ 역류성 식도염

SOLUTION

43	45

46

확인Check! ○ △ ✕

발치와 내 혈액응고기전이 제대로 이루어지지 않았을 때의 질환은?

① 악골 골수염
② 섬유성 골이형성증
③ 골석회화증
④ 치조골염
⑤ 만성 화농성골수염

47

확인Check! ○ △ ✕

매독에 감염된 산모의 태반으로부터 수직감염이 된 태아에게 나타날 수 있는 발육이상은?

① 유착치
② 융합치
③ 신생치
④ 법랑진주
⑤ 상실구치

48

확인Check! ○ △ ✕

양성종양의 특징으로 옳은 것은?

① 방사선상으로 치아가 종양에 포함하고 있다.
② 재발이 많다.
③ 피막이 명확하다.
④ 성장속도가 빠르다.
⑤ 세포분열이 활발하다.

제 **6** 과목 ▷ 구강생리

49

확인Check! ○ △ ✕

위(Stomach)에서 분비되어 펩시노겐을 활성화하고 세균의 번식을 억제하는 것은?

① 락타아제
② 트립신
③ 뮤 신
④ 레 닌
⑤ 염 산

50

확인Check! ○ △ ✕

상하의 치아로 물체를 물었을 때, 물체의 크기와 단단한 정도를 파악하는 것은?

① 위치감각
② 치수감각
③ 교합감각
④ 촉 각
⑤ 압 각

SOLUTION

46

50

51

확인Check! ○ △ X

미각의 역할로 옳지 않은 것은?

① 반사적 타액분비로 저작과 연하를 돕는다.
② 반사적 이자액, 위액, 담즙분비로 소화를 돕는다.
③ 생체 내부의 환경유지에 유용하다.
④ 후각 이상과 무관하게 일정하다.
⑤ 미각의 종류에는 단맛, 신맛, 짠맛, 쓴맛, 감칠맛이 있다.

52

확인Check! ○ △ X

타액분비에 대한 설명으로 옳은 것은?

① 수면 시 악하선에서 가장 많이 분비된다.
② 오후 6시경이 타액이 가장 적게 분비된다.
③ 하루 평균 분비량은 0.5L이다.
④ 연령이 증가할수록 분비량이 많아진다.
⑤ 쓴맛 자극에 의한 분비량은 적어진다.

53

확인Check! ○ △ X

유치의 조기탈락 및 영구치의 조기맹출에 관여하는 호르몬은?

① 성장호르몬
② 파라토르몬
③ 에피네프린
④ 갑상선호르몬
⑤ 성선자극호르몬

54

확인Check! ○ △ X

혈액 내의 칼슘농도가 정상보다 낮아지게 될 때 분비가 촉진되는 호르몬은?

① 글루카곤
② 칼시토닌
③ 코르티솔
④ 파라토르몬
⑤ 인슐린

55

확인Check! ○ △ X

상악 전치결손 시에 나타나는 발음장애는?

① k
② s
③ g
④ v
⑤ r

SOLUTION

52

53

제 7 과목 구강미생물

56
확인Check! O △ X

세균의 운동에 관여하는 구조는?

① 메소솜
② 세포벽
③ 편 모
④ 섬 모
⑤ 협 막

57
확인Check! O △ X

치과치료 중 전파위험성이 가장 높은 것은?

① 간염바이러스
② 연쇄구균
③ 포도상구균
④ 후천선면역결핍증
⑤ 구강 칸디다증

58
확인Check! O △ X

치아우식의 1차 원인균으로 치면의 탈회를 유발하는 것은?

① *Porphyromonas gingivalis*
② *Streptococcus mutans*
③ *Candida albicans*
④ *Treponema pallidum*
⑤ *Staphylococcus*

59
확인Check! O △ X

형질세포로 분화하여 항체를 형성하는 세포는?

① 단핵구
② 자연살해세포
③ 수지상세포
④ B림프구
⑤ T림프구

60
확인Check! O △ X

항체에 대한 설명으로 옳은 것은?

① 동일한 항원에 대한 기억능력이 있다.
② 면역계의 1차 방어기전을 담당한다.
③ 세포성 면역을 담당한다.
④ 특정 항원에 대해 비특이적으로 반응한다.
⑤ 흉선에서 생성된다.

SOLUTION

59

제 8 과목 ▷ 지역사회구강보건

61

확인Check! ○ △ ✕

영아에게 발생할 수 있는 조기 유아우식병을 예방하기 위한 방법은?

① 우유병 사용 후 구강위생관리
② 불소 도포
③ 잇몸 마사지
④ 전문가 예방진료
⑤ 균형적인 영양공급을 위한 식이지도

62

확인Check! ○ △ ✕

학생 정기구강검진의 목적으로 옳은 것은?

① 정신건강상태 파악
② 부정교합에 대한 관심 촉진
③ 구강병의 초기 발견
④ 구강보건행태 조사
⑤ 구강건강 상담 대상 조사

63

확인Check! ○ △ ✕

A지역의 집단구강건강관리를 위하여 주민의 집단구강건강사업 수행 후 이어지는 과정은?

① 실태조사
② 사업평가
③ 실태분석
④ 재정조치
⑤ 사업계획

64

확인Check! ○ △ ✕

지역사회구강보건실태조사에서 식음수불소이온농도가 포함되는 조사영역은?

① 구강보건행동
② 사회제도
③ 인구특성
④ 환경조건
⑤ 구강보건의식

SOLUTION

62

63

65

확인 Check! ○ △ ✕

직업성 치아부식증을 유발하는 것은?

① 불 소
② 비 소
③ 크 롬
④ 니 켈
⑤ 염 소

66

확인 Check! ○ △ ✕

지역사회구강보건의 특징으로 옳은 것은?

① 전체 주민의 전문진료를 지속적으로 전달하는 과정이다.
② 19세기에 발전되기 시작하였다.
③ 개인의 지속적인 노력으로 발전된다.
④ 보건의료산업을 발전시키는 과정이다.
⑤ 전체 주민의 구강보건의식을 향상시키는 과정이다.

67

확인 Check! ○ △ ✕

지역사회조사영역의 인구실태의 내용으로 옳은 것은?

① 주민구강보건의식
② 유효구강보건진료필요
③ 상대구강보건진료수요
④ 음료수 불소이온농도
⑤ 구강보건진료제도

68

확인 Check! ○ △ ✕

수돗물불소농도조정사업을 시행 중인 A지역의 12세 아동을 대상으로 반점치 유병률을 조사하였다. 경미도 반점치 유병률이 9.5%로 나왔을 때, 적합한 조치는?

① 음용수 금지
② 불소이온농도 하향
③ 불소이온농도 상향
④ 불소이온농도 유지
⑤ 수돗물불소농도조정사업 중단

SOLUTION

67

68

69

확인Check! ○ △ ✕

지역사회주민의 독자적인 필요와 방향설정에 따른 구강보건사업계획은?

① 구강보건활동계획
② 포괄 구강보건사업계획
③ 공동 구강보건사업계획
④ 하향식 구강보건사업계획
⑤ 상향식 구강보건사업계획

70

확인Check! ○ △ ✕

100L의 식음수로 매일 사용하는 불소양치용액을 조제하려고 할 때 적절한 불소농도와 불화나트륨의 함량은?

① 불소농도 : 2%, 불화나트륨 200g
② 불소농도 : 0.2%, 불화나트륨 20g
③ 불소농도 : 0.2%, 불화나트륨 2g
④ 불소농도 : 0.5%, 불화나트륨 5g
⑤ 불소농도 : 0.05%, 불화나트륨 5g

71

확인Check! ○ △ ✕

반점치와 같이 일부 지역사회에서 특이질병으로 계속적으로 발생하는 양태는?

① 범발성
② 유행성
③ 지방성
④ 산발성
⑤ 전염성

72

확인Check! ○ △ ✕

다음과 같은 특징을 가진 조사방법은?

보 기
• 자료수집이 쉽고 용이하다.
• 이미 존재하는 자료를 이용한다.
• 시간, 노력, 경비가 절약된다.

① 사례조사법
② 설문조사법
③ 열람조사법
④ 면접조사법
⑤ 관찰조사법

SOLUTION

70

72

제 9 과목 구강보건행정

73

◀ 확인Check! ○ △ ✕

구강병 발생감소목표, 구강보건진료수혜 증가목표 등으로 구분하여 실태조사를 통해 수량으로 표시하는 정책요소는?

① 미래구강보건상
② 공식성
③ 발전방향
④ 정책의지
⑤ 행동노선

74

◀ 확인Check! ○ △ ✕

구강보건진료소비자가 구매하고자 하는 구강보건진료는?

① 유효구강보건진료수요
② 구강보건진료수요
③ 잠재구강보건진료수요
④ 구강진료가수요
⑤ 절대구강보건진료필요

75

◀ 확인Check! ○ △ ✕

구강진료전달체계를 합리적으로 운영하기 위한 방법은?

① 환자 중심으로 단편적 구강진료를 제공한다.
② 구강진료기관 사이의 환자의뢰제도가 확립되도록 한다.
③ 구강보건문제를 지역사회 외부로 확장하여 해결한다.
④ 민간구강진료자원의 활용을 최소화한다.
⑤ 구강진료기관은 대도시에 집중배치한다.

76

◀ 확인Check! ○ △ ✕

기본구강보건진료과제를 민간의 치과의사들이 결정하는 제도의 특징은?

① 의료의 질적 수준이 저하된다.
② 소비자의 선택권이 보장된다.
③ 진료비의 부담이 감소된다.
④ 예방지향적 포괄구강보건진료가 공급된다.
⑤ 균등한 자원분포가 이루어진다.

SOLUTION

73

75

77

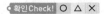

사회보장형 구강보건진료제도에서 구강보건진료 생산자와 소비자 사이에 가장 영향력 높은 조정자는?

① 정 부
② 정 당
③ 언론기관
④ 이익단체
⑤ 소비자단체

78

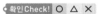

A치과병원이 경영난이 악화되어 일방적으로 폐업을 결정하고 잠적하여, 피해를 입은 환자들은 대책반을 구성하는 등 문제를 해결하고자 한다. 이에 해당하는 소비자의 권리는?

① 피해보상청구권
② 안전구강진료소비권
③ 구강보건의사반영권
④ 단결조직활동권
⑤ 구강보건진료정보입수권

79

구강보건진료자원 중 구강건강과 관련된 지적활동 및 치학지식, 구강진료기술이 해당되는 것은?

① 구강보건보조인력
② 구강보건관리인력
③ 무형 비인력자원
④ 유형 비인력자원
⑤ 중간재

80

공공부조에 대한 설명으로 옳은 것은?

① 인플레이션에 대비할 수 있다.
② 수급자의 자립심을 높인다.
③ 개인적 필요에 따라 가입한다.
④ 보험수급이 법적으로 권리가 보장된다.
⑤ 장기고유자를 대상으로 한다.

SOLUTION

78 　　79

81

확인Check! O △ X

상악 우측 제1대구치의 치석상태를 검사한 결과, 설면에만 치은연상 1/3까지 부착되어 있고, 치은연하에는 점상으로 부착되어 있을 때, 이 치아의 치석지수는?

① 6

② 5

③ 4

④ 3

⑤ 2

82

확인Check! O △ X

지역사회 치주요양필요지수를 산출할 때, 치면세균막관리필요(CPITN₂)로 판정하는 치주조직의 상태는?

① 출혈치주조직

② 치아동요조직

③ 치석부착치주조직

④ 심치주낭형성

⑤ 천치주낭형성

제 **10** 과목 ▷ **구강보건통계**

83

확인Check! O △ X

다음은 상악우측 제1대구치의 구강환경상태 검사 결과다. 구강환경지수(OHI)는?

협 면	• 음식물잔사 : 치면의 50% • 치은연상치석 : 치면의 50% • 치은연하치석 : 점상존재
설 면	• 음식물잔사 : 치면의 20% • 니코틴착색 : 존재 • 치은연상치석 : 치면의 70% • 치은연하치석 : 환상존재

① 9

② 8

③ 7

④ 6

⑤ 5

SOLUTION

82

84

확인Check! ○ △ ✕

성인 100명의 구강검사결과가 다음과 같을 때 우식치명률은?

|보 기|

- 피검치아(상실치 포함) : 3,000개
- 치료가능우식치아 : 100개
- 우식경험충전치아 : 250개
- 우식경험상실치아 : 50개
- 발거대상우식치아 : 100개
- 우식비경험상실치아 : 100개

① 50%

② 30%

③ 20%

④ 8.3%

⑤ 5.0%

85

확인Check! ○ △ ✕

구강건강실태 파악을 위해 경기도의 1개의 시를 무작위로 선정하여 전수조사를 실시했을 때 해당하는 표본추출방법은?

① 단순무작위추출

② 계통추출

③ 층화추출

④ 다단추출

⑤ 집락추출

86

확인Check! ○ △ ✕

50세 남성의 지역사회치주요양필요지수를 산출하기 위해 하악 좌측구치부 삼분악을 검사하였다. 제1대구치에 천치주낭이 형성되어 있었고, 제2대구치에 치석이 침착되어 있었을 때 해당 삼분악에 기록하는 평점은?

① 5점 ② 4점

③ 3점 ④ 2점

⑤ 1점

87

확인Check! ○ △ ✕

F회사에 신규 입사한 100명의 구강검사 결과다. 우식경험영구치율은?

|보 기|

- 우식경험자 : 67명
- 피검치아(상실치아 포함) : 3,000명
- 치료가능우식치아 : 130개
- 우식경험충전치아 : 160개
- 우식경험상실치아 : 10개

① 67%

② 53%

③ 43%

④ 10%

⑤ 3%

SOLUTION

86

87

88

확인Check! ○ △ ✕

C씨의 상악 6전치 반점도 검사결과다. 개인의 반점도는?

┤보 기├
- 경미도 반점치아 : 3개
- 중등도 반점치아 : 2개
- 정상치아 : 1개

① 0
② 1
③ 2
④ 3
⑤ 4

89

확인Check! ○ △ ✕

보테카의 치면분류 기준으로 옳은 것은?

① 소구치 인접면 우식 : 1면 우식경험
② 우식경험 상실치아 : 5면 우식경험
③ 우식경험 인조치관 : 3면 우식경험
④ 상악 제1대구치 : 6면
⑤ 하악 제2유구치 : 6면

90

확인Check! ○ △ ✕

45세 A씨의 구강검사결과다. 제1대구치의 우식경험률은?

┤보 기├
- 상악 우측 제1대구치 : 2면 충전
- 상악 좌측 제1대구치 : 우식경험 상실
- 하악 우측 제1대구치 : 1면 충전
- 하악 좌측 제1대구치 : 크라운

① 20%
② 35%
③ 50%
④ 65%
⑤ 80%

91

확인Check! ○ △ ✕

구강보건전문지식을 가진 2~3명의 발표자가 동일한 주제로 서로 다른 입장으로 발표하는 토의법은?

① 브레인스토밍
② 배심토의
③ 심포지엄
④ 분단토의
⑤ 세미나

SOLUTION

88

91

92

확인Check! ○ △ ×

청소년을 대상으로 칫솔질 교육을 실시한 후 치면 세균막지수가 2.0에서 1.5로 감소하였다. 이에 해당되는 교육평가 내용은?

① 구강보건 실용도
② 구강보건 주관도
③ 구강보건 증진도
④ 구강보건 성취도
⑤ 구강보건교육 유효도

94

확인Check! ○ △ ×

치과주치의 제도 시행에 대하여 여러 명의 전문가들이 자신의 견해를 청중 앞에서 토론하였다. 이때 교육방법은?

① 대화식토의
② 심포지엄
③ 배심토의
④ 분임토의
⑤ 세미나

93

확인Check! ○ △ ×

치과위생사가 임산부를 대상으로 온라인 동영상을 활용하여 구강건강관리에 대한 강의를 하였다. 이에 해당하는 구강보건교육방법은?

① 집단시청각실천교육
② 간접시청각이론교육
③ 간접대중실천교육
④ 직접시청각이론교육
⑤ 대중청각이론교육

95

확인Check! ○ △ ×

구강진료실에 내원한 환자를 대상으로 구강보건교육프로그램을 개발하려고 할 때 가장 먼저 수행하는 단계는?

① 환자의 요구파악
② 교육목표 설정
③ 평가방법 결정
④ 자료수집 및 정리
⑤ 의견교환 및 토론 후 교육과정 통일

SOLUTION

93

95

96

확인Check! ○ △ ×

학습자의 학습수행관점에서 구체적 행동변화를 측정할 수 있게 작성된 구강보건교육 목표는?

① 학생은 정기적 구강검진의 필요를 이해할 수 있다.
② 학생은 치아우식병의 원인에 관심을 가질 수 있다.
③ 학생은 치주병 예방법을 설명할 수 있다.
④ 학생은 불소의 효과를 이해할 수 있다.
⑤ 학생은 칫솔교환시기를 알 수 있다.

97

확인Check! ○ △ ×

환자가 새롭게 습득한 구강건강관리 습관을 오래 유지할 수 있도록 하는 구강진료실의 동기유발과정은?

① 욕구확인
② 계속관리
③ 구강진료수행
④ 동기유발인자 파악
⑤ 구강보건교육 수행

98

확인Check! ○ △ ×

고등학생에게 치실사용법을 알려준 후 직접 치실질을 해 보도록 하는 교육방법은?

① 상 담
② 시뮬레이션
③ 토 의
④ 시범실습
⑤ 역할극

99

확인Check! ○ △ ×

다발성 우식환자에게 식이조절프로그램을 통해 교육하고, 1년 뒤 새로 발생한 치아우식병이 없었을 때, 이 효과를 평가하는 방법은?

① 교육유효도
② 환자만족도
③ 학습성취도
④ 환자수행도
⑤ 교육증진도

100

확인Check! ○ △ ×

고등학생에게 '중대구강병관리방법'에 대해 구강보건교육을 실시할 때, 정신운동영역의 목표로 옳은 것은?

① 올바른 식습관을 설명할 수 있다.
② 구강위생용품을 선택하고 사용할 수 있다.
③ 치아의 구조를 설명할 수 있다.
④ 올바른 칫솔질의 목적을 설명할 수 있다.
⑤ 구취의 원인을 설명할 수 있다.

SOLUTION

96

98

제2교시 | 100문항(85분)

제 **1** 과목 > 예방치과처치

01
확인Check! O △ X

최후방구치의 원심면이나 고립된 치아의 치면세균막 제거에 효과적인 구강위생용품은?

① 치 실
② 치간칫솔
③ 첨단칫솔
④ 물사출기
⑤ 고무치간자극기

02
확인Check! O △ X

치면세균막의 특성에 대한 설명으로 옳은 것은?

① 두꺼워지면, 심층에는 혐기성 세균이 증가한다.
② 부착력이 약하여 자정작용에 의해 제거가 용이하다.
③ 중탄산이온은 치면세균막 형성을 촉진한다.
④ 그람음성균이 최초로 부착한다.
⑤ 활택한 치면에 잘 형성된다.

03
확인Check! O △ X

치아우식발생요인 중 숙주요인으로 옳은 것은?

① 치아 주위의 산 성분
② 독소생산능력
③ 치면세균막
④ 음식의 종류
⑤ 치아의 형태

04
확인Check! O △ X

치아우식의 예방을 위한 치질 내 산성 증가법으로 옳은 것은?

① 불소도포
② 치면열구전색
③ 청정식품 섭취
④ 항생제 배합 세치제 사용
⑤ 글루칸분해효소 사용

SOLUTION

01   02

05

확인Check! ○ △ ✕

구강병 진행과정에서 조기질환기에 해당하는 관리방법은?

① 부정치열교정
② 가공의치보철
③ 치은염치료
④ 치수복조
⑤ 불소도포

06

확인Check! ○ △ ✕

불소겔 도포방법에 대한 설명으로 옳은 것은?

① 도포 중 입안에 고이는 타액은 도포가 끝난 후 뱉도록 한다.
② 불소겔은 트레이에 가득 담기도록 충분한 양을 사용한다.
③ 인접면은 무왁스치실을 이용하여 미리 도포한다.
④ 글리세린이 포함된 연마제로 치면을 연마한다.
⑤ 환자를 수평자세로 편안히 눕혀서 실시한다.

07

확인Check! ○ △ ✕

치면세균막지수(PHP index)가 5.0인 경우 개인의 구강환경관리능력 판정은?

① 매우 양호
② 양 호
③ 보 통
④ 불 량
⑤ 매우 불량

08

확인Check! ○ △ ✕

칫솔질 방법과 칫솔의 운동형태가 바르게 연결된 것은?

① 폰즈법 – 상하쓸기
② 회전법 – 수평왕복
③ 스틸맨법 – 원호
④ 바스법 – 진동
⑤ 횡마 – 압박

SOLUTION

07 08

09

확인 Check! ○ △ ✕

임플란트 부위에 권장하며, 인공치아 기저부 청결에 효과적이다. 또한, 교합면을 향하여 45°를 향하여 치경부에 강모단면을 위치하는 칫솔질 방법은?

① 와타나베법
② 차터스법
③ 스틸맨법
④ 바스법
⑤ 회전법

10

확인 Check! ○ △ ✕

치간유두의 마사지 효과, 치간 사이의 과잉충전물 변연검사에 사용되는 구강관리용품은?

① 고무치간자극기
② 치간칫솔
③ 첨단칫솔
④ 이쑤시개
⑤ 치 실

11

확인 Check! ○ △ ✕

청정식품의 섭취여부 조사, 우식성 식품의 섭취횟수를 파악하는 식이조절 과정은?

① 식이처방
② 식이상담
③ 식이분석
④ 식이조사
⑤ 식이관찰

12

확인 Check! ○ △ ✕

치아우식유발지수를 산출하는 지표로 옳은 것은?

① 물리적 성상, 섭취빈도
② 물리적 성상, 섭취량
③ 전당량, 섭취빈도
④ 전당량, 점착도
⑤ 점착도, 섭취량

SOLUTION

10	11

13

확인Check! ○ △ ×

전색재의 유지력을 높이기 위해 치아표면과의 접촉면적을 증가시키는 과정은?

① 교합조정
② 치면건조
③ 치아분리
④ 치면세마
⑤ 산부식

15

확인Check! ○ △ ×

충전과 비교했을 때, 전색에 대한 설명으로 옳은 것은?

① 넓이는 좁게 하며, 가능한 보조열구까지 시행한다.
② 탈락되어 재전색할 경우, 치아의 삭제가 필요하다.
③ 유지력을 높이기 위해 외형을 둥글게 형성한다.
④ 와동이 형성된 우식 치아에 적용한다.
⑤ 평균수명이 길다.

14

확인Check! ○ △ ×

치아우식발생요인을 검사하는 과정으로 옳은 것은?

① 타액분비율 : 무가향 파라핀 왁스를 3분 저작하여 타액을 채취한다.
② 스나이더 : 배지를 배양기에 넣고 12시간 간격으로 색변화를 관찰한다.
③ 포도당잔류시간 : tes-tape에 5분 간격으로 타액을 접촉시킨다.
④ 타액완충능 : pH 5.0이 될 때까지 0.1N 유산용액을 떨어트린다.
⑤ 타액점조도 : 자극성 타액 2mL를 뷰렛으로 측정한다.

16

확인Check! ○ △ ×

다음은 구취를 호소하는 35세 여성의 구강검사결과이다. 이때, 가장 먼저 시행해야 하는 관리방법은?

┤보 기├
- 평균 치주낭 깊이 : 2~3mm
- 치수를 침범한 우식치아 : 3개
- 구치부 치경부 : 흑색선의 착색
- 오리어리지수 : 20%

① 치주치료
② 치석제거
③ 우식치료
④ 칫솔질 교습
⑤ 클로르헥시딘 용액 양치

SOLUTION

13

16

17

확인Check! ○ △ ✕

사람에 따라 다르게 작용하는 우식발생요인을 찾기 위한 검사결과이다. 우식예방을 위한 지도사항으로 옳은 것은?

	검사종류	검사결과	지도사항
①	타액분비율	15mL/5min	청정식품 섭취 제한
②	스나이더	중등도활성	고정성 보철물 장착시기 보류
③	포도당 잔류시간	10분	부착성 당질의 섭취제한
④	타액완충능	14방울	탄산소다로 일시적 보충
⑤	타액점조도	2.5	필로칼핀 복용

18

확인Check! ○ △ ✕

다음 환자에게 우선적으로 조치해야 할 사항으로 옳은 것은?

┌─ 보 기 ─
• 주소(C.C.) : 시린 증상 호소
• 치주조직상태 : 건전
• 상악 소구치 협면 : 치경부 마모
• 치아 상태 : 하악 구치부 협면 초기탈회
└─

① 치면연마
② 우식치료
③ 식이조절
④ 불소도포
⑤ 치면열구전색

제 **2** 과목　치면세마

19

확인Check! ○ △ ✕

구강병을 예방하기 위해 치면부착물을 제거하고 치아표면을 활택하게 하는 술식은?

① 치은절제
② 치면세마
③ 치근활택
④ 치석제거
⑤ 치주소파

20

확인Check! ○ △ ✕

다음의 기구와 재료에 대한 감염관리방법은?

┌─ 보 기 ─
• 화학용액
• 초음파스켈러팁
• arkansas stone
└─

① 불포화 화학증기멸균법
② 고온기름 소독법
③ 가압증기멸균법
④ 자비소독법
⑤ 건열멸균법

SOLUTION

18 　　20

21

확인Check! ○ △ ✕

상악 우측 구치부 협면의 치석제거를 위한 올바른 방법은?

① 상악 전치부 순면이 바닥과 평행하게 한다.
② 환자에게 입을 최대한 벌리도록 한다.
③ 환자를 변형 수평자세로 위치시킨다.
④ 환자의 고개는 우측으로 돌린다.
⑤ 술자는 환자의 측면에 앉는다.

22

확인Check! ○ △ ✕

진료가 끝난 후 사용한 기구의 처리과정으로 옳은 것은?

① 멸균된 기구는 별도의 유효기간 없이 사용할 수 있다.
② 기구의 부식을 방지하기 위하여 건조과정이 필요하다.
③ 초음파세척기는 뚜껑을 열고 작동한다.
④ 손으로 세척하는 방법이 효과가 크다.
⑤ 세척 전 용액으로 알코올을 사용한다.

23

확인Check! ○ △ ✕

63세 환자의 치주상태를 검사한 결과, 치은퇴축은 2mm 치주낭의 깊이는 3mm로 측정되었다. 임상적 부착소실은?

① 1mm
② 2mm
③ 3mm
④ 4mm
⑤ 5mm

24

확인Check! ○ △ ✕

탐침의 사용법으로 옳은 것은?

① 중등도의 측방압으로 동작한다.
② 삽입각도를 준다.
③ pull stroke을 한다.
④ 팁의 배면이 열구상피에 도달하도록 한다.
⑤ 팁의 측면은 동작하는 동안 치면에 접촉하도록 한다.

SOLUTION

23

24

25

확인 Check! O △ X

치석제거 기구별 절단연 수와 작업단의 단면모양이 바르게 연결된 것은?

	기 구	절단연 수	단면도
①	호(hoe)	1	원통형
②	파일(file)	1	직사각형
③	시클(sickle)	2	삼각형
④	그레이시큐렛(gracey curette)	2	직사각형
⑤	치즐(chisel)	2	반원형

26

확인 Check! O △ X

다음의 구강상태에 따른 치면세마 난이도 분류는?

┤보 기├
- 치아동요가 있음
- 5mm 이상의 치주낭 형성
- 전체 치면에 치은연상치석과 치은연하치석이 다량으로 부착

① class Ⅳ
② class Ⅲ
③ class Ⅱ
④ class Ⅰ
⑤ class C

27

확인 Check! O △ X

치주기구의 연결부(shank)에 대한 설명으로 옳은 것은?

① 직선형은 구치부에 사용한다.
② 침착물을 제거할 때 사용한다.
③ 복합형은 전치부 인접면에 사용한다.
④ 길이가 짧은 연결부는 주로 구치부에서 사용한다.
⑤ 치면에 대한 올바른 적합 결정에 기준이 된다.

28

확인 Check! O △ X

구강상태가 불량한 어린이의 상악 전치부 순면 치경부에 나타나는 착색물은?

① 흑색선
② 주황색
③ 갈 색
④ 녹 색
⑤ 황 색

SOLUTION

26

28

29

확인Check! ○ △ ×

치은연상치석에 대한 설명으로 옳은 것은?

① 치면을 건조시켜야 확인하기 쉽다.
② 무기질의 기원은 치은열구액이다.
③ 선반형으로 나타난다.
④ 부싯돌 같이 단단하다.
⑤ 어두운 갈색을 띈다.

30

확인Check! ○ △ ×

치석제거를 할 때 시술자의 자세로 올바른 것은?

① 상박은 몸의 측면에서 35°로 벌린다.
② 손목을 연장시켜 수근관증후군을 예방한다.
③ 술자의 눈과 환자 구강과의 거리는 35~90cm를 유지한다.
④ 상박과 전완이 이루는 각도는 60~100°가 되도록 한다.
⑤ 대퇴부는 바닥과 수직이 되도록 한다.

31

확인Check! ○ △ ×

장기간 이갈이가 있는 사람의 교합면에 나타나는 치아상태를 표시하는 기호는?

① Att.
② S
③ Fx
④ Ft.
⑤ ↑, ↓

32

확인Check! ○ △ ×

노인을 대상으로 치면세마를 할 때 고려사항으로 옳은 것은?

① 가능한 오후에 한다.
② 가능한 시술시간을 길게 한다.
③ 크고 단단한 치석은 여러 조각을 낸 후 제거한다.
④ 치아동요가 있는 경우 치면세마를 하지 않는다.
⑤ 노출된 치근의 치석은 한번에 강한 힘으로 제거한다.

SOLUTION

31

32

33

확인Check! ○ △ ✕

치근활택술을 적용할 수 있는 대상자는?

① 지각과민이 심한 자
② 치면세균막 관리가 어려운 자
③ 진행성 치주염 환자
④ 치아의 동요가 심한 자
⑤ 급성 치주염 환자

35

확인Check! ○ △ ✕

엔진연마에 대한 설명으로 옳은 것은?

① 러버컵의 가장자리를 치은열구에 깊숙이 넣고
동작한다.
② 입자가 큰 연마제를 사용하는 것이 효율적이다.
③ 평활면은 강모솔을 사용한다.
④ 가능한 모든 치면에 시행한다.
⑤ 치주낭이 깊은 환자에게 효과적이다.

34

확인Check! ○ △ ✕

초음파치석제거기 적용 시, 환자가 시린 증상을
호소할 경우 대처방법은?

① 작업각도를 15° 이내로 유지한다.
② 한 부위를 오랫동안 동작한다.
③ 한 방향으로 동작한다.
④ 물의 양을 줄인다.
⑤ 측방압을 높인다.

36

확인Check! ○ △ ✕

초음파치석제거기 사용에 대한 설명으로 옳은 것
은?

① 치석제거 시 촉감을 쉽게 느낄 수 있다.
② 절단연으로 연조직에 상처를 줄 수 있다.
③ 세밀한 부착물을 쉽게 제거한다.
④ 물분사로 치경 사용이 쉽다.
⑤ 항세균효과가 있다.

SOLUTION

35

36

37

확인Check! ○ △ ✕

기구연마의 일반적 원칙으로 옳은 것은?

① 치면세마 후 매회 실시한다.
② 무딘 기구의 윤곽형성에는 자연석을 이용한다.
③ 기구고정법인 경우 마지막은 상방동작으로 끝낸다.
④ 작업단의 내면과 연마석은 100~110°를 유지한다.
⑤ 날의 하방 1/3 부위부터 연마한다.

38

확인Check! ○ △ ✕

빛이 반사되는 절단연이 있는 기구를 사용했을 때 나타나는 상황은?

① 기구 동작 시 측방압이 강해진다.
② 조직의 손상을 방지한다.
③ 기구동작 횟수가 적어진다.
④ 시술할 때 촉각이 예민해진다.
⑤ 시술시간이 줄어든다.

제 3 과목 ▶ 치과방사선

39

확인Check! ○ △ ✕

엑스선관의 구성에 대한 설명으로 옳은 것은?

① 구리동체는 열을 분산시킨다.
② 집속컵은 열을 흡수한다.
③ 필라멘트에서 엑스선이 발생한다.
④ 유리관은 전자를 모은다.
⑤ 초점은 열전자를 방출한다.

40

확인Check! ○ △ ✕

전자와 텅스텐원자의 어떤 상호작용에 의해 저지 엑스선에 발생하는가?

① 전기적 중성 상태로 돌아갈때
② 전자가 바깥쪽 궤도로 이동할 때
③ 원자핵 주위를 지나갈 때
④ 내각전자를 이탈시킬 때
⑤ 전자를 진동시킬 때

SOLUTION

37

38

41

확인Check! ○ △ ✕

엑스선과 가시광선의 공통점은?

① 눈에 보이지 않는다.
② 원자를 전리시킨다.
③ 형광을 발생시킨다.
④ 물질을 투과한다.
⑤ 직진한다.

44

확인Check! ○ △ ✕

치아의 수복물 경계를 명확하게 확인할 수 있는 영상의 특성은?

① 대조도
② 흑화도
③ 관용도
④ 감광도
⑤ 선예도

42

확인Check! ○ △ ✕

노출시간을 증가시킬 때의 변화는?

① 조직의 투과력 증가
② 전자의 에너지 증가
③ 전자의 속도 증가
④ 엑스선의 양 증가
⑤ 엑스선의 최대에너지 증가

45

확인Check! ○ △ ✕

표준흑화도의 방사선 사진을 만드는데 필요한 X선 조사량은?

① 대조도
② 감광도
③ 1.0
④ 흑화도
⑤ 선예도

43

확인Check! ○ △ ✕

엑스선 발생장치에서 여과기의 기능은?

① 엑스선속의 크기를 조절한다.
② 엑스선속의 양을 증가시킨다.
③ 전자의 속도를 증가시킨다.
④ 엑스선의 최대에너지를 증가시킨다.
⑤ 조직의 투과력을 증가시킨다.

SOLUTION

44	45

46

확인Check! ○ △ ✕

상악 견치부 치근단 영상에서 역 Y자 형태를 이루는 해부학적 구조물은?

① 상악동, 악하선와
② 설공, 영양관
③ 비와, 상악동
④ 이공, 절치공
⑤ 이공, 비와

47

확인Check! ○ △ ✕

초기 치주질환에서 나타나는 미세한 치조정 변화를 관찰하는 촬영법은?

① 파노라마 촬영
② 등각촬영
③ 직각촬영
④ 교익촬영
⑤ 교합촬영

48

확인Check! ○ △ ✕

하악대구치의 치근단 영상 시 방사선 불투과성으로 관찰되는 구조물은?

① 외사선, 악설골융선
② 이극, 악하선와
③ 하악관, 근돌기
④ 이공, 이융선
⑤ 설공, 하악관

49

확인Check! ○ △ ✕

8세 소아 환자의 구내 방사선 촬영법은?

① 표준필름 사용 시 수직각을 줄인다.
② 추가적인 교익촬영은 불필요하다.
③ 노출시간은 성인의 50%로 한다.
④ 저감광도 필름을 사용한다.
⑤ 평행촬영을 권장한다.

50

확인Check! ○ △ ✕

상악 절치부의 등각촬영법으로 옳은 것은?

① 수평각은 중절치와 측절치의 인접면에 평행하게 한다.
② 비익과 이주를 연결한 선이 바닥과 평행하게 한다.
③ 수직각은 치아의 장축에 수직으로 조사한다.
④ 중심선의 입사점은 비익을 향한다.
⑤ 필름을 수평으로 위치시킨다.

SOLUTION

46

50

51

확인Check! O △ X

직접 디지털 영상획득 장치에 대한 설명으로 옳은 것은?

① 초기화 과정이 필요하다.
② 스캔과정이 필요하다.
③ 두께로 인한 이물감이 없다.
④ 플라스틱 덮개로 둘러싸여 있다.
⑤ 전선이 연결되어 있지 않다.

52

확인Check! O △ X

파노라마촬영 후 추가로 등각촬영을 할 때 확인하기 위한 것은?

① 초기 치근단병소
② 매복치
③ 큰 낭종의 병소
④ 타액선의 타석
⑤ 악골의 발육상태

53

확인Check! O △ X

하악대구치의 치근단영상에서 매복된 제3대구치가 발견되었을 때, 매복치의 협·설측 위치확인을 위한 촬영법은?

① 직각촬영
② 교익촬영
③ 두부규격촬영
④ 하악전방부교합촬영
⑤ 파노라마촬영

54

확인Check! O △ X

상악소구치의 치근단촬영영상 중 치아의 인접면이 겹쳤을 때 해결방법은?

① 중심선은 필름의 중앙을 향한다.
② 노출 중 관두부를 고정한다.
③ 필름의 하연이 교합면과 평행하도록 한다.
④ 소구치의 인접면에 중심방사선을 평행하도록 한다.
⑤ 수직각은 중심선의 이등분선에 직각이 되도록 한다.

SOLUTION

51

52

55

확인Check! ○ △ ✕

인체조직과 장기 중에서 방사선 감수성이 상대적으로 낮은 것은?

① 점 막
② 신 경
③ 골 수
④ 소 장
⑤ 타액선

56

확인Check! ○ △ ✕

파노라마 영상에서 교합평면이 과장된 V자 형태로 나타났을 때 보완방법은?

① 프랑크푸르트 수평면을 바닥과 평행하도록 한다.
② 교합제의 홈을 절단교합 상태로 물게 한다.
③ 목과 등을 곧게 편다.
④ 혀를 입천장에 닿게 한다.
⑤ 정중시상면을 바닥과 수직이 되도록 한다.

57

확인Check! ○ △ ✕

엑스선 영상에서 방사선 불투과상의 병소는?

① 상악동염
② 치근농양
③ 경화성골염
④ 치아우식병
⑤ 치근단낭

58

확인Check! ○ △ ✕

방어벽이 없는 경우 술자보호의 방법은?

① 중심선에 대하여 90~135° 사이에 위치한다.
② 신속한 촬영을 위해 필름을 고정한다.
③ 노출되는 동안 방사선 관구를 잡는다.
④ 일차방사선의 진행방향에 위치한다.
⑤ 환자로부터 1m 이내에 위치한다.

SOLUTION

56 58

제 **4** 과목 ▷ **구강악안면외과**

59

⦁확인Check! O △ X

하악소구치의 설측에 있는 골융기로 인해 의치 제작이 곤란한 경우 시행하는 처치는?

① 치은성형술
② 치조제증대술
③ 조직유도재생술
④ 치은성형술
⑤ 치조골성형술

60

⦁확인Check! O △ X

악골골수염에 대한 설명으로 옳은 것은?

① 치아우식으로 인한 경우 상악에서 빈발한다.
② 혈행성감염은 성인에게 빈발한다.
③ 치주염의 확산이 원인이다.
④ 골의 감염은 피질골에서 해면골로 진행된다.
⑤ 상악 제3대구치에서 빈발한다.

61

⦁확인Check! O △ X

외과적 발치 후 24시간 이내에 냉찜질을 시행하는 목적은?

① 상피화 촉진
② 혈액순환 촉진
③ 혈관확장 도모
④ 부종의 감소
⑤ 백혈구 탐식작용 촉진

62

⦁확인Check! O △ X

절개 및 배농을 할 때, 고려해야 하는 전신질환은?

┌ 보 기 ┐
• 가능한 오전에 진료예약
• 창상치유지연으로 인한 높은 감염 가능성
└─────────────────────┘

① 당뇨병
② 고혈압
③ 천 식
④ 심근경색증
⑤ 갑상선항진증

SOLUTION

61

62

63

확인Check! ○ △ ×

에피네프린이 포함된 국소마취제를 사용할 경우, 나타나는 시술부위의 변화는?

① 독성이 증가
② 출혈이 감소
③ 혈관이 확장
④ 마취제의 흡수촉진
⑤ 마취작용시간의 단축

64

확인Check! ○ △ ×

구개골 상부와 관골돌기 접합부의 아래부위에서 두개골의 기저부와 분리되는 상악골 골체부의 골절은?

① 횡단골절
② 수평골골절
③ 관골골절
④ 피라미드형 골절
⑤ 비안와사골 골절

제 5 과목 치과보철

65

확인Check! ○ △ ×

전부금속관을 제작할 때, 교합기의 상·하악 모형을 구강 내와 같은 상태로 재현하기 위한 진료과정은?

① 교합채득
② 지대축조
③ 치은압배
④ 모형복제
⑤ 대합치채득

66

확인Check! ○ △ ×

상악 중절치의 치간이개가 있는 경우, 치아삭제를 최소화하여 적용 가능한 보철물은?

① 전부금속관
② 금속도재관
③ 도재라미네이트베니어
④ 전부도재관
⑤ collerless 금속도재관

SOLUTION

65

66

67

확인Check! O △ X

다음이 설명하는 하악위로 옳은 것은?

┤보 기├
- 치아의 교모, 정출, 결손에 의해 변화된다.
- 상·하악의 치아의 교합면이 최대로 접촉한다.

① 중심위
② 편심교합위
③ 하악안정위
④ 전방교합위
⑤ 중심교합위

68

확인Check! O △ X

가철성 국소의치와 비교했을 때, 고정성 가공의치의 장점은?

① 착탈이 용이하다.
② 유지와 지지력이 우수하다.
③ 위생관리가 쉽다.
④ 다양한 결손 증례에 적용이 가능하다.
⑤ 기능압을 잔존치아와 점막으로 분산한다.

69

확인Check! O △ X

총의치를 제작할 때 개인트레이를 만든 다음 과정은?

① 납의치 시적
② 의치상 제작
③ 최종인상채득
④ 인공치 배열
⑤ 악간관계기록

70

확인Check! O △ X

국소의치를 장착하는 환자에게 전하는 교육내용으로 옳은 것은?

① 교합력을 이용하여 착탈연습을 한다.
② 의치상은 마모제가 미함유된 세척제를 이용한다.
③ 의치장착 후 점착성 식품을 섭취하도록 한다.
④ 가능한 작은 목소리로 발음연습을 한다.
⑤ 일주일에 한 번은 끓는 물에 소독한다.

SOLUTION

67

69

제 **6** 과목 ▷ 치과보존

71

◆확인Check! ○ △ ✕

2년 전 상악 좌측중절치에 근관치료를 받았던 환자가 불편감을 호소해 내원했다. 엑스선 영상에서 치근의 근첨부위와 주위 치조골에 염증이 관찰되었을 때 적합한 치료방법은?

① 치근절제술
② 편측절제술
③ 치아재식술
④ 치근단절제술
⑤ 치근분리술

72

◆확인Check! ○ △ ✕

우식으로 치관부 치수가 감염되었을 때, 근관 내 치수의 생활력을 유지시키는 치료방법은?

① 근첨성형술
② 근관치료
③ 치수절단술
④ 치수재혈관화
⑤ 간접치수복조술

73

◆확인Check! ○ △ ✕

근관치료과정 중 근관충전 시 사용하는 기구는?

① barberd broach
② Ni-Ti file
③ root canal spreader
④ endodontic explorer
⑤ endodontic spoon excavator

74

◆확인Check! ○ △ ✕

구치부에 인레이를 수복하고자 할 때 사용하는 버(bur)는?

① straight fissure bur
② tappered fissure bur
③ inverted cone bur
④ pear shape bur
⑤ low round bur

SOLUTION

72   73

75

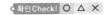 확인Check! ○ △ ×

근첨의 해부학적 구조에서 백악-상아경계부에 대한 설명은?

① 치근단공 외부에 있다.
② 근관입구에 해당한다.
③ 해부학적 치근의 끝과 일치한다.
④ 근관의 끝보다 0.5mm 긴 곳에 위치한다.
⑤ 임상적으로 근관에서 가장 좁은 부위이다.

76

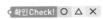 확인Check! ○ △ ×

금속격벽에 대한 이용으로 옳은 것은?

① 전치부의 복합레진 수복에 사용한다.
② 광중합형 복합레진에 적용 가능하다.
③ 넓은 쪽이 치은, 좁은 쪽이 교합면을 향한다.
④ 아말감 수복 시 플라스틱웨지를 사용한다.
⑤ 구치부 2급 와동에 사용한다.

제 **7** 과목 **소아치과**

77

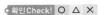 확인Check! ○ △ ×

진료 중 유튜브를 이용하여 치과치료에 대한 긴장을 줄여주는 행동조절은?

① 보 상
② 탈감작
③ 분 산
④ 긍정강화
⑤ 실제모방

78

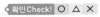 확인Check! ○ △ ×

치아발육시기 중 유치열기에 나타나는 특징은?

① 엡스타인 진주
② 골격적 교합이상
③ 아구창
④ 본스결절
⑤ 유아기우식증

SOLUTION

76

78

79

확인 Check! ○ △ ✕

10세 어린이의 하악 좌측 제1,2 유구치 상실 시, 적합한 공간유지장치는?

① 설측호선
② 횡구개호선
③ 밴드앤루프
④ 낸스구개호선
⑤ 디스탈슈

80

확인 Check! ○ △ ✕

유구치 기성금속관의 특징은?

① 치경부에 적합도가 좋다.
② 당일 진료가 가능하다.
③ 치질의 삭제량이 많다.
④ 금속관의 교합면 천공가능성이 낮다.
⑤ 치관의 순설폭경회복이 쉽다.

81

확인 Check! ○ △ ✕

치수절단술에서 치수조직 제거 후의 술식은?

① 치수강개방
② 임시충전
③ 근관세척
④ 지 혈
⑤ 발 수

82

확인 Check! ○ △ ✕

9세 어린이가 외상으로 상악 중절치가 파절되어 내원했을 때, 다음의 상황에서의 치료법은?

┤보 기├
• 치아동요가 없다.
• 1mm의 치수노출이 있다.
• 외상 후 1시간 이내이다.

① 직접치수복조술
② 치수절제술
③ 치근단형성술
④ 치근단유도술
⑤ 치수진정술

SOLUTION

80

81

제 **8** 과목 ▸ 치 주

83

고유치조골의 특징으로 옳은 것은?

① 망상의 골소주로 구성된다.
② 치조와의 협·설측벽을 이룬다.
③ 스펀지 형태의 골로 구성된다.
④ 엑스선에서 투과성으로 나타난다.
⑤ 치주인대의 샤피섬유가 매입되어 있다.

85

치은퇴축의 임상적 특징은?

① 구강위생관리가 쉬워진다.
② 교합성 외상이 발생한다.
③ 지각과민증이 발생한다.
④ 타액분비가 감소한다.
⑤ 이 악물기의 원인이 된다.

84

치은열구액의 기능으로 옳은 것은?

① 치은열구 내 이물질 산화
② 치은연상치태 형성
③ 윤활작용
④ 면역작용
⑤ 완충작용

86

교합성 외상에 의한 치주조직의 변화는?

① 치조백선의 비후
② 치주인대강의 축소
③ 백악질 흡수
④ 치조골 증식
⑤ 치근 흡수

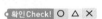

SOLUTION

84 　　86

87

확인Check! O △ X

치주수술 후의 주의사항으로 옳은 것은?

① 염증반응에 의한 부종은 수술 다음날에 소실된다.
② 일시적 균혈증인 경우 3일간 항생제를 복용한다.
③ 유동식 섭취를 위해 빨대를 사용한다.
④ 클로르헥시딘을 장기간 사용하도록 한다.
⑤ 수술 당일 오한이 올 수 있다.

88

확인Check! O △ X

다음을 특징으로 하는 치주질환은?

┌보 기┐
• 음식물 잔사의 축적
• 부분맹출된 치아에서 발생
• 연하곤란

① 치관주위 농양
② 치근단농양
③ 치주농양
④ 치수농양
⑤ 치은농양

제 **9** 과목 치과교정

89

확인Check! O △ X

안면골의 성장에 대한 설명으로 옳은 것은?

① 전방으로 성장하며 후방으로 이동한다.
② 사춘기 이후의 안면성장은 상안면의 발육으로 완성된다.
③ 최대성장기는 남자가 2년 정도 빠르다.
④ 상안면은 하안면보다 빨리 성인의 크기에 도달한다.
⑤ 하악골의 성장은 신경계 성장곡선을 따른다.

90

확인Check! O △ X

Angle Ⅱ급 1류의 부정교합에서 나타나는 전치부의 특징은?

① 심한 수평피개
② 골격성 부정교합
③ 절단교합
④ 과개교합
⑤ 반대교합

SOLUTION

87

88

91

확인Check! ○ △ ✕

성인의 정상교합의 특징으로 옳은 것은?

① 상악 제1대구치의 원심협측교두가 하악 제1대
구치의 근심협측교두와 접촉한다.
② 상악 견치의 첨두가 하악 견치의 근심 우각부와
접촉한다.
③ 상악 전치는 순측경사, 하악전치는 약간 설측
경사한다.
④ 상악 전치가 하악 전치의 1/2 이상을 피개한다.
⑤ 스피만곡은 2.5mm보다 커야 한다.

92

확인Check! ○ △ ✕

엣지와이즈 장치에서 호선을 위치시켜 치아를 이
동하도록 하는 것은?

① 스프링
② 버튼
③ 스크류
④ 밴드
⑤ 슬롯

93

확인Check! ○ △ ✕

이동시킬 치아를 모형에서 재배열하여 단계별로 교
정장치를 제작한 후 치아를 이동시키는 장치는?

① 트윈블록장치
② 상악전방견인장치
③ 능동적상교정장치
④ 프랑켈장치
⑤ 투명교정장치

94

확인Check! ○ △ ✕

결찰과정 중 결찰와이어의 말단을 치간에 밀어넣
은 후 다음 과정에서 사용하는 기구는?

① 디스탈 앤드커터
② 버드빅 플라이어
③ 결찰커터
④ 영플라이어
⑤ 와이어커터

SOLUTION

93

94

제 **10** 과목 **치과재료**

95

확인 Check! ○ △ ✕

수복물과 치아의 접착 부족으로, 수복재의 경화수축 시에 나타나는 현상은?

① 미세누출
② 크 립
③ 피 로
④ 굴곡파절
⑤ 갈바니즘

96

확인 Check! ○ △ ✕

다음 괄호 안에 해당하는 공통적 특징은?

| 보 기 |
| 치아수복재료는 (   )이/가 낮은 것이 좋다.
| 의치상용 레진은 (   )이/가 높은 것이 좋다.

① 열전도성
② 용해도
③ 밀 도
④ 점 도
⑤ 전이온도

97

확인 Check! ○ △ ✕

다음의 용도로 사용되는 치과용 시멘트는?

| 보 기 |
| • 보철물의 접착
| • 영구 수복
| • 치면열구전색

① 글라스아이오노머시멘트
② 레진시멘트
③ 산화아연유지놀시멘트
④ 수산화칼슘시멘트
⑤ 폴리카복실레이트시멘트

98

확인 Check! ○ △ ✕

알지네이트 인상체의 변형을 최소화하는 방법은?

① 트레이를 크게 흔들어 음압을 제거한다.
② 찢김 방지를 위해 천천히 제거한다.
③ 혼수비를 높게 하여 혼합한다.
④ 구강 내 제거 시 압축력을 받는 시간을 최대로 한다.
⑤ 인상채득 후 인상체가 회복할 수 있는 시간을 준다.

SOLUTION

| 97 | 98 |

99

확인Check! ○ △ ✕

석고 모형의 강도를 증가시키는 방법은?

① 혼수비를 적게 한다.
② 진공혼합기를 사용한다.
③ 혼합속도를 증가한다.
④ 다고성이 큰 석고를 이용한다.
⑤ 습기가 있는 곳에서 보관한다.

100

확인Check! ○ △ ✕

복합레진충전과정 중 술후 지각과민 감소를 위한 방법은?

① 직접법으로 충전한다.
② 적층법으로 충전한다.
③ 산화아연유지놀시멘트를 베이스로 적용한다.
④ 와동바니시를 도포하여 미세누출을 감소시킨다.
⑤ 고광도로 짧은 시간 동안 광중합한다.

SOLUTION

100

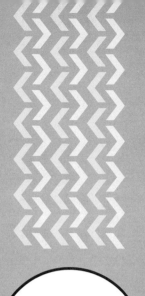

제2편

기출유형문제
정답 및 해설

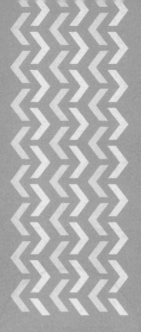

치과위생사

국 가 시 험

기출유형문제집

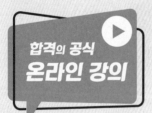
합격의 공식
온라인 강의

잠깐!

혼자 공부하기 힘드시다면 방법이 있습니다.
SD에듀의 동영상강의를 이용하시면 됩니다.
www.sdedu.co.kr → 회원가입(로그인) → 강의 살펴보기

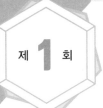

기출유형문제 정답 및 해설

1교시	정답								
01 ④	02 ④	03 ①	04 ②	05 ②	06 ③	07 ⑤	08 ②	09 ⑤	10 ④
11 ①	12 ②	13 ③	14 ②	15 ①	16 ③	17 ③	18 ④	19 ④	20 ①
21 ④	22 ④	23 ④	24 ⑤	25 ③	26 ②	27 ③	28 ③	29 ⑤	30 ①
31 ③	32 ⑤	33 ④	34 ①	35 ②	36 ④	37 ③	38 ②	39 ②	40 ②
41 ④	42 ④	43 ③	44 ②	45 ③	46 ①	47 ①	48 ②	49 ⑤	50 ②
51 ④	52 ⑤	53 ⑤	54 ⑤	55 ①	56 ⑤	57 ①	58 ③	59 ③	60 ②
61 ④	62 ④	63 ①	64 ③	65 ④	66 ④	67 ④	68 ②	69 ⑤	70 ④
71 ⑤	72 ④	73 ④	74 ①	75 ①	76 ②	77 ②	78 ③	79 ⑤	80 ⑤
81 ⑤	82 ⑤	83 ③	84 ⑤	85 ⑤	86 ④	87 ④	88 ③	89 ②	90 ④
91 ②	92 ④	93 ①	94 ④	95 ③	96 ④	97 ③	98 ⑤	99 ⑤	100 ④

제 1 과목 ▷ 의료관계법규

01 목적(의료법 제1조)

모든 국민이 수준 높은 의료 혜택을 받을 수 있도록 국민의료에 필요한 사항을 규정함으로써 국민의 건강을 보호하고 증진하는 데에 목적이 있다.

02 병원 등(의료법 제3조의2)

병원·치과병원·한방병원 및 요양병원(이하 '병원 등'이라고 한다)은 30개 이상의 병상(병원·한방병원만 해당한다) 또는 요양병상(요양병원만 해당하며, 장기입원이 필요한 환자를 대상으로 의료행위를 하기 위하여 설치한 병상을 말한다)을 갖추어야 한다.

종합병원(의료법 제3조의3)

• 종합병원은 다음의 요건을 갖추어야 한다.
  - 100개 이상의 병상을 갖출 것
  - 100병상 이상 300병상 이하인 경우에는 내과·외과·소아청소년과·산부인과 중 3개 진료과목, 영상의학과, 마취통증의학과와 진단검사의학과 또는 병리과를 포함한 7개 이상의 진료과목을 갖추고 각 진료과목마다 전속하는 전문의를 둘 것
  - 300병상을 초과하는 경우에는 내과, 외과, 소아청소년과, 산부인과, 영상의학과, 마취통증의학과, 진단검사의학과 또는 병리과, 정신건강의학과 및 치과를 포함한 9개 이상의 진료과목을 갖추고 각 진료과목마다 전속하는 전문의를 둘 것

- 종합병원은 진료과목(이하 '필수진료과목'
이라고 한다) 외에 필요하면 추가로 진료과
목을 설치·운영할 수 있다. 이 경우 필수
진료과목 외의 진료과목에 대하여는 해당
의료기관에 전속하지 아니한 전문의를 둘
수 있다.

04 세탁물 처리(의료법 제16조)

- 의료기관에서 나오는 세탁물은 의료인·의
료기관 또는 특별자치시장·특별자치도지
사·시장·군수·구청장(자치구의 구청장
을 말한다)에게 신고한 자가 아니면 처리할
수 없다.
- 세탁물을 처리하는 자는 보건복지부령으로
정하는 바에 따라 위생적으로 보관·운반·
처리하여야 한다.
- 의료기관의 개설자와 의료기관세탁물처리
업 신고를 한 자(이하 '세탁물처리업자'라
고 한다)는 세탁물의 처리업무에 종사하는
사람에게 보건복지부령으로 정하는 바에
따라 감염 예방에 관한 교육을 실시하고 그
결과를 기록하고 유지하여야 한다.
- 세탁물처리업자가 보건복지부령으로 정하
는 신고사항을 변경하거나 그 영업의 휴업(1
개월 이상의 휴업을 말한다)·폐업 또는 재
개업을 하려는 경우에는 보건복지부령으로
정하는 바에 따라 특별자치시장·특별자치
도지사·시장·군수·구청장에게 신고하여
야 한다.
- 세탁물을 처리하는 자의 시설·장비 기준,
신고절차 및 지도·감독 그 밖에 관리에 필
요한 사항은 보건복지부령으로 정한다.

05 처방전 작성과 교부(의료법 제18조)

- 의사나 치과의사는 환자에게 의약품을 투
여할 필요가 있다고 인정하면 약사법에 따
라 자신이 직접 의약품을 조제할 수 있는 경
우가 아니면 보건복지부령으로 정하는 바
에 따라 처방전을 작성하여 환자에게 내주
거나 발송(전자처방전만 해당된다)하여야
한다.
- 처방전의 서식, 기재사항, 보존, 그 밖에 필
요한 사항은 보건복지부령으로 정한다.
- 누구든지 정당한 사유 없이 전자처방전에
저장된 개인정보를 탐지하거나 누출·변조
또는 훼손하여서는 아니 된다.
- 처방전을 발행한 의사 또는 치과의사(처방
전을 발행한 한의사를 포함한다)는 처방전
에 따라 의약품을 조제하는 약사 또는 한약
사가 약사법에 따라 문의한 때 즉시 이에 응
하여야 한다. 다만, 다음의 어느 하나에 해
당하는 사유로 약사 또는 한약사의 문의에
응할 수 없는 경우 사유가 종료된 때 즉시
이에 응하여야 한다.
  - 응급 환자를 진료 중인 경우
  - 환자를 수술 또는 처치 중인 경우
  - 그 밖에 약사의 문의에 응할 수 없는 정
당한 사유가 있는 경우
- 의사, 치과의사 또는 한의사가 약사법에 따
라 자신이 직접 의약품을 조제하여 환자에
게 그 의약품을 내어주는 경우에는 그 약제
의 용기 또는 포장에 환자의 이름, 용법 및
용량, 그 밖에 보건복지부령으로 정하는 사
항을 적어야 한다. 다만, 급박한 응급의료
상황 등 환자의 진료상황이나 의약품의 성
질상 그 약제의 용기 또는 포장에 적는 것이
어려운 경우로서 보건복지부령으로 정하는
경우에는 그러하지 아니하다.

의약품 정보의 확인(의료법 제18조의2)

- 의사 및 치과의사는 처방전을 작성하거나 약사법에 따라 의약품을 자신이 직접 조제하는 경우에는 다음의 정보(이하 '의약품 정보'라고 한다)를 미리 확인하여야 한다.
  - 환자에게 처방 또는 투여되고 있는 의약품과 동일한 성분의 의약품인지 여부
  - 식품의약품안전처장이 병용 금기, 특정 연령대 금기 또는 임부 금기 등으로 고시한 성분이 포함되는지 여부
  - 그 밖에 보건복지부령으로 정하는 정보
- 의사 및 치과의사는 급박한 응급의료상황 등 의약품 정보를 확인할 수 없는 정당한 사유가 있을 때에는 이를 확인하지 아니할 수 있다.
- 의약품 정보의 확인방법·절차, 의약품 정보를 확인할 수 없는 정당한 사유 등은 보건복지부령으로 정한다.

06 부당한 경제적 이익 등의 취득 금지(의료법 제23조의5)

- 의료인, 의료기관 개설자(법인의 대표자, 이사, 그 밖에 이에 종사하는 자를 포함한다) 및 의료기관 종사자는 약사법에 따른 의약품 공급자로부터 의약품 채택·처방 유도·거래 유지 등 판매 촉진을 목적으로 제공되는 금전, 물품, 편익, 노무, 향응, 그 밖의 경제적 이익(이하 '경제적 이익 등'이라고 한다)을 받거나 의료기관으로 하여금 받게 하여서는 아니 된다. 다만, 견본품 제공, 학술대회 지원, 임상시험 지원, 제품설명회, 대금 결제조건에 따른 비용할인, 시판 후 조사 등의 행위(이하 '견본품 제공 등의 행위'라고 한다)로서 보건복지부령으로 정하는 범위 안의 경제적 이익 등인 경우에는 그러하지 아니하다.

- 의료인, 의료기관 개설자 및 의료기관 종사자는 의료기기법에 따른 제조업자, 의료기기 수입업자, 의료기기 판매업자 또는 임대업자로부터 의료기기 채택·사용 유도·거래 유지 등 판매 촉진을 목적으로 제공되는 경제적 이익 등을 받거나 의료기관으로 하여금 받게 하여서는 아니 된다. 다만, 견본품 제공 등의 행위로서 보건복지부령으로 정하는 범위 안의 경제적 이익 등인 경우에는 그러하지 아니하다.

07 ⑤ 국가비상사태로 국가 또는 지방자치단체의 요청에 의한 의료행위

무면허 의료행위 등 금지 및 예외사항(의료법 제27조, 의료법 시행규칙 제18조~제19조)
의료인도 면허된 것 이외의 의료행위는 불가능하다. 단, 다음 내용 중 어느 하나에 해당하는 자는 보건복지부령이 정하는 범위에서 의료행위를 할 수 있다.

외국의 의료인 면허를 소지한 자로 일정기간 국내에 체류하는 자
• 외국과의 교육 또는 기술협력에 따른 교환교수의 업무
• 교육연구사업을 위한 업무
• 국제의료봉사단의 의료봉사업무

의과대학, 치과대학, 한의과대학, 종합병원 또는 외국의료원조기관의 의료봉사 또는 연구 및 시범사업을 위한 의료행위를 하는 자
• 국민에 대한 의료봉사활동을 위한 의료행위
• 전시·사변 그 밖에 이에 준하는 국가비상사태에 있어서 국가 또는 지방자치단체의 요청에 의하여 행하는 의료행위
• 일정기간 내의 연구 또는 시범사업을 위한 의료행위

의학·치과의학·한방의학 또는 간호학을 전공하는 학생 등의 의료행위
• 전공분야와 관련되는 실습을 하기 위해서 지도교수의 지도·감독을 받아 하는 의료행위
• 국민에 대한 의료봉사활동으로서 의료인의 지도·감독을 받아 하는 의료행위
• 전시·사변이나 그 밖에 이에 준하는 국가비상사태에 있어서 국가 또는 지방자치단체의 요청에 따라 의료인의 지도·감독을 받아하는 의료행위

08 의료기관 개설권자(의료법 제33조)
- 의사, 치과의사, 한의사, 조산사
- 국가 또는 지방자치단체
- 의료업을 목적으로 설립된 법인
- 민법 또는 특별법에 따라 설립된 비영리법인
- 준정부기관, 지방의료원, 한국보훈복지의료공단

09 의료광고의 금지 등(의료법 제56조)
- 평가를 받지 아니한 신의료기술에 관한 광고
- 환자에 관한 치료경험담 등 소비자로 하여금 치료효과를 오인하게 할 우려가 있는 내용의 광고
- 거짓된 내용을 표시하는 광고
- 다른 의료인 등의 기능 또는 진료방법과 비교하는 내용의 광고
- 다른 의료인 등을 비방하는 내용의 광고
- 수술장면 등 직접적 시술행위를 노출하는 내용의 광고
- 의료인 등의 기능, 진료방법과 관련하여 심각한 부작용 등 중요한 정보를 누락하는 광고
- 객관적 사실을 과장하는 광고
- 법적 근거가 없는 자격이나 명칭을 표방하는 내용의 광고
- 신문, 방송, 잡지 등을 이용하여 기사 또는 전문가의 의견형태로 표현되는 광고
- 심의를 받지 아니하거나 심의를 받은 내용과 다른 내용의 광고
- 외국인 환자를 유치하기 위한 국내광고
- 소비자를 속이거나 소비자로 하여금 잘못 알게 할 우려가 있는 방법으로 비급여 진료비용 할인을 하거나 면제하는 내용의 광고
- 각종 상장, 감사장 등을 이용하는 광고 또는 인증, 보증, 추천을 받았다는 내용을 사용하거나 이와 유사한 내용을 표현하는 광고

- 그 밖에 의료광고의 방법 또는 내용이 국민의 보건과 건전한 의료경쟁의 질서를 해치거나 소비자에게 피해를 줄 우려가 있는 것으로서 대통령령으로 정하는 내용의 광고

10 자격정지 등(의료법 제66조)
보건복지부장관은 의료인이 다음의 어느 하나에 해당하면 1년의 범위에서 면허자격을 정지시킬 수 있다. 이 경우 의료기술과 관련한 판단이 필요한 사항에 관하여는 관계 전문가의 의견을 들어 결정할 수 있다.
- 의료인의 품위를 심하게 손상시키는 행위를 한 때
- 의료기관 개설자가 될 수 없는 자에게 고용되어 의료행위를 한 때
- 의료인은 일회용 주사 의료용품을 한 번 사용한 후 다시 사용하여서는 아니 되는데 이를 위반한 때
- 진단서·검안서 또는 증명서를 거짓으로 작성하여 내주거나 진료기록부 등을 거짓으로 작성하거나 고의로 사실과 다르게 추가 기재·수정한 때
- 태아 성 감별 행위 등 금지 조항을 위반한 경우
- 의료기사가 아닌 자에게 의료기사의 업무를 하게 하거나 의료기사에게 그 업무 범위를 벗어나게 한 때
- 관련 서류를 위조·변조하거나 속임수 등 부정한 방법으로 진료비를 거짓 청구한 때
- 경제적 이익 등을 제공받은 때
- 그 밖에 이 법 또는 이 법에 따른 명령을 위반한 때

11 의료기사 등에 관한 법률의 대상(의료기사 등에 관한 법률 제1조의2~제2조)
- 의료기사 등 : 의료기사, 보건의료정보관리사, 안경사(총 8종)
- 의료기사 : 임상병리사, 방사선사, 물리치료사, 작업치료사, 치과기공사, 치과위생사 (총 6종)

13 ③ 의료기사 등은 대통령령으로 정하는 바에 따라 최초로 면허를 받은 후부터 3년마다 그 실태와 취업상황을 보건복지부장관에게 신고하여야 한다(의료기사 등에 관한 법률 제11조).

14 자격의 정지(의료기사 등에 관한 법률 제22조) 보건복지부장관은 의료기사 등이 다음의 어느 하나에 해당하는 경우에는 6개월 이내의 기간을 정하여 그 면허자격을 정지시킬 수 있다.
- 품위를 현저히 손상시키는 행위를 한 경우
- 치과기공소 또는 안경업소의 개설자가 될 수 없는 사람에게 고용되어 치과기공사 또는 안경사의 업무를 한 경우
- 치과진료를 행하는 의료기관 또는 등록한 치과기공소가 아닌 곳에서 치과기공사의 업무를 행한 때
- 개설 등록을 하지 아니하고 치과기공소를 개설·운영한 때
- 치과기공물제작의뢰서를 보존하지 아니한 때
- 치과기공사 등의 준수사항을 위반한 때
- 그 밖에 이 법 또는 이 법에 따른 명령을 위반한 경우

의료기사 등의 품위손상행위의 범위(의료기사 등에 관한 법률 시행령 제13조)
- 의료기사 등의 업무범위를 벗어나는 행위

- 의사나 치과의사의 지도를 받지 아니하고 업무를 하는 행위(보건의료정보관리사와 안경사의 경우는 제외한다)
- 학문적으로 인정되지 아니하거나 윤리적으로 허용되지 아니하는 방법으로 업무를 하는 행위
- 검사결과를 사실과 다르게 판시하는 행위

15 의료기사 등의 100만원 이하의 과태료 대상자(의료기사 등에 관한 법률 제33조)
- 실태와 취업상황을 허위로 신고한 사람
- 폐업신고를 하지 않거나 등록사항의 변경신고를 하지 아니한 치과기공소 또는 안경업소 개설자
- 보고를 하지 아니하거나 검사를 거부, 기피 또는 방해한 치과기공소 또는 안경업소 개설자

18 ★ 심화학습

보건소장, 보건지소장, 건강생활지원센터장의 자격기준 및 임무(지역보건법 시행령 제13조~제15조)
- 보건소장의 자격
  - 의사면허를 가진 자
  - 해당 보건소에서 5년 이상 보건의무직군의 공무원으로 근무경험이 있는 자
- 보건지소장의 자격
  - 지방의무직 또는 임기제 공무원
- 건강생활지원센터장의 자격
  - 보건 등 직렬의 공무원 또는 보건의료인

20 수돗물불소농도조정사업의 계획 및 시행(구강보건법 제10조)
- 정수시설 및 급수 인구 현황
- 사업 담당인력 및 예산

- 사용하려는 불소제제 및 불소화합물 첨가 시설
- 유지하려는 수돗물 불소농도
- 그 밖에 보건복지부령으로 정하는 사항

⭐ 심화학습

수돗물불소농도조정사업의 관리(구강보건법 제11조)
- 불소화합물 첨가시설의 설치 및 운영
- 불소농도 유지를 위한 지도·감독
- 불소화합물 첨가 인력의 관리
- 불소제제의 보관 및 관리에 관한 지도·감독

제 2 과목 구강해부

21 ① 경사면(oblique plane) : 신체를 비스듬 히 나누는 절단면
② 관상면(coronal plane) : 신체를 앞뒤로 나누는 절단면
③ 정중면(median plane) : 머리 한가운데에 서 신체를 좌우 대칭으로 나누는 절단면
⑤ 시상면(sagittal plane) : (정중시상면)과 평행관계의 모든 절단면

22 ④ 관절돌기(articular process)는 하악골의 구조물이다.
상악골의 4돌기 : 구개돌기, 권골돌기, 전두돌 기, 치조돌기

23

출생 직후	유년기	성인기	노 인
175°	140°	110~120°	140°

제 3 과목 치아형태

28 1차 상아질은 치근 완성 전에 형성되고, 2차 상아질은 치근 완성 후에 형성된다.

29 ① 구(groove) : 볼록한 부위 사이의 상대적 으로 오목한 선상의 부위
② 와(fossa) : 2개 이상의 구가 만나 넓고 오 목한 원형이나 삼각형 모양의 부위
③ 교두간강 : 구치부 교합면의 협측교두와 설측교두 사이의 오목한 부위
④ 소와(pit) : 와사이에서 가장 깊은 점상의 부위

⭐ 심화학습

치관에서 존재하는 볼록한 부위 : 교두(cusp), 결절 (tubercle), 융선(ridge), 첨두, 발육엽(lobe), 극돌기

30 ① 순설경(6mm)이 근원심경(5mm)보다 크다.
② 만 6~7세에 맹출이 시작되고, 9세에 치근 이 완성된다.
③ 근심면의 치경선만곡도가 원심면보다 크다.
④ 설면와, 설면결절의 발육이 약하다.
⑤ 풍융도가 약하다.

31 ① 상악견치보다 치관의 폭은 작지만 치관의 길이는 길다.
② 만 9~10세에 맹출한다.
④ 첨두가 근심에 위치한다.
⑤ 융선과 결절의 발육이 미미하다.

32 ① 협측교두정은 약간 원심이다.
② 설측교두가 1mm 짧다.
③ 원심측 치근 함몰이 얕다.
④ 융선, 구, 소와의 발육이 뚜렷하다.

33 ④ 상악은 설측교두, 하악은 협측교두가 저작교두이다.
⑤ 상악대구치의 치근은 협설 방향이고, 하악대구치는 근원심 방향이다.

34 ② 교합면은 부등변사각형 모양이다.
③ 설측교두정이 협측교두정보다 높다.
④ 근원심경이 가장 긴 치아이다.
⑤ 5교두이다.

제 3 과목 **구강조직**

35 ① 기관 : 다양한 성질의 조직이 모인 집단이다.
③ 중심체 : 세포의 소기관으로, 세포분열에 관여한다.
④ 핵 : 세포의 소기관으로, 유전물질을 저장한다.
⑤ 미토콘드리아 : 세포의 소기관으로, 에너지(ATP)를 생성한다.
※ 세포 : 생명의 기본 단위로, 핵과 세포로 구성되어 있다.

37 ① 각질층 : 표피에 가장 가깝다.
② 과립층 : 상피세포 각화를 위한 준비단계이다.

④ 유두층 : 진피의 결합조직돌기가 상피조직에 깊이 위치한다.
⑤ 그물층 : 탄성섬유가 있어 나이에 따라 감소하여 주름 생성에 관여한다.

⭐ **심화학습**

• 표피(중층 편평상피) : 각질층(밖)-투명층-과립층-기시층-기저층(안)
• 진피(치밀 결합조직) : 유두층(밖)-그물층(안)
• 피하조직(성긴 결합조직) : 자극의 완충, 지방세포 많음, 체온 조절 기능

39 ① 뇌상기 : 거대치, 왜소치 장애 발생
③ 개시기 : (부분)무치증, 과잉치 장애 발생
④ 침착기 및 성숙기 : 법랑진주, 법랑질이형성증, 상아질이형성증, 유착 장애 발생
⑤ 종상기 : 법랑기관, 치유두, 치낭의 분화 및 치아조직 형성에 관여

40 ① 법랑총 : 상아법랑 경계 근처의 작고 검은 솔 모양의 돌기
③ 법랑엽판 : 치경부의 상아법랑 경계~교합면까지의 부분적으로 석회화된 수직적 층판
④ Toms돌기 : 법랑바탕질의 침착기에 관여한다.
⑤ 법랑방추 : 성숙한 법랑질에 나타나는 구조로, 상아법랑 경계에 짧은 상아세관으로 관찰된다.

41 ① 치근단의 1/3에, 치근분지부에 위치한다.
② 빠르게 만들어진다.
③ 백악세포가 있다.
④ 성장선의 간격이 넓고, 불규칙적이다.

제 5 과목 구강병리

42 염증의 5대 증상 : 발적, 발열, 종창, 동통, 기능 상실

43 ③ 재발성 아프타는 통증이 매우 심하다.

44 ② 차가운 자극은 통증 완화시키고, 뜨거운 자극은 통증을 심화시킨다.

45 치성상악동염
- 방사선상 : 방사선상 근단부 골흡수, 치조백선소실, 상악동 내부 불투과상
- 육안상 : 치은협이행부 및 상협부 피부의 종창, 압통, 코 막힘, 비루, 원인치 동요 등의 증상
- 현미경상 : 염증세포의 침윤, 상피의 박리, 농양 형성

46 ① 안열성낭종은 태생기에 여러 돌기의 유합 시 상피의 잔류로 인해 형성된다.

　　➕ 심화학습
- 치성낭종 : 치근단낭종, 잔류치근낭종, 함치성낭종, 석회화치성낭종, 치성각화낭종, 맹출낭, 원시성낭종, 치은낭종
- 비치성낭종 : 안열성낭종, 술후성상악낭종

47 ➕ 심화학습
- 악성상피성치성종양 : 악성법랑모세포종, 법랑모세포종성 암종, 원발성 골내암, 치성낭종상피의 악성 변화
- 악성복합성치성종양 : 치성암육종, 법랑모세포섬유육종

제 6 과목 구강생리

49 ➕ 심화학습

　미토콘드리아
- 세포질을 구성한다.
- ATP를 형성한다.
- 자가증식이 가능하다.

50 ① pH 7.4이다.
③ 혈장은 유기물, 물, 단백질로 구성되어 있다.
④ 혈구는 적혈구, 백혈구, 혈소판으로 구성되어 있다.
⑤ 혈액의 양은 체중의 약 8% 정도를 차지한다.

51 ① 혈압 : 상완동맥으로 흐르는 혈액의 압력
② 맥압 : 최고 혈압과 최저 혈압의 차이
③ 흡식 : 공기가 폐로 들어가는 능동운동
⑤ 외호흡 : 외부의 공기와 혈액 사이의 가스 교환과정

52 신장의 기능
- 체액 조절
- 대사 조절
- 혈압 조절
- 조혈 촉진
- 배 설

53
- 타액과 관련된 구강질환 : 치아우식증, 치주질환
- 타액과 관련된 전신질환 : 쇼그렌증후군, 바이러스성 질환

54 부신피질호르몬의 영향
- 기능항진 : 쿠싱증후군(보름달 얼굴, 비만, 고혈압), 원발성 알도스테론, 선천성 피질과형성증
- 기능저하 : 에디슨병(저혈압, 체력 저하, 색소 침착), 속발성 부신피질기능부전, 범뇌하수체기능부전

55 ② 신맛 : 온도 영향 거의 없다.
③ 짠맛 : 온도가 낮으면 역치가 낮다.
④ 쓴맛 : 온도가 낮으면 역치가 낮다. 지각역치가 가장 낮다.

제 **7** 과목 　**구강미생물**

56 세균의 증식에 영향을 미치는 환경요소 : 물, 온도, 산소, 이산화탄소, 수소이온농도, 삼투압과 염분농도

57 ② 자연살해세포(NK cell) : 선천면역에서 중요한 역할을 하며, 활성화과정 없이 종양세포를 즉각 제거한다.
③ 비만세포 : 즉시알레르기 질환의 원인이다.
④ 사이토카인 : 세포 활성화에 기여한다.
⑤ 호산구 : 즉시과민반응에 작용한다.

58 ③ 구강의 환경은 pH 6.8~8.2의 중성 상태이다.

59
- *Aggregatibacter actinomycetemcomitans* : 유년성 치주염의 원인균
- *Porphyromonas gingivalis* : 성인형 치주염의 원인균
- *Prevotella intermedia* : 사춘기성 치은염, 임신성 치은염의 원인균
- *Treponema pallidum* : 구강매독의 원인균
- *Mycobacterium tuberculosis* : 구강결핵의 원인균
- *Candida albicans* : 구강 칸디다증의 원인균

제 **8** 과목 　**지역사회구강보건**

61
- 공중구강보건학 : 공동책임이 인식된 사회, 분업 및 복합사업, 예방 위주, 건강한 사람 포함
- 포괄구강보건학 : 일반성과 전문화의 조화, 예방 강조, 육체적·정신적·사회적 조화

62 구강보건 발생기의 업적
- 1961년 : 대한구강보건학회 창립
- 1962년 : 전문가 불소도포사업 실시
- 1965년 : 최초의 치과위생사 교육 시작

63 구강병의 발생요인

숙주요인	• 치아의 형태, 성분, 위치, 배열 • 타액의 유출량, 점조도, 완충능 • 호르몬, 임신, 식성, 종족특성, 감수성 • 식균작용, 살균성물질생산력, 비특이성보호작용병소의 위치, 외계저항력
병원체요인	병원성, 세균, 전염성, 전염방법, 독력, 독소생산능력, 침입력
환경요인	• 지리, 기온, 기습, 토양성질, 공기 • 음료수 불소이온농도, 구강환경 • 직업, 경제조건, 주거, 인구이동, 문화제도, 식품의 종류와 영양가

65 ④ 예방지향적 포괄구강진료는 증진된 구강 건강을 계속 유지시킨다.

66 ① 흡연 : 태아의 성장 부진, 선천성 기형, 지능발달 지연 초래
③ 풍진바이러스 : 풍진바이러스 감염 시 치아에 장애
⑤ 방사선 노출 : 신체 성장 및 지능 발달 지연

67 초등학교 학생구강보건관리방법
불소 도포(30%)＞불소 복용(20%), 가정구강환경관리(20%) ＞ 식이조절(15%), 전문가 예방처치(15%)

68 ③ 갑자기 치아 상실이 증가하는 시기는 약 35세 이후이며, 이는 청년구강보건시기(18~39세)이다.

69 지역사회 구강보건사업은 지역보건법에 의거하여 4년마다 시·도 단위에서 수립하고, 매년 연차별 시행계획을 수립해야 한다(지역보건법 제2조).

70 전체구강보건사업계획 : 장기(10~30년), 중기(3~5년), 단기(1년 이내)의 장기적 기본지침을 수립한다.

⭐ 심화학습

지역사회 구강보건사업의 분류
• 범위에 따라 : 전체 구강보건사업계획, 구강보건활동계획
• 주체에 따라 : 하향식, 상향식, 공동
• 목적에 따라 : 구강병예방사업계획, 구강병치료사업계획, 치아보철사업계획, 구강보건교육사업계획

71 ① 명확한 평가목적에 따라 평가한다.
② 장기효과와 단기효과를 구분하여 평가한다.
③ 평가자가 객관적 평가한다.
④ 사업 종료 후에도 계속 평가한다.

72 불소용액양치사업의 장점
• 시간이 짧다.
• 방법이 쉽다.
• 용액제조가 쉽다.
• 구강보건전문기술이 필요 없다.
• 아이들 학업에 지장 없다.
• 아이들의 책임감을 자극한다.
• 실천성이 가장 높다.

제 **9** 과목 ▶ **구강보건행정**

73 ① 1차 구강보건진료 : 전달 순서에 따른 분류(1차, 2차)
② 일상구강보건진료 : 서비스 완급에 따른 분류(일반, 응급)
③ 일반구강보건진료 : 전문성에 따른 분류(일반, 전문)
⑤ 계속구강보건진료 : 예방지향적이고 포괄적인 구강진료를 전달하고 전달받는 진료

74 ① 전문가에 의해 조사되지 않는 구강보건진료 필요는 절대구강보건진료 필요에 대한 설명이다.

75 ① 현대 구강보건진료필요제도는 구강병의 유병률을 감소시킨다.

76
- 진료실 분담 구강보건 보조인력 : 학교 치과간호사, 치과치료사, 치과위생사
- 진료실 진료 비분담 구강보건인력 : 구강진료 보조원

78 구강보건 지식의 토착화과정 : 이해 → 숙달 → 활용 → 평가 → 재창조

79 공중이 행정과정에 참여하는 방법
- 제도적 참여 : 협찬과 자치
- 비제도적 참여 : 운동과 교섭

80 정책결정과정의 공식적 참여자 : 대통령, 행정기관과 관료, 입법부, 사업부

81 정책 집행 시의 순응 확보방법 : 교육, 설득, 선전, 정책의 수정, 관습의 채택, 제재수단 및 보상수단의 사용

82 사회보장사고의 종류(8종)
- 부 상
- 분 만
- 재 해
- 폐 질
- 사 망
- 실 업
- 노 령
- 질 병

제 **10** 과목 / **구강보건통계**

83 15세 : 치주조직병 이환 정도, 치주요양 필요 정도

84
① 상악치아를 모두 조사한 후 하악치아를 조사한다.
② 1개의 치아를 모두 조사한 후 다른 치아를 조사한다.
③ 맹출 중인 치아가 관찰될 때 탐침되면, 현존 치아로 간주한다.
④ 영구치와 유치가 동일한 부위에 공존하면, 영구치를 현존 치아로 간주한다.

심화학습

치아검사 보고주기
- 2~14세 : 1년
- 15~34세 : 5년
- 35~64세 : 10년

85 문질러도 떨어지지 않는 백색반점은 구강백반증에 대한 내용으로, 3으로 표기한다.

86 영구치우식경험률과의 관계
- 정비례 : 다발성 치아우식증, 연령 증가
- 반비례 : 문화 수준, 수돗물불소농도조정 지역

87
① d : 6세 이하에서 검사 당시 충전으로 보존 가능한 우식유치
② m : 5세 이하에서 우식을 원인으로 발거한 유치
③ f : 6세 이하에서 이미 충전되어 보존 가능한 우식유치

88 지역사회 치주요양필요지수(CPITN)의 검사대상 치아

#17 or #16	#11	#26 or #27
#47 or #46	#31	#36 or #37

90 간이구강환경지수(S-OHI)의 검사대상 치아

#16 협면	#11 순면	#26 협면
#46 설면	#31 순면	#36 설면

제 **11** 과목 ▷ **구강보건교육**

91 구강보건교육의 중요성 : 구강건강 증진, 예방적 측면, 치과위생사의 직무적 측면

93 ③ 욕구(need) : 행동을 유발하는 내적 원인
④ 충동(drive) : 잠재적 힘을 행동을 이끄는 것
⑤ 유인(incentive) : 충동에 의해 유발된 행동이 목표나 대상을 성취·획득·달성 시 중지되며, 긴장 상태가 해소되는 것

94 • 구강보건교육목적 : 달성하고자 하는 것, 의도의 광범위, 포괄적, 전체적
• 구강보건교육목표 : 목적을 달성하기 위한 구체적 행동, 의도의 부분적, 특징적, 구체적

97 교육공학의 효능
• 교육의 생산성 증대
• 교육의 균등화
• 교육의 개별화 도모
• 교육의 과학화 촉진
• 교수력 강화
• 학습의 직접화와 동시화 실현

98 교육기자재의 선택 기준
• 교육 시각
• 교육 소요시간
• 교육대상의 크기
• 활용 가능한 장비
• 교육환경

99 교육내용 및 학습경험조직 시 고려해야 할 원리
• 계열성의 원리
• 계속성의 원리
• 범위의 원리
• 통합성의 원리
• 균형성의 원리

100 노인의 구강특성
• 치주질환으로 다수의 상실치
• 치근우식증 증가
• 타액 분비율 감소
• 의치하방의 병소
• 구강진료비 지불능력 감소

2교시	정답																		
01	④	02	②	03	①	04	④	05	①	06	⑤	07	③	08	①	09	③	10	①
11	①	12	①	13	①	14	④	15	③	16	①	17	⑤	18	⑤	19	⑤	20	⑤
21	④	22	④	23	④	24	③	25	②	26	③	27	①	28	①	29	①	30	⑤
31	③	32	③	33	④	34	②	35	⑤	36	①	37	④	38	⑤	39	④	40	④
41	①	42	④	43	④	44	④	45	②	46	⑤	47	④	48	①	49	⑤	50	⑤
51	④	52	④	53	③	54	④	55	①	56	③	57	②	58	③	59	④	60	④
61	④	62	⑤	63	①	64	④	65	②	66	④	67	④	68	⑤	69	④	70	①
71	⑤	72	⑤	73	①	74	⑤	75	③	76	⑤	77	⑤	78	②	79	④	80	②
81	①	82	②	83	②	84	②	85	⑤	86	⑤	87	④	88	①	89	⑤	90	①
91	①	92	⑤	93	③	94	①	95	③	96	③	97	③	98	④	99	③	100	②

제 1 과목 예방치과처치

01
- 충분요인 : 특정인에게 발생하는 데 작용하는 전체 요인
- 구강병의 3대 발생요인 : 숙주요인, 병원체요인, 환경요인

02 심화학습

2차 예방
조기 치료 : 초기우식병소 충전, 치은염 치료, 부정교합 차단, 정기구강검진
3차 예방
- 진전질환기(기능 감퇴 제한) : 치수복조, 치수 절단, 근관 충전, 진행우식병소 충전, 유치치관수복, 치주조직병 치료, 부정 치열, 치아 발거
- 회복기(상실기능 재활) : 가공의치 보철, 국부의치 보철, 전부의치 보철, 임플란트 보철

03 예방치학은 단기간에 효과를 입증하기 어렵다.

04 저우식성감미료의 예 : 자일리톨, 소르비톨, 아스파탐, 전화당, 사카린, 고과당 콘시럽

05
② 식이조절 : 우식성 식품 금지, 청정식품
③ 세균 증식 억제 : 요소와 암모늄세치제 사용, 엽록소 사용, 항생제 배합세치제 사용
④ 치질 내 산성 증가 : 불소 복용, 불소 도포
⑤ 치면세마 : 치면세균막관리

06 치면세균막 내 세균의 대사산물
- 산(젖산)
- 세포 내 다당류 : 글리코겐과 형태 유사
- 세포 외 다당류 : 치면세균막 세균 중에서 뮤탄스 연쇄상 구균이 자당을 이용하여 형성
 - 자당을 분해하여 글루칸(다수 포도당 결합체)과 프럭탄(다수 과당 결합체)을 생성
 - 글루칸 중 덱스트란은 세균의 에너지원이고, 뮤탄은 세균이 치면에서 떨어지지 않도록 한다.

07 현대사회의 부정교합 유병률 증가요인 : 심미적 기준 변화, 이종 유전자 간 조합, 식습관의 변화, 치의사 수의 증가

08 반점치(=치아불소증)의 특징
- 치아 표면에 백색이나 갈색의 반점 소견
- 불소이온의 과량으로 함유된 식음수의 식음이 원인
- 법랑질 형성부전이나 상아질 형성부전의 일종
- 만성불소중독치아

09 나일론모 칫솔의 특징
- 탄력성이 잘 유지된다.
- 건조가 잘된다.
- 청결이 유지된다.
- 형태와 강도가 표준화되어 있다.
- 제작이 쉽고, 경제적이다.

10 ① 세치제는 물리적 조성이 균일해야 한다.

11 치 실
- 목 적
  - 치아 사이 인접면의 치면세균막과 음식물 잔사 제거
  - 치아 표면 연마
  - 치간 부위 우식병소 및 치은연하치석 존재 확인
  - 수복물 변연의 부적합성, 치간 부위 과충전 검사
  - 치은유두의 마사지효과로 치은 출혈 감소
  - 치간 부위 청결로 구취 감소
- 사용법
  - 양중지사용법 : 10대 청소년, 수기능력이 좋은 성인에게 사용
  - 고리법 : 수기능력이 낮은 사람, 신체적 장애가 있는 사람

14 ④ 회전법은 구강 내 특수환경이 존재하면 실천이 어렵고, 특별한 구강병이 없는 경우에 적용한다.

18 불소 국소도포의 효과에 영향을 주는 요인 : 도포용 불화물의 종류, 불화물의 농도, 도포시간, 도포시기, 도포방법, 도포 빈도, 환자의 구강 상태

제 **2** 과목 **치면세마**

19 ⭐ 심화학습
- 치면세마 : 치면세균막, 치석, 외인성 색소 등의 침착물
- 치석 제거 : 치아의 치관부 및 치근면의 치태, 치석, 침착물
- 치근활택 : 치근면의 변성되거나 괴사된 백악질 제거

20 ①, ②, ③, ④는 획득피막에 대한 설명이다.
치면세균막의 특징
- 연성 부착물이다.
- 치아우식증, 치주질환의 초기 원인이다.
- 치석 형성의 초기물질이다.
- 세균이 주성분이다.
- 치은변연의 1/3에 침착한다.
- 부착력이 우수하다.
- 칫솔질 등 물리적 힘에 의해 제거된다.

21 금속성 외인성 착색의 원인물질 : 구리, 철, 니켈, 카드뮴, 은, 수은, 금

22 구강검사의 목적
- 치면세마를 효율적으로 시행하며, 치면세마로 일어날 수 있는 예후에 중요한 자료가 된다.
- 얼굴 및 경부, 치아를 포함한 구강 내외의 모든 조직을 조사하고 평가한다.
- 환자 개인의 건강 상태를 알 수 있는 지표이다.
- 환자의 주된 증상과 구강 상태를 기록한다.
- 예방처치 및 치료계획 수립을 위해서이다.
- 구강암 및 다른 질환을 조기에 발견하는 데 도움이 된다.
- 환자 시술 시 진단과 치료를 행하는 데 도움이 된다.
- 환자의 계속구강관리 및 교육을 위해서이다.
- 법적 문제 발생 시 증거자료가 된다.

23 ① food impaction : ↑, ↓
② missing tooth : =, ∥
④ interdental space : ∧, ∨
⑤ uneruption : ≡, ∥

24 치면세마기구의 구성 : 작동부, 연결부, 손잡이

25 ① 투조 : 조명등의 빛을 반사시켜 치아에 조사한다.
③ 당김, 젖힘 : 구강 내 조직을 젖혀 시야 확보에 도움을 준다.
④ 간접시진 : 구강 내에서 직접 볼 수 없는 부위에 사용한다.

27 ① 특수큐렛 사용 시 손가락과 손목, 아래팔을 모두 사용해서 운동한다.

29 ① 불포화화학증기멸균은 침투력이 약한 단점이 있다.

30 ① 보안경은 결핵균 박멸성 소독제를 이용해 소독한다.
② 진료실에서 오염된 옷은 집에 가져가지 말고, 세탁업자에게 맡기거나 치과에서 직접 세탁한다.
③ 진료실의 근무복은 매일 한 번씩 갈아입는다.
④ 보호용 마스크가 젖으면 즉시 새것으로 교체한다.

31 ② 9~10시 30분 : 구치부 시술 시 적합하다.
③ 11~12시 : 전치부 및 구치부 시술 시 적합하다.

32 치아면과 치주기구 내면의 이상적인 작업각도는 45~90°이다. 치석이 크면 90°에 가깝고, 일반적으로 70~80°이다.

33 ① 조명은 환자의 가슴에서 약 45°를 이룬다.
② 조명은 환자의 가슴에서 약 60~90cm를 이룬다.
③ 상악교합면의 바닥과 수직이다.
⑤ 환자는 supine position으로 눕는다.

34 치근활택술의 방법
- 기구 잡는 법 : 변형 연필잡기법
- 손 고정
- 기구 적합
- 작업각도 : 60~70°
- 기구동작 : 약하고 길게 여러 방향(수직, 사선, 수평)으로, 보통 20~40회
- 기구 사용 완료 후 치은연하 탐지기로 치근면 확인
- 3% H_2O_2나 식염수로 백악질의 조각이나 세척이 다 제거되도록 치주낭 세척

35 초음파 치석제거의 적응증과 금기증

적응증	금기증
• 치은연상 및 치은연하 치석 제거	• 성장기 어린이 환자
• 다량의 치석과 심한 외인성 착색	• 전염성질환자
• 초기 치은염	• 감염에 대한 감수성이 높은 환자
• 지치주위염의 주변 조직 청결	• 호흡기질환자
• 궤양조직이나 불량 육아조직	• 도재치아, 복합레진 충전물, 임플란트
• 부적절한 변연의 과잉 아말감 충전물 제거	• 심장박동조율기 장착 환자
• 교정 환자의 밴드 접착 후 과잉 시멘트 제거	• 연하곤란이나 구토반사가 심한 환자
• 수복물 접착 후 과잉 시멘트 제거	• 치주염이 심한 환자
	• 임신 및 폐경기 환자
	• 지각과민 환자

36 ① 치면연마 on-off method는 전치부 표면을 4등분한다.

🔧 심화학습

치면 엔진연마의 방법 : on-off method, painting method

37 기구연마 시 윤활제의 역할
- 마찰열과 마모를 방지한다.
- 연마석의 긁힘과 유리화를 방지한다.
- 스톤의 젖은 상태를 유지한다.
- 동작을 용이하게 한다.

38 universal curet(기구고정법)
- 연마석 중앙에 오일 1~2방울을 적용한다.
- 거즈로 고르게 펴 바른다.
- 왼손 : 손바닥잡기법으로 기구를 잡는다.
- 오른손 : 연마석을 올바르게 잡는다.
- 술자의 상박을 몸에 고정시켜 지지한다.
- 기구의 내면과 연마석이 90°가 되어야 하면, 연마석은 12시 방향으로 한다.
- 기구의 내면과 연마석이 100~110°가 되어야 하면, 연마석은 1시 방향으로 한다.
- 기구날을 3등분하여 짧은 동작으로 연마한다.
- up & down stroke를 적용한다.
- 중등도 압력을 가한다.
- wire edge 예방을 위해 down stroke으로 마무리한다.
- 침전물이 생기면 연마가 이루어진 것이다.
- 절단연이 2개이므로 반대편 절단연도 동일한 과정으로 연마한다.
- 기구의 back heel에서 tip까지 한 번에 연결시켜 연마한다.

제 3 과목 치과방사선

39
- 전리방사선 : X선, Y선, 중성자선 등
- 비전리방사선 : 전파, 원적외선, 적외선, 자외선 등

40 ② 16인치는 장조사통이다.

41
② 현상 시 크기 변형이 없다.
③ 눈의 피로도가 낮다.
④ 두께는 0.2mm이다.
⑤ 장기간 보관이 가능하다.

42 흑화도 감소요인
- 물체가 두꺼울수록
- 물체의 밀도가 높을수록

43 ①, ②는 감광도, ③은 흑화도, ④는 대조도에 대한 설명이다.

44 ④ 산화제는 정착액의 구성요소이다.

⭐ 심화학습

정착액의 구성요소
청정제, 보호제, 산화제, 경화제

45
① 황화나트륨 : 보호제
③ 초산 : 산화제
④ 황화알루미늄칼륨 : 경화제
⑤ 황화크롬칼륨 : 경화제
정착액의 청정제 : 티오황산나트륨, 티오황산암모늄수용액

46 비중격은 상악의 불투과 구조물로, 중절치에 위치한다.

⭐ 심화학습

상악구조물의 투과구조
- 중절치 : 절치공, 정중구개봉합, 비와
- 측절치 : 측와
- 견치~대구치 : 상악동

47
① 이극 : 불투과, 하악전치 설측
② 설공 : 투과, 하악전치 설측
④ 이공 : 투과, 하악소구치
⑤ 내사선 : 불투과, 하악구치부, 하악지의 내면에서 전하방으로 주행

48
② 환자의 손가락이 1차 방사선에 노출된다.
③ 단조사통을 사용한다.
④ 비교적 방사선 노출시간이 짧다.
⑤ 치아의 장축과 필름 각의 이등분선에 중심선이 수직으로 조사된다.

49 X선 감소 시 보완방법 : 관전압·관전류·노출시간 증가, 고감광도 필름 사용, 얇은 필름 사용

50 등각촬영 시 치아의 수직각도
- 하악치아의 수직각도
  - 절치 : -15°
  - 견치 : -20°
  - 소구치 : -10°
  - 대구치 : -5°
- 상악치아의 수직각도
  - 절치 : 45°
  - 견치 : 45°
  - 소구치 : 35°
  - 대구치 : 25°

51 피사체–필름이 가능한 한 짧아야 하는 것은 등각촬영법이다.

⭐ 심화학습

평행촬영법과 등각촬영법의 공통점 : 방사선원은 가능한 작아야 한다.

54 ④ 파노라마촬영은 환자의 방사선 노출량이 낮다.

55 ② 10세 이하의 소아는 방사선 노출량을 50%로 줄인다.
③ 상악은 일반 성인용 필름, 하악은 소아용 필름을 선택한다.
④ 필름 고정은 환자가 직접 한다.
⑤ 관심을 분산시키고, 코로 호흡하게 한다.

⭐ 심화학습

소아 환자 촬영 시 주의사항
• 소아가 직접 필름을 고정시킨다.
• 보호자는 대기실에서 대기한다.
• 코로 호흡하게 하고, 관심은 분산시킨다.
• 전악 구내촬영 시 10장, 교익촬영 시 2장의 필름이 필요하다.
• 10세 이하는 방사선 노출량을 50%, 10~15세는 방사선 노출량을 25% 낮춰 적용한다.
• 상악은 일반 성인용 필름, 하악은 소아용 필름을 적용한다.

56 ① 조사통 가림 : 중심 방사선이 필름의 중앙을 향하지 않아 필름의 일부만 노출된다.
② 수직각 오류 : 상의 축소나 확대된다.
④ 손가락 중첩 : 환자의 손가락이 필름 앞에 위치하여 노출된다.
⑤ 보철물 중첩 : 가철성 보철물이 있는 상태로 노출된다.

제 **4** 과목 ▶ **구강악안면외과**

59 생명징후의 정상범위
• 혈압 : 120/80
• 정상맥압 : 30~50mmHg
• 맥 박
  – 성인 : 60~80회/분
  – 소아 : 90~110회/분
• 체 온
  – 성인 : 36.5~37.5℃
  – 유아 : 37~37.5℃
  – 노인 : 36℃
• 호 흡
  – 성인 : 15~20회/분
  – 유아 : 25~30회/분

60 • No. 11 blade : 직선으로 뾰족하며, 농양의 절개와 배농에 사용한다.
• No. 12 blade : 곡선으로 구부러졌으며, 치아의 후방부 및 치주조직의 피판 형성에 사용한다.

61 ③ 치아 파절이나 치조골 외상으로 치료가 불가능한 치아가 발치술의 적응증에 해당한다.

62 ⭐ 심화학습

• 국소적 지혈제 : 혈관수축제(에피네프린), 젤라틴 스펀지, 산화셀룰로스, 트롬빈, 섬유소
• 전신적 지혈제 : 비타민 K, 비타민 C, 혈액응고인자제, 프로트롬빈, 섬유소원, 칼슘제제

63 ② 불완전골절 : 한쪽은 부러지고, 다른 한쪽
　　　은 구부러진 골절
　　③ 복합골절 : 외부 창상과 연결되고, 골절부
　　　는 구강 내로 노출된 골절
　　④ 완전골절 : 골절의 단면이 인접성 없이 완
　　　전히 분리된 골절
　　⑤ 분쇄골절 : 하나의 골절 부위에 골절편이
　　　여러 개인 골절

64 외과적 치근단절제술이 불가능한 경우가 치
　　아재식술에 해당한다.

제 5 과목　치과보철

66 ③ 치아가 상실하면 상실 부위의 대합치가
　　　정출된다.

67 ① 약해진 치질을 보강한다.
　　③ 치아의 측면과 치근에 손상 가능성이 있
　　　다(천공 발생).
　　④ 치경부의 변연 적합성을 높이는 데 도움
　　　을 준다.
　　⑤ GP cone의 과다 제거 시 치근단 폐쇄 부
　　　분의 손상 가능성이 있다.

68 심미보철물의 색조 선택방법
　• 자연광 아래에서 선택한다.
　• 환자와 동일한 눈높이에서 선택한다.
　• 색 선택 시 영향을 미치는 요인은 제거한다
　　(립스틱 등).
　• 먼저 명도를 선택한 후 채도를 선택한다.
　• 물기가 남은 상태에서 선택한다.

　• 하나의 치아를 너무 오래 주시하지 않는다.
　• 최근에는 치아측색기기를 이용한다.

69 ① cantilever bridge : 한쪽의 끝에만 지대
　　　치가 있는 가공의치
　　② maryland bridge : 전치부의 소수치아 결
　　　손 시 적용하는 가공의치
　　③ 가철성 가공의치 : 내관과 외관의 이중치
　　　관으로 구성, 환자 스스로 착탈이 가능한
　　　가공의치
　　⑤ 고정성 가공의치 : 일반적인 장치

70 연속 바 : 하악의 주연결장치로, 설측 바에 추
　　가하는 장치이다.

　　🔷 심화학습

　　상악의 주연결장치 : 단순 구개판, U자형 구개 연결
　　장치, 전후방 구개판, 구개판형 연결장치

제 6 과목　치과보존

71 ① 부식저항성이 우수해야 한다.
　　② 강도가 치질과 유사해야 한다.
　　③ 열전도성이 낮아야 한다.
　　④ 색조가 안정적이고 조화로워야 한다.

72 와동형성의 목적
　• 손상된 경조직 제거 및 치수를 보호하기
　　위해
　• 수복물 변연을 보존적으로 연장하기 위해
　• 수복재의 심미적, 기능적 충전하기 위해

• 수복물이 저작압에 파절되지 않도록 하기 위해

• 2차 우식 발생 방지를 위해

73 치간이개의 목적

• 인접면 치아우식증을 검사하기 위해

• 러버댐과 교정용 밴드의 삽입 공간을 확보하기 위해

• 인접면 결손 시 치아의 접촉점과 외형 회복에 도움을 주기 위해

➕ 심화학습

치간이개의 방법

• 즉시 : wedge, 치간분리기

• 지연 : rubber, ligature wire, gutta percha

75 인레이 임시 충전의 목적

• 치아의 손상을 예방하기 위해

• 인접치와 대합치의 위치를 유지하기 위해

• 저작 및 발음기능을 유지하기 위해

• 오염으로부터 와동을 보호하기 위해

제 **7** 과목 ○── **소아치과**

77 ⑤ 유치는 영구치의 간격을 유지시키는 기능이 있다.

⭐ 심화학습

유치의 기능 : 저작, 발음, 심미, 악골의 성장 자극, 간격 유지, 교합 수준 유지, 건전한 영구치열의 도모

78 ③ 맹출낭종(맹출혈종) : 제2유구치나 제1대구치의 맹출 부위의 치은이 청자색으로 융기된다.

⑤ teething(맹출시기) : 첫 치아 맹출 시 소아의 심리와 행동의 변화가 생긴다.

79 적극적 진료 협조 시의 위치

• 시술자 : 9~12시

• 치과위생사 : 3시

80 유치의 레진관수복 적응증 : 광범위한 수복, 외상 치아, 법랑질형성부전치아, 치수 치료받은 치아

81 유치 발치의 금기증

• 국소적 급성염증 : 급성치근막염, 악성종양 의심, 구강연조직의 급성염증, 봉와직염을 동반한 심한 급성치조골 농양

• 전신질환 : 혈액질환, 심장질환, 신장질환, 당뇨, 전신적 급성감염, 방사선 치료를 받는 부위의 치아

82 ① 전후방 교합관계 개선 : 제2유구치와 관련

④ leeway space 폐쇄 : 제1대구치의 만기 근심 이동과 관련

⑤ 미운오리새끼 : 상악전치의 맹출과 관련

제 8 과목 치 주

83 ①, ④, ⑤는 변연치은에 대한 설명이다. ③은 부착치은이다.

치간치은 : 변연치은 중 치아 사이의 삼각공간으로, 표면이 각화되지 않아 염증에 민감하다.

84 ① 근단섬유군 : 치수에 공급되는 신경과 혈관 보호
③ 사주섬유군 : 수직 교합압에 저항
④ 치조정섬유군 : 측방압력에 저항, 치주인대 보호, 가장 먼저 교합력을 받음
⑤ 치간횡단섬유군 : 치조골 파괴 후 가장 먼저 생성

86 병적 치아동요의 원인
- 치조골 소실
- 교합성 외상
- 치근단염증의 치주인대 확산
- 임 신
- 월 경
- 호르몬성 피임약
- 골수염
- 악골 내 종양

87 ⭐ 심화학습
- 급성치주농양 : 치은을 누르면 둥근 모양의 농양이 나옴, 치주조직 내 국한됨, 치아동요, 심한 통증, 타진에 예민함, 체온 상승
- 만성치주농양 : 깊은 치주낭, 작고 둥근 누공, 치근벽을 따라 방사선 투과상, 막연한 둔통, 특정한 임상증상이 없음

88 ① 급성괴사성궤양성치은염은 급성증상을 개선한 후 진행한다.

제 9 과목 치과교정

89 치과교정치료의 목적
- 발음장애, 저작기능, 심미장애 개선
- 근육 이상 개선
- 정상적인 악골 성장 유도
- 악관절장애 개선
- 보철 치료를 위한 교정
- 치아우식증, 치주질환, 외상 예방

90 ① 성호르몬은 생식형 성장발육곡선과 연관된다.

91 ① 손가락 빨기는 유아기의 70~90%에서 나타난다.

92 ① 정출 : 치주인대가 견인, 치축에 따라 치관 방향으로 이동
② 회전 : 치주인대가 압박, 치축에 따라 치근 방향으로 이동
③ 치체 이동 : 치주인대 전체에 균일한 응력, 치근첨과 치근부 동일한 방향, 동일한 거리 이동
④ 경사 이동 : 비조절성 경사 이동(치근첨과 치근이 반대로 이동)과 조절성 경사 이동(회전중심이 치근첨에 위치, 치경부에서의 응력 최대)

치아 이동의 종류 : 경사 이동, 치체 이동, 회전, 토크, 압하, 정출

---

93 ① wire(와이어) : 와이어의 재질에 따라 특징이 다르다.
② tube(튜브) : 주로 최후방 구치에 사용한다.
④ coil spring(코일스프링) : 공간의 폐쇄와 확장에 사용한다.
⑤ bracket(브래킷) : 치면에 고정하여 와이어로부터 교정력을 받는다.

94 ① head gear : 하악골의 전하방 성장을 억제
② face mask : 악외고정장치, Class Ⅲ에서 사용, 상악골의 전방 성장 유도
③ chin cap : 악외고정장치, Class Ⅲ에서 사용, 하악의 후상방 견인 유도 및 하악골의 전방 성장 억제
④ activator : 기능적 교정장치, 과개교합과 교차교합 시 사용
⑤ bionator : 기능적 교정장치, 과개교합과 개방교합 시 사용

제 **10** 과목　치과재료

95 치아와 유사한 열팽창계수를 갖는 치과재료 : 치과용 세라믹, 글라스아이오노머시멘트

97 ① 필러가 많이 포함된 레진을 선택한다.
② 광원의 출력을 서서히 증가시킨다.
④ 2.5mm 이하의 두께로 적층법을 사용한다.

98 ① 충전 후 8시간 이상 유동식
② 혼합시간 준수
③ 수은의 비율은 제조사 지시에 따름
⑤ 연화 후 응축시간 준수(지연 시 강도 저하)

100 ① 1형 : 인상용 석고
③ 3형 : 작업용 경석고
④ 4형 : 다이용 초경석고
⑤ 5형 : 다이용 초강도 경석고

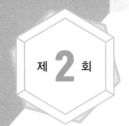
1교시	정답

01 ③	02 ①	03 ③	04 ②	05 ⑤	06 ②	07 ①	08 ①	09 ②	10 ②
11 ①	12 ③	13 ④	14 ⑤	15 ⑤	16 ④	17 ②	18 ③	19 ②	20 ③
21 ①	22 ②	23 ②	24 ④	25 ④	26 ⑤	27 ⑤	28 ①	29 ③	30 ②
31 ①	32 ②	33 ③	34 ①	35 ②	36 ⑤	37 ②	38 ①	39 ①	40 ②
41 ①	42 ⑤	43 ②	44 ③	45 ③	46 ①	47 ④	48 ①	49 ④	50 ⑤
51 ⑤	52 ①	53 ④	54 ④	55 ①	56 ⑤	57 ③	58 ①	59 ②	60 ④
61 ⑤	62 ③	63 ②	64 ④	65 ⑤	66 ⑤	67 ③	68 ④	69 ①	70 ④
71 ②	72 ①	73 ③	74 ③	75 ⑤	76 ②	77 ①	78 ①	79 ③	80 ②
81 ②	82 ①	83 ②	84 ①	85 ②	86 ④	87 ②	88 ①	89 ①	90 ⑤
91 ②	92 ①	93 ⑤	94 ②	95 ⑤	96 ⑤	97 ⑤	98 ③	99 ④	100 ①

제 1 과목 의료관계법규

01 의료인(의료법 제2조)
- 의사 : 의료와 보건지도
- 치과의사 : 의료와 구강보건지도
- 한의사 : 한방의료와 한방보건지도

02 의료인과 의료기관장의 의무(의료법 제4조)
- 의료인과 의료기관의 장은 의료의 질을 높이고 병원감염을 예방하며 의료기술을 발전시키는 등 환자에게 최선의 의료서비스를 제공하기 위하여 노력하여야 한다.
- 의료인은 다른 의료인 또는 의료법인 등의 명의로 의료기관을 개설하거나 운영할 수 없다.
- 의료기관의 장은 보건의료기본법에 따른 환자의 권리 등 보건복지부령으로 정하는 사항을 환자가 쉽게 볼 수 있도록 의료기관 내에 게시하여야 한다. 이 경우 게시 방법, 게시 장소 등 게시에 필요한 사항은 보건복지부령으로 정한다.
- 의료기관의 장은 환자와 보호자가 의료행위를 하는 사람의 신분을 알 수 있도록 의료인, 학생, 간호조무사 및 의료기사에게 의료기관 내에서 대통령령으로 정하는 바에 따라 명찰을 달도록 지시·감독하여야 한다. 다만, 응급의료 상황, 수술실 내인 경우, 의료행위를 하지 아니할 때, 그 밖에 대통령령으로 정하는 경우에는 명찰을 달지 아니하도록 할 수 있다.

- 의료인은 일회용 주사 의료용품(한 번 사용할 목적으로 제작되거나 한 번의 의료행위에서 한 환자에게 사용하여야 하는 의료용품으로서 사람의 신체에 의약품, 혈액, 지방 등을 투여·채취하기 위하여 사용하는 주사침, 주사기, 수액용기와 연결줄 등을 포함하는 수액세트 및 그 밖에 이에 준하는 의료용품을 말한다)을 한 번 사용한 후 다시 사용하여서는 아니 된다.

03 의사·치과의사 및 한의사 면허(의료법 제5조)
- 의사·치과의사 또는 한의사가 되려는 자는 다음의 어느 하나에 해당하는 자격을 가진 자로서 의사·치과의사 또는 한의사 국가시험에 합격한 후 보건복지부장관의 면허를 받아야 한다.
  - ㉠ 고등교육법 제11조의2에 따른 인정기관(이하 '평가인증기구'라고 한다)의 인증(이하 '평가인증기구의 인증'이라고 한다)을 받은 의학·치의학 또는 한의학을 전공하는 대학을 졸업하고 의학사·치의학사 또는 한의학사학위를 받은 자
  - ㉡ 평가인증기구의 인증을 받은 의학·치의학 또는 한의학을 전공하는 전문대학원을 졸업하고 석사학위 또는 박사학위를 받은 자
  - ㉢ 외국의 학교(보건복지부장관이 정하여 고시하는 인정기준에 해당하는 학교를 말한다)를 졸업하고 외국의 의사·치과의사 또는 한의사 면허를 받은 자로서 예비시험에 합격한 자
- 평가인증기구의 인증을 받은 의학·치의학 또는 한의학을 전공하는 대학 또는 전문대학원을 6개월 이내에 졸업하고 해당 학위를 받을 것으로 예정된 자는 ㉠ 및 ㉡의 자격을 가진 자로 본다. 다만, 그 졸업예정시기에 졸업하고 해당 학위를 받아야 면허를 받을 수 있다.
- 입학 당시 평가인증기구의 인증을 받은 의학·치의학 또는 한의학을 전공하는 대학 또는 전문대학원에 입학한 사람으로서 그 대학 또는 전문대학원을 졸업하고 해당 학위를 받은 사람은 ㉠ 및 ㉡의 자격을 가진 사람으로 본다.

07 무면허 의료행위 등 금지(의료법 제27조)
- 의료인이 아니면 누구든지 의료행위를 할 수 없으며 의료인도 면허된 것 이외의 의료행위를 할 수 없다. 다만, 다음의 어느 하나에 해당하는 자는 보건복지부령으로 정하는 범위에서 의료행위를 할 수 있다.
  - 외국의 의료인 면허를 가진 자로서 일정기간 국내에 체류하는 자
  - 의과대학, 치과대학, 한의과대학, 의학전문대학원, 치의학전문대학원, 한의학전문대학원, 종합병원 또는 외국 의료원조기관의 의료봉사 또는 연구 및 시범사업을 위하여 의료행위를 하는 자
  - 의학·치과의학·한방의학 또는 간호학을 전공하는 학교의 학생
- 의료인이 아니면 의사·치과의사·한의사·조산사 또는 간호사 명칭이나 이와 비슷한 명칭을 사용하지 못한다.
- 누구든지 국민건강보험법이나 의료급여법에 따른 본인부담금을 면제하거나 할인하는 행위, 금품 등을 제공하거나 불특정 다수인에게 교통편의를 제공하는 행위 등 영리를 목적으로 환자를 의료기관이나 의료인에게 소개·알선·유인하는 행위 및 이를 사주하는 행위를 하여서는 아니 된다. 다만, 다음의 어느 하나에 해당하는 행위는 할 수 있다.

– 환자의 경제적 사정 등을 이유로 개별적으로 관할 시장·군수·구청장의 사전 승인을 받아 환자를 유치하는 행위
– 국민건강보험법에 따른 가입자나 피부양자가 아닌 외국인(보건복지부령으로 정하는 바에 따라 국내에 거주하는 외국인은 제외한다) 환자를 유치하기 위한 행위
• 보험업법에 따른 보험회사, 상호회사, 보험설계사, 보험대리점 또는 보험중개사는 외국인환자를 유치하기 위한 행위를 하여서는 아니 된다.
• 누구든지 의료인이 아닌 자에게 의료행위를 하게 하거나 의료인에게 면허 사항 외의 의료행위를 하게 하여서는 아니 된다.

10 자격정지 등(의료법 제66조)
보건복지부장관은 의료인이 다음의 어느 하나에 해당하면 1년의 범위에서 면허자격을 정지시킬 수 있다. 이 경우 의료기술과 관련한 판단이 필요한 사항에 관하여는 관계 전문가의 의견을 들어 결정할 수 있다.
• 의료인의 품위를 심하게 손상시키는 행위를 한 때
• 의료기관 개설자가 될 수 없는 자에게 고용되어 의료행위를 한 때
• 의료인은 일회용 주사 의료용품을 한 번 사용한 후 다시 사용하여서는 아니 되는데 이를 위반한 때
• 진단서·검안서 또는 증명서를 거짓으로 작성하여 내주거나 진료기록부 등을 거짓으로 작성하거나 고의로 사실과 다르게 추가 기재·수정한 때

• 태아 성 감별 행위 등 금지 조항을 위반한 경우
• 의료기사가 아닌 자에게 의료기사의 업무를 하게 하거나 의료기사에게 그 업무 범위를 벗어나게 한 때
• 관련 서류를 위조·변조하거나 속임수 등 부정한 방법으로 진료비를 거짓 청구한 때
• 경제적 이익 등을 제공받은 때
• 그 밖에 이 법 또는 이 법에 따른 명령을 위반한 때

11 의료기사 등에 관한 법률의 대상(의료기사 등에 관한 법률 제1조의2~제2조)
• 의료기사 등 : 의료기사, 보건의료정보관리사, 안경사
• 의료기사 : 임상병리사, 방사선사, 물리치료사, 작업치료사, 치과기공사, 치과위생사

12 국가시험의 시행과 공고(의료기사 등에 관한 법률 시행령 제4조)
• 보건복지부장관은 한국보건의료인국가시험원법에 따른 한국보건의료인국가시험원(이하 '국가시험관리기관'이라고 한다)으로 하여금 국가시험을 관리하도록 한다.
• 국가시험관리기관의 장은 국가시험을 실시하려는 경우에는 미리 보건복지부장관의 승인을 받아 시험일시·시험장소·시험과목, 응시원서 제출기간, 그 밖에 시험 실시에 필요한 사항을 시험일 90일 전까지 공고하여야 한다. 다만, 시험장소는 지역별 응시인원이 확정된 후 시험일 30일 전까지 공고할 수 있다.

14 청문(의료기사 등에 관한 법률 제26조) : 보건복지부장관 또는 특별자치시장·특별자치도지사·시장·군수·구청장은 의료기사 등의 면허 취소, 안경업소의 등록 취소 시 청문을 실시하여야 한다.

18 전문인력 배치 및 운영 실태 조사(지역보건법 시행령 제20조) : 2년마다 실시하되, 필요한 경우 수시로 조사한다.

제 **2** 과목 **구강해부**

21 ②, ③, ④, ⑤는 돌출 구조이다.

➕ 심화학습

- 돌출 구조 : 각, 결절, 두, 극, 능, 돌기, 선, 소설, 융기
- 함몰 구조 : 관, 공, 구, 도, 소와, 와, 열, 절흔
- 편평 구조 : 면, 조면, 판
- 공간 구조 : 강, 동

22
- 안면 : 견치와, 비절흔, 안와하공, 이상구, 치조돌기
- 측두하면 : 상악결절, 후상치조공

23 ③ 구개골은 상악골의 후방과 접형골 사이에 위치하며, L자 모양이다.

24 ① 관상봉합(coronal suture) : 전두골과 두정골 사이의 봉합
② 인자봉합(lambdoid suture) : 후두골과 두정골 사이의 봉합

③ 인상봉합(squamous suture) : 측두골과 두정골 사이의 봉합
⑤ 시상봉합(sagittal suture) : 두정골과 두정골 사이의 봉합

25 ① 관절낭 : 외측 익돌근의 상두의 정지
② 익돌근조면 : 내측 익돌근의 정지
③ 근돌기 : 측두근의 정지
⑤ 익돌근와 : 외측 익돌근의 하두의 정지

26 ① 설유두(lingual papillae) : 혀에 있는 유두를 총칭하는 용어이다.
② 엽상유두(foliate palillae) : 혀의 외측면에 분포하고, 미뢰가 있다.
③ 유곽유두(vallate papillae) : 분계구 앞쪽에 분포하고, 미뢰가 있다.
④ 심상유두(fungiform papillae) : 혀끝에 분포하고, 미뢰가 있다.

27 ⑤ 상치조정맥 : 상악치아 및 그 부위의 치은점막

제 **3** 과목 **치아형태**

28 ② 수관(치근관) : 해부학적 치근 내의 치수강
④ 치수 : 치수강은 치수로 이루어짐
⑤ 수관구 : 수실에서 치근관으로 이행되는 부위의 치수강

29 ① 상악 제1소구치는 복근치이다(2개의 치근).

31 ②, ③, ④, ⑤는 상악견치가 길거나 크다.

32 ③ 하악 제1소구치는 소구치 중 가장 발육이 미약하며, 소구치의 견치화 경향을 보인다.

34 ② 상악 제1대구치의 협면구는 2개이다.
    ③ 상악 제1대구치에는 카라벨리씨결절이 있다.
    ④ 하악 제1대구치의 치근이 더 길다.
    ⑤ 하악 제1대구치는 5개의 교두이다.

35 ① 핵 : 유전물질을 저장한다.
    ③ 골지체 : 물질 분비기능을 한다.
    ④ 소포체 : 핵에서 만든 무질을 세포 내로 이동한다.
    ⑤ 중심소체 : 핵 가까이 위치하고, 세포분열에 관여한다.

36 ⑤ 상피조직은 신체 및 기관 표면, 혈관의 작은 공간과 같은 내면을 덮는 조직이다.
    ① 재생이 가능하다.
    ② 혈관이 없다.
    ③ 상피조직끼리의 결합력이 강하다.
    ④ 위치에 따라 특수분화한다.

37 ① 비만세포 : 히스타민을 유리하여 혈액의 호염기성 백혈구를 유도한다.
    ③ B림프구 : 항체를 형성한다.
    ④ 섬유모세포 : 교원질을 합성하고, 교원섬유를 생성한다.

⑤ 대식세포 : 포식작용을 한다.

🦷 심화학습

결합조직의 구성세포 중 면역에 관여하는 세포 : 비만세포, 형질세포, B림프구

38 ① 법랑질은 외배엽에서 형성된다.

39 ② 외치 법랑상피 : 법랑기관의 방어벽이다.
    ③ 법랑수(성상세망) : 법랑질 형성에 도움을 준다.
    ④ 중간층 : 법랑질의 석회화에 도움을 준다.
    ⑤ 치유두 : 상아모세포와 치수로 분화된다.

40 ① 신생선 : 출생 시 생리적 외상에 의한 광화장애를 반영한다.
    ③ 오웬외형선 : 에브너선 층판의 일부이다.
    ④ 에브너선 : 치아의 외형에 평행산 성장선으로, 하루에 $4\mu m$씩 성장하며 5일마다 방향 전환
    ⑤ 상아세관 : 상아질 내 불투명한 긴 관이다.

41 • 이장점막 : 입술점막, 치조점막, 협점막, 구강저, 혀의 아랫면, 연구개
    • 저작점막 : 부착치은, 경구개
    • 특수점막 : 설유두

제 5 과목 구강병리

42
① 삼출액의 원인은 염증이다.
② 대부분 세포성분이다.
③ 피브린은 중등도의 함유를 나타낸다.
④ 혈관 밖의 조직에 고여 있다.

43
① 베체트증후군 : 20대 이상에서 호발되며, 구강점막의 재발성 아프타이다. 눈의 홍채염과 망막염, 외음부의 궤양을 동반한다.
③ 재발성 아프타 :. 10~30대 여성에게 호발되며, 베체트증후군 주병변의 하나이다.

⭐ 심화학습

면역학적 구강질환 : 재발성 아프타, 편평태선, 배체트 증후군

44
① 초기 치수염 단계
② 심한 치수염증 단계
④ 노출된 치수의 만성자극으로 치수조직의 증식
⑤ 치수의 생명력 상실, 치아우식증 및 외상성 사고가 원인임

45
① 제1기 : 출혈 및 혈병 생성기
② 제2기 : 육아조직에 의한 혈병 기질화기
④ 제4기 : 거친 원섬유성 골에 의한 결합조직 치환기
⑤ 제5기 : 치조돌기의 재건, 성숙 골조직에 의한 미성숙 골의 치환기

46
② 함치성 낭종 : 낭종강 내에 매복치의 치관을 포함

③ 석회화 치성낭종 : 낭종벽에 유령세포로 인한 석회화의 침착 소견
④ 원시성 낭종 : 낭종 내에 매복치가 없음. 치배법랑기의 낭종성 변화가 원인
⑤ 치은낭종 : 치은에서 발생하는 낭종, 영아는 상악, 성인은 하악견치와 소구치에 호발

47
④ 법랑모세포종은 방사선상 악골 내 투과상이다.

48
① 편평세포암은 40~70대의 남성에게 호발한다.

제 6 과목 구강생리

49
① 세포호흡 : 포도당으로 APT를 형성하는 것
② 이화작용 : 고분자화합물을 분해시켜 에너지를 방출하는 것
③ 동화작용 : 고분자화합물을 합성시키기 위해 에너지를 소비하는 것
⑤ 수동수송 : 세포막에 있는 농도경사를 거스르는 물질이 작용하는 것

50
① 단핵구 : 만성염증에 관여한다.
② 림프구 : 면역에 관여한다.
③ 호염기구 : 알레르기, 과민반응에 관여한다.
④ 호산구 : 기생충 감염에 관여한다.

⭐ 심화학습

• **과립 백혈구** : 호중구, 호산구, 호염기구
• **무과립 백혈구** : 림프구, 단핵구

51
① 오전 4~6시 사이는 체열이 가장 낮다.
② 식후 30~60분 사이에는 체열이 상승한다.
③ 배란 시 체열이 0.5℃ 상승한다.
④ 여성의 성주기와 일치한다.

52 요의 생성과정 중 재흡수와 재분비에 관여하는 물질
- 재흡수 : 포도당, 아미노산, 물, Na^+, Cl^-
- 재분비 : K^+, H^-, NH_3

53 타액 분비에 영향을 미치는 감각자극 : 3차신경, 안면신경, 설인신경, 미주신경

54
① 부갑상선호르몬 저하 : 치아의 형성 부전
② 갑상선호르몬 : 치아 발생 및 맹출 지연
③ 뇌하수체호르몬 : 골격 및 치아 발육 지연

55 교합력
- 교합에 의해 교합면에 가해지는 힘이다.
- 연령 증가 시 감소한다(최대 교합력은 20대).
- 남성이 크다.
- 구치부가 크다.
- 무치악의 교합력은 유치악의 50%이다.
- 최대 교합력은 개구 15~20mm 시 발생한다.
※ 저작력 : 실제로 음식을 씹는 힘

제 7 과목 구강미생물

56
① DNA와 RNA 중 하나만 갖는다.
② 살아 있는 세포에서 증식한다.
③ 광학현미경으로 관찰할 수 없다.
④ 에너지 생산기구가 없다.

58
② 치아우식증 : *S. mutans*, *Lactobacillis* 수의 증가
③ 치주질환 : 그람음성세균의 증가
④ 섭취하는 음식물의 종류 : 숙주의 구강환경에 영향
⑤ 미생물 대사산물 : 서로의 생장에 도움을 주는 공생관계의 유지

제 8 과목 지역사회구강보건

61
- 지역사회 구강보건의 연구내용 : 지역사회 주민의 상태와 구강보건
- 개별 구강진료의 연구내용 : 내원 환자의 구강상병의 원인, 진행, 치료법

62 구강보건 태동기(해방 직후~1950년대 말) : 1945년, 보건후생국 내 치무과를 설치하여 구강보건행정을 시작하였다.

63
② 많은 질병에 영향을 미치는 공통적인 위험요인을 관리하여 건강증진을 도모하면, 특정 질병에 대한 접근법보다 적은 비용으로 큰 효과를 거둘 수 있다.

64 🔆 심화학습

구강병 관리방법

병원성기	전구 병원성기	1차 예방	건강 증진	• 구강보건교육 • 영양관리 • 칫솔질
	조기 병원성기		특수 방호	• 구강환경관리, 수돗 물불소농도 조절 • 불소 도포 • 식이조절 • 치면열구전색 • 예방 충전 • 치면세마 • 부정교합 예방
질 환 기	조기 질환기	2차 예방	초기 발견 치료	• 초기 우식병소 충전 • 치은염 치료 • 부정교합 차단 • 주기적 검진
	진전 질환기	3차 예방	기능 감퇴 제한	• 진행 우식병소 충전 • 치수복조 • 치근단 치료 • 치아 발거 • 치주병 치료 • 부정교합 교정
	회복기		상실 기능 재활	• 치관보전 • 가공의치 보철 • 국부의치 보철 • 전부의치 보철 • 악안면 성형 • 임플란트

66 ④ 식이지도 : 교육의 10%, 9~12개월에 컵을
사용, 우유병을 물고 잠들면 우유병 제거
⑤ 불소 복용 : 교육의 90%, 수돗물불소농도
조정사업을 통한 불소 복용

67 중·고등학교 학생 구강보건관리방법
전문가 예방처치, 가정 구강환경관리(30%)
> 불소 도포(25%) > 식이조절(15%)

68 노인 구강보건관리방법
의치보철사업, 노인 불소 도포, 스케일링 및
치면세균막관리사업, 식이조절, 방문구강보
건지도, 계속 노인구강건강관리

70 개별구강보건방법의 예 : 방문, 서신, 전화응
답, 전언, 회람, 전시, 내방

제 **9** 과목 ▶ **구강보건행정**

73 ① 상대구강보건진료필요 : 전문가에 의해
조사되는 부분, 구강병 발생 정도와 무관
③ 구강보건진료수요 : 구강보건진료 소비자
가 구매하고자 하는 구강보건진료
④ 유효구강보건진료수요 : 구강보건진료 소비
자가 실제 제공받아 소비하는 구강보건진료
⑤ 잠재구강보건진료수요 : 상대구강진료보건
진료필요에서 구강보건진료수요를 제외한 것

74 ③ 이미 전달된 구강보건진료의 양이 유효
구강보건진료수요에 영향을 준다.

75 ① 생산자와 소비자의 접촉이 쉬워야 한다.
② 수요가 많으면 지역사회 내부에서 생산한다.
③ 수요가 적으면 접촉이 어려운 곳에서 생
산 및 전달한다.
④ 1차 생산은 지역사회 내부에서 한다.

76 구강보건진료 소비자의 권리(총 7개)
• 구강보건진료정보입수권
• 구강보건진료진료소비권

- 구강보건의사반영권
- 구강보건진료선택권
- 개인비밀보장권
- 단결조직활동권
- 피해보상청구권

77　① 미국의 진료비선불제도는 집단 구강보건 진료비조달제도에 대한 설명이다.

78　구강보건행정의 요소(7종)
- 구강보건 지식
- 구강보건 조직
- 구강보건 인력
- 구강보건 시설장비
- 구강보건 재정
- 구강보건 법령
- 공중 지지 참여

79　구강보건행정의 특성 : 전문행정, 교육행정, 봉사행정 및 조직적 행정, 협동적 행정

80　① 법률심사권을 통해 참여 : 사법부
③ 정책집행의 실질적 수단 행사 : 행정기관과 관료
④ 공공문제에 깊은 관심 : 행정기관과 관료

82　② 피보험자 : 보험급여를 받는 자
③ 운영기관 : 고용노동부, 보건복지부
④ 요양취급기관 : 요양을 급여하는 진료기관
⑤ 피부양자 : 피보험자의 부양자

제 **10** 과목　구강보건통계

84　② d : 유치 우식치아
③ I : 영구치 발거대상 우식치아
④ i : 유치 발거대상 우식치아
⑤ A : 영구치 우식 비경험 상실치아

85　② 치은염이 있으면 손가락으로 약하게 압박해도 치은에 출혈이 생긴다.

86　① 연령이 증가하면 우식경험영구치율은 증가한다.
② 영구치우식경험률이 증가하면 우식경험영구치율은 증가한다.
③ 문화 수준이 높을수록 우식경험영구치율은 감소한다.
⑤ 백분율로 나타나는 산출지표이다.

87　① 유치우식경험률 :

$$\frac{\text{1개 이상의 우식경험유치를 가진 피검아동의 수}}{\text{피검아동 수}} \times 100$$

③ 우식경험유치면율 :

$$\frac{\text{피검치아 중 우식경험 유치면 수}}{\text{피검 유치면 수(상실치면 포함)}} \times 100$$

④ 우식경험유치지수 :

$$\frac{\text{피검아동이 보유한 총우식경험 유치수}}{\text{피검아동 수}}$$

⑤ 우식경험유치면지수 :

$$\frac{\text{피검아동이 보유한 총우식경험 유치면수}}{\text{피검아동 수}}$$

88 ① 지역사회치주요양필수(CPITN)검사대상에서 제3대구치의 치주조직은 제외한다.

89 개인의 반점치지수(Horowitz)
0 : 정상치아
2 : 경도반점치아
3 : 중등반점치아

90 간이구강환경지수의 평가

지 수	평 가
0.0~1.2	정 상
1.3~3.0	불 결
3.1~6.0	매우 불결

제 11 과목 구강보건교육

91 ① 유아기의 특징 : 치과내원 ×, 격리불안 ○
② 걸음마기의 특징 : 공포감, 거부감, 부산스러움, 욕구불만, 프로이트의 항문기에 해당(18~36개월)
③ 학령전기 : 언어능력발달, 공포감, 상상력, 기억력, 신체발달, 칭찬효과, 사랑과 관심
④ 학령기 : 공동체의식(단체의식), 치과방문에 협조적
⑤ 청소년기 : 정서불안, 간식섭취가 많음

92 노인기 구강의 특성
• 치경부 우식 증가
• 치아 상실 증가
• 치주병 증가
• 치은각화의 저하
• 구강점막의 건조와 탄력성 상실

93 생리적 욕구(가장 하위) → 안전의 욕구 → 소속감과 사랑의 욕구 → 존경의 욕구 → 인식의 욕구 → 심미의 욕구 → 자아실현의 욕구(가장 상위)

94 • 교육목적의 원칙 : 목적은 목표를 포함, 통일성과 포괄성
• 교육목표의 원칙 : 단일 성과 기술, 수준별 성취도 표시, 구체적 행동기술 명시

96 ① 세미나 : 전문가와 연구자로 구성된 참가자의 과학적 문제 분석을 위한 집회
② 심포지엄 : 전문가의 초청 및 발표 후 사회자가 마지막 토의시간에 문제를 해결하고자 함
③ 배심토의 : 전문가 4~7인이 의장의 안내에 따라 토의를 진행함
④ 분단토의 : 소집단 토의 후 전체 회의에서 종합함

97 교육매체 : 교육목적의 효율적 달성을 위해 활용되는 자료, 기구, 수단, 방법

98 ① 시각적 확인의 학습 : 사진, 영화, 입체자료
② 원리, 개념, 규칙의 학습 : 영화, TV
④ 과정의 학습 : 시범, 영화, 프로그램
⑤ 태도, 견해의 학습 : 강의

99 교수 - 학습계획의 원리
• 교육목적에 타당   • 교육자의 창의성 발휘
• 역동성   • 포괄성

100 ② 구강보건증진도 : 구강보건의 증진 정도를 정해진 기준에 맞춰 평가
③ 학습자 성취도 : 학습자의 지식, 태도, 행동을 정해진 교육을 통해 평가

2교시 정답

01	⑤	02	③	03	⑤	04	①	05	②	06	③	07	①	08	⑤	09	③	10	②
11	④	12	①	13	④	14	⑤	15	①	16	②	17	⑤	18	④	19	④	20	②
21	③	22	①	23	④	24	⑤	25	①	26	①	27	①	28	②	29	③	30	②
31	①	32	②	33	④	34	①	35	①	36	④	37	①	38	⑤	39	①	40	②
41	③	42	③,⑤	43	①	44	④	45	③	46	③	47	④	48	④	49	①	50	②
51	②	52	⑤	53	④	54	②	55	①	56	①	57	③	58	⑤	59	②	60	②
61	④	62	①	63	①	64	④	65	②	66	①	67	②	68	③	69	③	70	③
71	③	72	①	73	②	74	⑤	75	②	76	⑤	77	②	78	④	79	⑤	80	①
81	⑤	82	④	83	③	84	③	85	⑤	86	⑤	87	③	88	③	89	④	90	③
91	⑤	92	①	93	①	94	②	95	①	96	②	97	④	98	②	99	④	100	②

제 1 과목 예방치과처치

• 3차 예방 : 2차 예방 실패 후 손실된 조직을 대체하고 환자의 신체능력과 정신 상태를 가능한 한 정상에 가깝게 회복시키는 것(진전질환기, 회복기)

01 심화학습

• 구강 내 환경요인
 - 구강 청결 상태
 - 구강온도
 - 치면세균막
 - 치아 주위 성분
• 구강 외 환경요인
 - 자연환경(지리, 기온, 기습, 토양 성질, 공기, 식음수불소이온농도사업)
 - 사회환경(식품의 종류, 영양, 주거, 인구 이동, 직업, 문화, 경제, 생활, 구강보건진료제도)

02 심화학습

• 1차 예방 : 질병이 발병되는 것을 막거나, 2차 예방이 필요해지기 전에 질병이 진행하는 것을 회복하기 위해 사용하는 방법(전구 병원성기, 조기 병원성기)
• 2차 예방 : 질병 발생 시 더 이상 질병이 진행되지 않도록 시행하는 일반적인 치료방법이나 인체조직을 가능한 한 원상에 가깝게 회복시키는 행동(조기질환기)

03 ① 치아우식은 신석기 시대에 처음 발견되었다.
② 두개골에서 치경부우식증과 치근우식증이 발견되었다.
③ 17세기 이후 설탕의 사용 증가로 우식증 발생이 증가하였다.
④ 모든 인간집단에게 발생된다.

04 ② 농어촌지역이 도시지역보다 낮다.
③ 성인 남자가 성인 여자보다 낮다.
④ 성인 집단이 아동 집단보다 낮다.
⑤ 가치관이 낮은 집단이 가치관이 높은 집단보다 낮다.

⭐ **심화학습**

- 치아우식 발생이 높은 집단 : 현대인, 아동, 과거의 선진국, 최근의 후진국, 성인 여자, 소아 남자, 대도시, 미국 백인, 교육ㆍ직업ㆍ태도ㆍ가치관이 높은 집단
- 치아우식 발생이 낮은 집단 : 고대인, 성인, 과거의 후진국, 최근의 선진국, 성인 남자, 소아 여자, 농어촌, 미국 흑인, 교육ㆍ직업ㆍ태도ㆍ가치관이 낮은 집단

05 4단 치아우식예방법 : 치면세균막관리, 불소이용, 치면열구전색, 식이조절

06 ③ 치주병 발생은 도시보다 농어촌이 높다.
- 치주병의 발생이 높은 집단 : 농어촌, 남자, 35세 이후, 생산직, 저학력자, 저개발국
- 치주병의 발생이 낮은 집단 : 도시, 여자, 35세 이전, 사무직, 고학력자, 개발국

07
- 후천적 부정교합 발생요인 : 불량 악습관 (손가락 빨기, 유하성연하, 구(口)호흡), 유치의 조기 상실
- 선천적 부정교합 발생요인 : 치아 크기, 악골 크기 부조화, 큰 혀, 작은 혀, 구강 주위근의 긴장도

09 ① 두부는 구치부 치아 2~3개를 덮는 크기
② 두부는 끝이 둥근 모양
④ 손잡이는 직선이거나 15° 미만으로 경사된 것

10 마모력이 강한 세치제는 치주조직과 구강점막은 건전하나 평균 치면세균막 지수가 높은 사람, 일일 평균 칫솔질 횟수가 적은 사람, 구강환경 상태가 불량한 사람에게 적합하다.

11 첨단칫솔 적용 대상자
- 치아 사이
- 고정성 교정장치 장착자의 브래킷, 와이어 주위
- 치은 퇴축이나 치주 수술 후 노출된 치근이개부
- 치간유두 소실로 치간공극이 크게 노출된 부위
- 상실치의 인접 치면
- 최후방 구치의 원심면

12 러버컵의 시작 부위 : 설측부터 시작, 원심부터 시작

13 칫솔질 방법의 선정기준
- 치아의 배열 상태
- 결손치아의 유무
- 구강 내 인공장치물
- 치주조직의 건강도
- 환자의 협조도

14 ① 치주질환의 비외과적 치료법 : 와타나베법
② 회전법으로의 전환이 쉬운 방법 : 폰즈법
③ 교합면의 치면세균막 제거에 효과적인 방법 : 횡마법
④ 교정장치 장착 부위의 청결에 효과적인 방법 : 차터스법

15 ① 올리어리지수 표기 시 탈락치아는 제외하고, 고정성 보철물과 임플란트는 동일하게 표시한다.

16 ② 국소의치 장착자 중 1~2개 치아 고립 시 부분칫솔, 첨담칫솔을 사용한다.

⭐ **심화학습**

국소의치 장착자의 칫솔질
• 주로 회전법을 적용한다.
• 치은염 있는 부위만 개량 바스법을 적용한다.
• 지대치가 가공의치로 존재하는 부위는 차터스법을 적용한다.

17 ⑤ 수분 내 불소는 인체에 85~97%가 흡수되고, 음식물 내 불소는 인체에 약 80%가 흡수된다.

18 ④ 불소 과량 섭취 시 우유를 마셔서 불소농도를 희석시킨다.

제 **2** 과목 **치면세마**

19 치면세마의 목적
• 구강환경의 청결 유지 및 개선을 위해
• 구강질환을 유발하는 국소요인을 제거하기 위해
• 구강 내 구취를 제거하기 위해
• 심미성을 증진시키기 위해
• 구강위생관리 동기부여를 위해
• 불소 도포, 치면열구전색의 조건
• 치주조직의 건강 유지를 위해 환자에게 도움을 주기 위해

20 • 치석의 석회화 시작 : 약 20~48시간 이내
• 치석의 석회화 평균기간 : 약 12일

21 ① 적색 : 주로 색소성 세균에 의해 나타난다.
② 검은 선 : 비교적 구강의 위생 상태가 깨끗한 비흡연자, 여성, 어린이에게 호발되고, 제거 후 쉽게 재발된다.
④ 황색 : 구강관리 소홀로 치면세균막이 있는 부위에 나타난다.
⑤ 갈색 : 법랑질 표면이 거칠거나 치약을 사용하지 않고 칫솔질을 하는 사람에게 나타난다.

22 ⭐ **심화학습**

시진의 종류 : 직접 관찰, 투사, 방사선학적 관찰

24 ⭐ **심화학습**

작동부의 횡단부 모양 분류
• 삼각형 : sickle scaler
• 반원형 : curet scaler
• 장방형 : hoe, file, chisel scaler, periodontal probe
• 원통형 : explorer, periodontal probe

28 ⭐ **심화학습**

• 소독 : 병원성 미생물의 생활력을 파괴하고, 포자 형태의 미생물과 바이러스는 남는다.
• 소독의 종류 : 화학적 소독, 자비소독, hot oil, 자외선 소독

29 ⭐ 심화학습
- 고압증기멸균 : 121℃ 15psi 15분, 132℃ 30psi 6~7분
- 건열멸균 : 120℃ 6시간, 160℃ 2시간, 170℃ 1시간
- 불포화화학증기멸균 : 132℃ 15~20분

31 ① 환자의 오른쪽에서 누워 있는 방향과 반대 방향이다.

33 ④ 하악치아의 치면세마 시술 시 조명은 환자의 구강에서 60~90cm를 이룬다.

34 치근활택술 이후 치주낭세척제 : 3% 과산화수소수(H_2O_2)나 식염수

35 초음파치석제거기의 금기증
- 성장기 어린이 환자
- 전염성질환자
- 감염에 대한 감수성이 높은 환자
- 호흡기 질환자
- 도재치아, 복합레진 충전물, 임플란트
- 심장박동조율기 장착 환자
- 연하곤란자
- 구토반사가 심한 자
- 치주염이 심한 자
- 임신 및 폐경기 환자
- 지각과민 환자

36 기구연마의 목적
- 기구의 모양을 원래 형태로 유지하기 위해
- 시술시간을 절약하기 위해
- 치아 표면의 긁힘을 방지하기 위해
- 조직의 손상을 방지하기 위해
- 환자의 불안함을 감소하기 위해
- 술자의 피로도를 감소하기 위해
- 침착물과 부착물을 효과적으로 제거하기 위해

37 기구연마 시 주의사항
- 기구형태에 대한 이해가 필요하다.
- 기구 날이 무뎌진 정도에 따라 연마석을 선택한다.
- 기구의 측면과 내면의 각도에 변동이 없도록 한다.
- 기구 날을 3등분하여 고르게 연마되도록 한다.
- wire edge가 안 생기도록 한다.
- 기구 날이 무딘 상태가 식별되면 즉시 연마한다.
- 연마석은 치주기구와 항상 함께 준비한다.

38 ① 치석 침착이 심하면 여러 번 내원하여 시행한다.
② 출혈이 심할 수 있다.
③ 진료시간을 짧게 시행한다.
④ 발치와 치주 수술은 출산 이후 시행한다.

⭐ 심화학습

임신부의 치면세마 적용 자세 : semi-uprighting position

39 전자기방사선
- 전장과 자장의 주기적 진동에 의해 에너지를 전파하는 파동이다.
- 질량과 무게는 없고, 전하는 있다.
- 빛의 속도와 동일하다.
- 진동 방향과 진행 방향은 직각이고, 전기진동과 자기진동은 수직이다.
- 측정 가능한 에너지이다.
- 예 : 전파, 원적외선, 자외선, 가시광선, 엑스선, 감마선, 우주선 등

40 막시준기 : 7.0cm(2.5inch) 이내의 납격판

41 ④ 폴리에스터플라스틱은 지지체의 재료이다.

🏅 심화학습

할로겐화은결정 = 브롬화은(90~99%) + 아이오딘화은(1~10%)

42 ③ 현상액의 온도가 높을 때 흑화도는 증가한다.

🏅 심화학습

흑화도 증가요인
- 초점과 필름 사이의 거리가 짧을 때
- 관전류, 관전압, 노출시간이 증가할 때
- 포그와 산란선이 있을 때
- 현상액의 온도가 높을 때
- 현상시간이 길 때
- 물체의 두께 감소

흑화도 감소요인
- 관전압 감소, 관전류 감소
- 현상시간 감소
- 현상액의 온도 낮음, 현상액 처리시간 감소
- 물체의 밀도 높음, 물체의 두께 증가
- 부가여과량 증가
- 초점과 필름 사이의 거리 증가

43 ① 뚱뚱한 환자의 경우 환자 신체의 흡수에 의해 선예도는 감소한다.
②, ③, ④, ⑤는 선예도를 증가시키는 요인이다.

🏅 심화학습

선예도 감소요인
- 환자의 움직임
- X선 관구의 움직임
- 증감지와 필름이 덜 밀착된 때
- 뚱뚱한 환자의 경우 흡수가 생길 때

44 ④ 중간 수세과정은 15~20초 동안 시행한다.

45 ③ 경화제 : 젤라틴의 손상 방지, 건조시간 단축
① 산화제 : 현상액에 의한 알칼리 중화, 정착액의 산성도 유지
② 청정제 : 미노출된 할로겐화은 결정의 용해도 증가로 상을 선명하게 함
④ 보호제 : 현상액의 산화 방지, 산화된 현상액 제거, 티오황산나트륨(청정제)의 변성 방지
⑤ 현상주약 : 현상액의 성분

46 ① 비중격 : 불투과, 중절치에 위치
② 하비갑개 : 불투과, 중절치에 위치
④ 관골돌기 : 불투과, 대구치에 위치
⑤ 측와 : 투과, 측절치에 위치

🏅 심화학습

상악 구조물의 불투과 구조
- 중절치 : 하비갑개, 전비극, 비중격
- 견치 : 역Y자
- 대구치 : 관골돌기, 관골궁, 상악결절, 구상돌기

47 ① 하악관 : 투과, 하악구치부, 하치조신경관
과 혈관 주행
② 영양관 : 투과, 하악대구치
③ 악설골융선 : 불투과, 하악대구치
⑤ 내사선 : 불투과, 하악구치부, 하악지의
내면에서 전하방 주행

48 ④ 치근단촬영 시 환자의 두부 고정은 정중
시상면과 교합평면이 기준이다.

49 ① 평행촬영법은 정확한 수직각으로 상의 왜
곡이 작다.

50 ① 35° : 상악소구치 수직각도
③ -10° : 하악소구치 수직각도
④ -15° : 하악절치 수직각도
⑤ -20° : 하악견치 수직각도

🔋 심화학습

상악치아와 수직각도
• 절치 : 45°
• 견치 : 45°
• 소구치 : 35°
• 대구치 : 25°

51 ② TPR촬영을 하고자 하는 치아가 필름의 중
앙에 위치하도록 한다.

🔋 심화학습

Tilt-Position-Relax
• Tilt(기울임) : 환자의 구강 내에 필름을 넣을 때
필름유지기구를 기울여 준다.
• Position(위치 설정) : 촬영하고자 하는 치아가 필
름 중앙에 위치하도록 한다.
• Relax(늦춤) : 환자가 필름유지기구를 무는 동안
유지기구 잡는 손을 늦추어 잡는다.

52 ⑤ 교합촬영은 종양, 낭 등 큰 병소의 모양과
크기를 관찰하기 위함이다.

53 ① 구강저의 중앙 : 하악의 절단면 교합촬영
시 중심방사선의 위치
② 턱의 첨부 : 하악의 전방부 교합촬영 시
중심방사선 위치
③ 비교 : 상악의 교합촬영 시 중심방사선의
위치

54 파노라마촬영의 장점
• 많은 해부학적 구조물 관찰이 가능하다.
• 악골의 병소와 상태를 관찰할 수 있다.
• 촬영법이 간단하다.
• 촬영 시 환자의 불편감이 없다.
• 촬영 시 환자의 방사선 노출량이 낮다.
• 무치악 환자 촬영이 가능하다.
• 무치악, 개구 불능 환자의 촬영이 가능하다.

55 ② 방사선 노출량은 25%로 낮춰 적용한다.
③ 등각촬영 시 수직각도를 55~60° 증가시
킨다.
④ 필름유지기구 사용 시 거즈를 추가한다.
⑤ 전악 구내촬영 시 교합촬영은 가능하다.

56 ② 흰반점 : 현상과정 전 정착액에 묻으면 나
타난다.
③ 암갈색 : 정착액의 기능 저하되고, 정착시
간이 부족해진다.
④ 황갈색 : 수세가 부족하면 나타난다.
⑤ 흰 선 : 감광유제가 날카로운 것에 긁히면
나타난다.

57 ③ 방사선 방호는 방사선 방어를 최적화해야 한다(확률적 영향의 방향을 용인 가능한 수준까지 제한한다).

제 4 과목 　구강악안면외과

59 ② 출혈성질환자는 외과치료를 절대 해서는 안 되지만, 보존치료는 가능하다.

60 ③ 발치겸자(extraction forcep) : 치조골에서 치아 제거 시 사용한다.
④ 봉침기(needle holder) : 조직 봉합 시 바늘을 잡을 때 사용한다.
⑤ 조직겸자(tissue forcep) : 연조직을 잡아 안정시킬 때 사용한다.

61 발치술의 전신적 금기증 : 생리적 변동, 약제 상용 환자, 심장 및 순환계질환자, 만성소모성질환자, 혈액질환자
발치술의 국소적 금기증
• 급성감염성 구내염
• 악성종양 증식 부위에 포함된 치아
• 급성지치주위염의 원인 치아
• 봉와직염을 동반한 급성감염
• 방사선 조사를 받은 부위의 치아

62 ① 치근파절은 치아와 치수의 손상에 해당한다.
치주조직의 손상 : 진탕, 아탈구, 함입성탈구, 측방탈구, 정출성탈구, 완전탈구, 잔존치근파절

64 ⭐ 심화학습

구 분	봉와직염	농 양
기 간	급 성	만 성
동 통	전신적	국소적
크 기	큼	작 음
경 계	희미함	뚜렷함
촉 진	경결함	파동성
배 농	없 음	있 음
균 주	호기성	혐기성

제 5 과목 　치과보철

65 ① 골의 흡수와 생성은 동시에 일어난다.
② 흡수가 생성보다 속도가 빠르다.
③ 하악은 설측에서 협측으로 흡수된다.
④ 상악의 치조제가 좁아진다.

67 ② 첫 번째 코드는 봉합사나 얇은 코드를 이용한다.

68 • 금속도재관의 장점 : 심미성, 변연 부적합성, 강도, 유지력
• 금속도재관의 단점 : 치질 삭제량, 치은 자극 가능성, 치은변연부 색의 부조화, 치은퇴축으로 인한 치은연하 금속 노출

69 ① conical : 얇은 치조제의 정상에서 둥글게 살짝 접촉
② hygienic : 치조제와 접촉하지 않음, 구치에 사용, 위생적이지만 비심미적
④ ridge lap : saddle type에서 설측을 제거한 상태
⑤ saddle : 치조제의 볼록 부위에 가공치의 오목 부위가 닿아 협면과 설면을 덮음, 비위생적

70 ① 부연결장치 : 주연결장치와 다른 요소와의 연결부
② 교합면 레스트 : 교합압 분산, 음식물 삽입 방지 및 의치 안정에 기여
④ 보상암 : 유지암의 반대편, 의치 안정에 기여
⑤ 레스트 : 국소의치의 수직적·수평적 지지, 의치의 침하 방지

🔎 **심화학습**
• 국소의치의 직접 유지장치– 클래스프형의 구조 : 교합면 레스트, 유지암, 보상암
• 국소의치의 직접 유지장치– 정밀부착형 구조 : male & Female

제 **6** 과목 **치과보존**

71 ③ 불량한 기존 수복물 교체

72 ① 와동저는 편평한 상자 모양으로 형성한다.

73 ① 인접치와의 접촉점을 회복한다.
③ 치은연하 와동에서 출혈 방지 및 방습에 도움을 주는 것은 치은압배의 목적이다.
④ 교정용 밴드의 삽입공간을 확보하는 것은 치간이개의 목적이다.
⑤ 격벽 제거 시에는 유지기를 먼저 제거한다.

74 ① 거친 연마기구 사용 후 부드러운 연마 기구를 사용
② 젖은 상태에서 연마
③ 충전완료 후 24시간 이후에 연마
④ 저속 핸드피스를 사용

75 🔎 **심화학습**
• 치근단형성술(apexification) : 실활치의 개방 치근단에 석회성 장벽을 인위적으로 유도시켜 치근단의 밑받침을 형성시켜 근관 충전이 가능하도록 하는 치수치료방법
• 치수절단술(pulpotomy) : 감염되지 않은 치근부 치수의 생활력 유지를 목적으로 하는 치수치료방법

76 급성치근단 치주염
• 생활치(교합성 외상)와 실활치(치수염과 치수괴사의 속발성) 모두 발생 가능
• 치아 접촉 시 압통, 동통, 타진통
• 치료 : 교합 조정, 근관치료와 관련 처치

제 7 과목 소아치과

77 하악 제1대구치가 가장 먼저 맹출하고, 상악 제2대구치가 가장 나중에 맹출한다.

78 ① 상악 4전치에서 시작된다.
② 이유기가 늦은 경우에 시작한다.
③ 유아기 우식증의 특징이다.
⑤ 급성으로 진행된다.

⭐ **심화학습**

우유병 우식증의 이환순서 : 상악절치 → 상악유견치 → 상악유구치 → 하악유구치 → 하악유전치

79 ① 저연령의 소아는 마스크를 착용하지 않는다.
② 인상채득 시 소아용 트레이로 하악을 먼저 채득한다.
③ 머리는 약간 위로, 두 손도 약간 내리도록 한다.
④ 상냥하게 대응한다.
어린이 환자 치과 치료의 순서 : 우선 간단한 처치를 하고, 응급처치를 제외하고 외과처치는 익숙해진 후에 한다.

80 ⭐ **심화학습**

• 생활치수보존법 : 치수진정법, 간접 치수복조술, 직접 치수복조술
• 생활치수제거법 : 치수절단술, 생리적 치근단형성술
• 실활치수제거법 : 치근단형성술, 치수절제술

81 **과잉치의 구강 내에 미치는 영향** : 인접한 절치의 맹출 방해, 낭종 형성, 정중이개, 유전치의 만기 잔존, 치근 흡수로 인한 생활력 상실

82 **치아 공간 상실의 원인**
• 치아 공간 상실의 국소적 원인 : 인접면 치아우식증, 유치의 조기 상실, 영구치의 맹출 지연, 맹출 순서 변이, 선천성 결손, 유착치, 구강 악습관, 치아와 악골의 부조화
• 치아 공간 상실의 전신적 원인 : 다운증후군, 두개안면이형성증, 갑상선기능저하증, 쇄골두개이형성증

제 8 과목 치 주

83 ③ 환상섬유군 : 모든 치아의 유리치은을 둘러쌈, 유리치은 지지
① 치아치은섬유군 : 백악질~유리치은, 치은 부착에 관여
② 치아골막섬유군 : CEJ 근처 백악질~협설측골막, 치아를 치조골에 고정
④ 횡중격섬유군 : 치조중격상방~백악질, 치아 사이 간격 유지
⑤ 치은치조섬유군 : 치조정~유리치은

84 **백악질 흡수의 원인**
• 백악질의 국소적 흡수원인 : 부정 치열, 대합치가 없는 치아, 매복치, 치주질환, 치근단병소, 종양, 외상성 교합, 강한 교정력
• 백악질의 전신적 흡수원인 : 결핵, 폐렴, 선천성 골위축증, 칼슘 부족, 비타민 A와 비타민 D 결핍

85 치주낭의 이상증상 : 치은 발적, 치은 출혈, 치은 퇴축, 부종

86 치주질환의 국소적 원인
- 치면세균막, 치석
- 백질, 음식물 잔사, 착색, 해부학적 이상, 구호흡
- 식편압입, 잘못된 치과처치, 치열 부정, 과도한 교합력

87 ①, ②, ④, ⑤는 치주농양의 특징이다.
치근단농양의 특징
- 실활치수에 나타남
- 우식증
- 치수염
- 천 공
- 불량한 근관치료
- 치근파절이 원인임
- 심한 통증
- 방사선상 근단부 경계에 검은 상
- 근단부 한정
- 치은변연과 연결됨

88 ① 전신증상 시 항생제 투여
② 급성증상 개선 후 외과처치 시행
④ 따뜻한 물로 병소 부위 세척
⑤ 하악 제3대구치에서 호발

제 **9** 과목 **치과교정**

89 ①, ②, ③, ⑤는 혼합치열기 교정치료의 목적이다.
유치열기 교정치료의 목적 : 골격 성장의 방향 개선, 교합관계 개선, 구강 악습관의 제거 및 지도, 기능성 하악골의 편위 시 치료, 골격성 하악전돌 시 치료

90 ③ 치아 장축은 약간 순측 경사이다.

92 ① 치조벽에 직접 흡수되는 경우는 치주인대의 압박 부위보다 치주인대의 모세혈관 압력이 클 때 나타난다.

93 ② 오스트리안와이어 : 변형 저항성 우수, 오랫동안 탄성 유지
③ 니켈타이타늄와이어 : 탄성 우수, 심한 변위 치아에 적용
④ 스테인리스스틸와이어 : 성형성과 견성 우수, 치료 후기에 적용
⑤ 코발트크롬와이어 : 연하고 성형성 우수

94 장치 조절기간
- 상악골 급속확대장치 : 매일 조절한다.
- 상악골 완서확대장치 : 일주일에 한 번 조절한다.

제 10 과목 ▶ **치과재료**

95 열전도율의 크기 : 금합금 > 아말감 > 인산아
연시멘트 > 복합레진 > 치과용 세라믹 > 법
랑질 > 상아질 > 의치상용레진

96 ① 색소 : 색조에 도움을 준다.
③ 결합제 : 필러와 레진기질의 결합에 도움
을 준다.
④ 필러 : 석영, 유리, 교질성 규토입자
⑤ 레진기질 : bis-GMA, 우레탄다이메타크
릴레이트

97 복합레진 충전 후 지각과민을 감소시키는 방법
• 치수를 보호하는 베이스 적용
• 적층 충전법으로 수복
• 타액으로부터 철저히 격리

98 ② 아말감 연마 시 반드시 마스크를 착용해
야 한다.

99 ④ 구강 내 물기는 인상 표면에 불규칙한 기
포가 발생하는 원인이 된다.

100 혼수비 : 분말에 대한 물의 비율로, 분말 100g
에 사용되는 물의 양(mL)이다. 혼수비가 증가
하면 경화시간과 흐름성 증가하고, 강도는
저하된다.

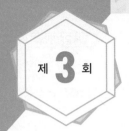
1교시		정답																	
01	⑤	02	④	03	⑤	04	③	05	②	06	④	07	⑤	08	④	09	②	10	④
11	④	12	⑤	13	⑤	14	④	15	②	16	④	17	②	18	③	19	③	20	②
21	②	22	②	23	①	24	①	25	②	26	①	27	⑤	28	⑤	29	②	30	②
31	④	32	⑤	33	①	34	④	35	⑤	36	⑤	37	③	38	⑤	39	④	40	④
41	②	42	⑤	43	②	44	①	45	①	46	⑤	47	②	48	②	49	④	50	①
51	⑤	52	②	53	⑤	54	⑤	55	⑤	56	①	57	②	58	④	59	⑤	60	②
61	②	62	②	63	④	64	③	65	①	66	③	67	②	68	③	69	⑤	70	①
71	①	72	②	73	②	74	②	75	③	76	③	77	②	78	③	79	①	80	⑤
81	①	82	②	83	⑤	84	③	85	③	86	③	87	③	88	②	89	②	90	①
91	⑤	92	③	93	④	94	②	95	⑤	96	②	97	①	98	④	99	①	100	③

제 1 과목 ▷ 의료관계법규

01 의료인(의료법 제2조)

조산사 : 조산과 임신부 및 신생아에 대한 보건과 양호지도를 임무로 한다.
※ 임신부(임신 중에 있는 여자), 산욕부(해산 후 6개월까지), 신생아(출생 후 28일 미만)

02 의료인(의료법 제2조)

의료인이란 보건복지부장관의 면허를 받은 의사·치과의사·한의사·조산사 및 간호사를 말한다.

03 결격사유 등(의료법 제8조)

• 정신질환자(전문의가 의료인으로 적합하다고 인정하는 사람은 그러지 아니함)
• 마약, 대마, 향정신성의약품 중독자
• 피성년후견인, 피한정후견인
• 의료법 또는 형법 제233조, 제234조, 제269조, 제270조, 제317조제1항 및 제347조 (허위로 진료비를 청구하여 환자나 진료비를 지급하는 기관이나 단체를 속인 경우만을 말함), 보건범죄단속에 관한 특별조치법, 지역보건법, 후천성면역결핍증 예방법, 응급의료에 관한 법률, 농어촌 등 보건의료를 위한 특별조치법, 시체 해부 및 보존에 관한 법률, 혈액관리법, 마약류관리에 관한 법률, 약사법, 모자보건법, 그 밖에 대통령령으로 정하는 의료 관련 법령을 위반하여 금고 이상의 형을 선고받고 그 형의 집행이 종료되지 아니하였거나 집행을 받지 아니하기로 확정되지 아니한 자

06 의료행위에 관한 설명(의료법 제24조의2)

의사·치과의사 또는 한의사는 사람의 생명 또는 신체에 중대한 위해를 발생하게 할 우려가 있는 수술, 수혈, 전신마취(이하 수술 등이라 한다)를 하는 경우 환자(환자가 의사결정능력이 없는 경우 환자의 법정대리인을 말한다)에게 설명하고 서면(전자문서를 포함한다)으로 그 동의를 받아야 한다. 다만, 설명 및 동의 절차로 인하여 수술 등이 지체되면 환자의 생명이 위험하여지거나 심신상의 중대한 장애를 가져오는 경우에는 그러하지 아니하다.

07 무면허 의료행위 등 금지(의료법 제27조제3항)

누구든지 국민건강보험법이나 의료급여법에 따른 본인부담금을 면제하거나 할인하는 행위, 금품 등을 제공하거나 불특정 다수인에게 교통편의를 제공하는 행위 등 영리를 목적으로 환자를 의료기관이나 의료인에게 소개·알선·유인하는 행위 및 이를 사주하는 행위를 하여서는 아니 된다. 다만, 다음의 어느 하나에 해당하는 행위는 할 수 있다.

- 환자의 경제적 사정 등을 이유로 개별적으로 관할 시장·군수·구청장의 사전승인을 받아 환자를 유치하는 행위
- 국민건강보험법 제109조에 따른 가입자나 피부양자가 아닌 외국인(보건복지부령으로 정하는 바에 따라 국내에 거주하는 외국인은 제외한다) 환자를 유치하기 위한 행위

10 의료인의 품위손상행위의 범위(의료법 시행령 제32조)

- 학문적으로 인정되지 아니하는 진료행위
- 비도덕적 진료행위
- 거짓 또는 과대광고행위 : 식품에 대한 건강·의학정보, 건강기능식품에 대한 건강·의학정보, 의약품, 한약, 한약제제 또는 의약외품에 대한 건강·의학정보, 의료기기에 대한 건강·의학정보, 화장품, 기능성 화장품 또는 유기농 화장품에 대한 건강·의학정보
- 불필요한 검사·투약·수술 등 지나친 진료행위를 하거나 부당하게 많은 진료비를 요구하는 행위
- 전공의 선발 등 직무와 관련하여 부당하게 금품을 수수하는 행위
- 다른 의료기관을 이용하려는 환자를 영리를 목적으로 자신이 종사하거나 개설한 의료기관으로 유인하거나 유인하게 하는 행위
- 자신이 처방전을 발급하여 준 환자를 영리를 목적으로 특정 약국에 유치하기 위하여 약국개설자나 약국에 종사하는 자와 담합하는 행위

11 치과위생사의 업무범위(의료기사 등에 관한 법률 시행령 별표 1)

- 교정용 호선(弧線)의 장착·제거
- 불소 바르기
- 보건기관 또는 의료기관에서 수행하는 구내 진단용 방사선 촬영
- 임시 충전
- 임시 부착물의 장착
- 부착물의 제거
- 치석 등 침착물(沈着物)의 제거
- 치아 본뜨기

• 그 밖에 치아 및 구강질환의 예방과 위생에 관한 업무

13 보수교육(의료기사 등에 관한 법률 시행규칙 제18조제2항)

보건복지부장관은 다음의 어느 하나에 해당하는 사람에 대해서는 해당 연도의 보수교육을 면제할 수 있다.

• 대학원 및 의학전문대학원·치의학전문대학원에서 해당 의료기사 등의 면허에 상응하는 보건의료에 관한 학문을 전공하고 있는 사람
• 군 복무 중인 사람(군에서 해당 업무에 종사하는 의료기사 등은 제외)
• 해당 연도에 의료기사 등의 신규 면허를 받은 사람
• 보건복지부장관이 해당 연도에 보수교육을 받을 필요가 없다고 인정하는 요건을 갖춘 사람

15 목적(지역보건법 제1조)

보건소 등 지역보건 의료기관의 설치·운영에 관한 사항과 보건의료 관련 기관·단체와의 연계·협력을 통하여 지역보건 의료기관의 기능을 효과적으로 수행하는 데 필요한 사항 규정함으로써 지역보건 의료정책을 효율적으로 추진하여 지역주민 건강증진에 이바지를 목적으로 한다.

16 지역보건의료계획의 수립 등(지역보건법 제7조)

특별시장·광역시장·도지사(이하 '시·도지사'라고 한다) 또는 특별자치시장·특별자치도지사·시장·군수·구청장(구청장은 자치구의 구청장을 말하며, 이하 '시장·군수·

구청장'이라고 한다)은 지역주민의 건강증진을 위하여 다음의 사항이 포함된 지역보건의료계획을 4년마다 수립하여야 한다.

• 보건의료 수요의 측정
• 지역보건 의료서비스에 관한 장기·단기 공급대책
• 인력·조직·재정 등 보건의료자원의 조달 및 관리
• 지역보건 의료서비스의 제공을 위한 전달체계 구성 방안
• 지역보건 의료에 관련된 통계의 수집 및 정리

17 보건소의 기능 및 업무(지역보건법 제11조)

• 건강친화적인 지역사회 여건 조성
• 지역보건 의료정책의 기획, 조사·연구 및 평가
• 보건의료인 및 보건의료기관 등에 대한 지도·관리·육성과 국민보건 향상을 위한 지도·관리
• 보건의료 관련 기관·단체, 학교, 직장 등과의 협력체계 구축
• 지역주민의 건강 증진 및 질병예방·관리를 위한 다음 지역보건 의료서비스 제공
  - 국민건강 증진·구강건강·영양관리사업 및 보건교육
  - 감염병의 예방 및 관리
  - 모성과 영유아의 건강 유지·증진
  - 여성·노인·장애인 등 보건의료 취약계층의 건강 유지·증진
  - 정신건강 증진 및 생명존중에 관한 사항
  - 지역주민에 대한 진료, 건강검진 및 만성질환 등의 질병관리에 관한 사항
  - 가정 및 사회복지시설 등을 방문하여 행하는 보건의료사업
  - 난임의 예방 및 관리

20 ① 주 1회 이상 수도꼭지에서 불소농도를 측정하여 불소농도측정기록부에 기록하는 것은 보건소장의 업무이다(구강보건법 시행규칙 제9조).

제 2 과목 구강해부

21 ② 동(sinus) : 한 개의 뼈 속에 있는 공간(예 상악동)
① 강(cavity) : 여러 개의 뼈로 둘러싸인 공간(예 비강)
③ 와(fossa) : 얕은 오목의 형태
④ 구(groove) : 깊은 도랑의 모양
⑤ 공(foramen) : 공질에 있는 구멍(예 이공)

22 보기에서 설명하는 내용은 상악동의 4대 기능이다.
① 안와하공(infraorbital groove) : 안와하신경 통과
③ 상악동열공(maxillary hiatus) : 상악동의 출구
④ 권골하능(infrazygomatic crest) : 제1대구치 상병의 융선
⑤ 절치공(incisive foramen) : 정중구개봉합의 제일 앞 구멍

23 • 구개골의 3대 돌기 : 안와돌기, 접형골돌기, 추체돌기
• 구개골의 해부학적 구조물 : 접구개공, 골구개, 대구개공, 소구개공

24

구 분	통과하는 신경	통과하는 혈관
상안와열	동안신경	상악정맥
	삼차신경	
	안신경	
	활차신경	
하안와열	관골신경	안와하동맥
	안와하신경	하안정맥

25 ① 측두근은 폐구, 전진, 후퇴, 회전, 측방운동에 관여한다.

26 ① 외래설근 : 혀의 위치 이동, 설하신경이 지배, 경돌설근, 이설근, 설골설근, 소각설근
② 내래설근 : 혀의 모양 변화, 설하신경이 지배, 상종설근, 하종설근, 횡설근, 수직설근

27 ① 협림프절 : 협근 위에 있는 3~6개의 림프절
② 이하림프절 : 얼굴의 외측부와 눈꺼풀의 림프관
③ 설림프절 : 혀 뒤 1/3 부위에 위치한 2~3개의 림프절
④ 심안면림프절 : 얼굴 깊숙이 있는 4~5개의 림프절

28 연(margin) : 치면의 가장자리

➕ 심화학습

- 구치의 협측면 : 근심연, 교합연, 원심연, 치경연
- 구치의 인접면 : 협측연, 치경연, 설측연, 교합연
- 구치의 교합면 : 근심연, 협측연, 원심연, 설측연

29
- 치근 상징이 뚜렷한 치아 : 대구치, 견치, 상악측절치
- 치근 상징이 미미한 치아 : 상악중절치, 소구치, 하악중절치

31 ①, ②, ③은 제2교두형이다(협측교두 1개, 설측교두 1개).

32 ② 설면의 근심측에 근심설측구가 있다.

33
① 4개의 교두와 3개의 치근을 갖는다.
② 근심설측교두의 크기가 가장 크다.
③ 설측근의 크기가 가장 크다.
⑤ 상악 대구치 중 가장 크고 발육이 좋다.

35
⑤ G2(합성 후기) : 유사분열 준비
① G0(정지기) : 세포의 주기를 벗어난 세포 무리
② S(합성기) : 세포의 합성, DNA 복제
③ G1(합성 전기) : 세포의 성장
④ M(유사분열기) : 2개의 세포로 분열

➕ 심화학습

세포주기의 순서 : G1 → S → G2 → M → G0

36
① 배상피 : 고환과 난소의 표면을 이루는 상피
② 호흡상피 : 호흡에 의해 산소 배출
③ 감각상피 : 감각 담당
④ 흡수상피 : 영양물질 흡수

➕ 심화학습

보호상피 : 외부 충격, 수분 증발, 병원균으로부터 동물체를 보호하는 역할

37 ③ 인체의 결합조직은 세포는 적고, 세포 사이의 간격이 넓으며, 세포간질이 많다.

38 얼굴을 형성하는 돌기
- 비전두돌기 : 이마, 콧등, 코끝, 콧망울, 비중격
- 상악돌기 한 쌍 : 볼의 윗부분과 윗입술
- 하악돌기 한 쌍 : 턱, 볼의 아랫부분과 아랫입술

39 ① 치낭의 바깥층 : 치주인대, 치조골 형성
② 치낭의 안쪽층 : 백악질 형성
③ 치유두의 바깥세포 : 상아모세포로 분화
⑤ 중간층 : 법랑기관 4층 분화 시의 구조, 법랑질의 석회화에 도움

40 ④ 투명상아질 : 상아세관이 폐쇄됨, 노인의 치아, 정지우식, 만성우식에서 나타난다.
① 관간상아질 : 상아질의 대부분으로 관주상아질의 사이를 채우고 있다.
② 관주상아질 : 매우 석회화되어 있으며, 노화됨에 따라 두꺼워진다.
③ 구간상아질 : 저광화, 비광화된 상아질 부위이다.
⑤ 3차 상아질 : 손상의 결과로 형성된 상아질로, 자극의 강도와 기간에 비례하여 형성된다.

⭐ 심화학습

• 상아세관–상아질의 관계에 따른 분류 : 관주상아질, 관간상아질, 구간상아질, 투명상아질
• 상아질의 형성시기에 따른 분류 : 1차 상아질, 2차 상아질, 3차 상아질

41 ② 심미는 치아의 기능이다.

제 **5** 과목 **구강병리**

42 ① 경과가 빠르다.
② 증상이 심하게 나타난다.
③ 삼출 정도가 많다.
④ 만성염증에 대한 설명이다.

43 ② 면역억제제를 장기 복용하면 칸디다증이 발병한다.

⭐ 심화학습

감염이 원인인 구강질환 : 구강결핵, 구강매독, 구순포진, 칸디다증

44 ① 급성근단성 화농성 치주염은 급성근단성 장액성 치주염에서 이행된다.

45 • 치아의 크기 이상 : 왜소치, 거대치
• 치아의 형태 이상 : 쌍생치, 융합치, 유착치, 치내치, 치외치, 법랑진주
• 치아의 수 이상 : 무치증, 과잉치

46 ⑤ 치은낭종은 치성낭종이다.
① 유피낭종 : 태생기의 외배엽의 미입, 후천적 외상에 의한 상피의 미입이 원인, 상피의 피개와 피부부속기를 포함
③ 점액낭종 : 타액의 배출장애에 의한 낭종, 하순에서 호발, 모든 연령, 경계가 뚜렷한 파동성 병소
④ 상악동내 점액낭종 : 방사선상 불투과, 상악동 저부에 호발

47 ⭐ 심화학습

치아종 : 치배의 형성 이상이 원인, 발육 기형, 방사선 불투과
• 복합 치아종 : 정상 치아와 유사, 상악전치부 호발
• 복잡 치아종 : 치아조직 배열이 복잡, 하악구치부와 상악전치부 호발

제 6 과목 구강생리

49 • 능동수송의 예 : 확산, 촉진 확산, 삼투, 여과
• 수동수송의 예 : 포식작용, 대식작용, 세포외 유출

50 ② B림프구 : 체액성 면역
③ α세포 : 췌장에 있으며, 교감신경이 연결되어 있다.
④ β세포 : 췌장에 있으며, 부교감신경이 연결되어 있다.

51 체열의 발산형태
• 복사 : 접촉 없이 떨어져 있는 물체에 전달
• 전도 : 공기층이 피부에서 멀어지면 열 발산을 촉진
• 불감 증산 : 본인이 느끼지 못하는 수분의 증발
• 유감 증산 : 본인이 느낄 수 있는 수분의 증발

52 타액의 기능 : 소화, 윤활, 점막 보호, 완충, 탈회작용과 성숙, 재석회화, 청정, 항균, 배설, 체액량 조절, 내분비작용

53 • 뇌하수체 전엽호르몬 : 성장호르몬, 프로락틴, 부신피질자극호르몬, 갑상선자극호르몬, 성산자극호르몬
• 뇌하수체 후엽호르몬 : 옥시토신, 항이뇨호르몬

54 구강영역의 감각수용기

종 류	수용기
촉 각	마이너스소체
압 각	메르켈소체
냉 각	크라우제소체
온 각	루피니소체
통 각	유리신경말단
미 각	혀의 미뢰, 연구개, 목젖 등
갈증감각	구강점막
공간감각	혀 끝 > 입술 > 연구개

55 ① 연하는 수의적 운동으로 시작하여 불수의적 운동으로 완성된다.
② 연하는 음식물을 구강에서 위로 보내기 위한 운동이다.
③ 연하성 무호흡은 인두단계에서 이루어진다.
④ 혀내밀기형 이상연하형태는 개교의 교합이상에서 나타날 수 있다.

제 7 과목 구강미생물

56 • 자연저항성(비특이적 방어기구) : 피부, 점막, 조직세포, 조직액, 혈액
• 획득면역(특이적 방어기구) : 체액성 면역, 세포성 면역

58 ① 치아우식의 1차 원인균이다.
② pH 5 이하에서 생존한다.
③ 세포 내의 다당체를 합성한다.
⑤ 치아에 표면에 부착하는 능력이 있다.

59
- 선천성 매독 : 임신기간 중 태반을 통한 수직 감염
- 후천성 매독 : 성적 접촉 및 수혈을 통해 감염

제 **8** 과목 **지역사회구강보건**

61 공중구강보건사업의 요건
- 다수의 사람
- 사회적·경제적·직업적·교육적 수준과 무관한 혜택
- 수행이 쉬움
- 재료·도구·장비가 적게 사용됨
- 비전문가의 관리 용이
- 저렴한 경비
- 안전하고, 효과가 있어야 함
- 수혜자가 전폭적으로 수용
- 쉽게 배워 실천할 수 있어야 함

62
① 1976년 : 학교집단 칫솔질 후 불소용액양치사업 실시
② 1977년 : 전문대 치위생과 개설
④ 1986년 : 전국 보건소에 치과위생사 배치

63
① 예방 위주
② 치료 지원
③ 1차 예방법이 우선
⑤ 1차 예방은 개인, 지역사회, 전문가의 공동 노력에 의하고, 3차 예방은 대부분 전문가에 의함

66
① 출생 후 6~9개월이 지나면 우유병 대신 컵을 사용하도록 한다.
② 출생 6개월 후 유치가 처음 맹출하는 시기에 첫 구강검사를 시행한다.
④ 가장 부드러운 칫솔, 거즈, 천으로 양육자가 닦아 준다.
⑤ 치실을 사용해서 인접면 부위를 닦아 주는 것은 유아구강보건에 해당한다.

67
④ 학생구강검진의 목적은 학생과 교사의 구강건강에 대한 관심을 증대시키는 것이다.

68 직업성 치아부식증 : 불화수소, 염소, 염화수소, 질산, 황산을 취급하는 근로자에게 호발

69 지역사회 조사내용 : 구강보건 실태, 인구 실태, 환경조건, 사회제도

70 ⭐ 심화학습
- 개별구강보건교육법 : 방문, 내방, 서신, 전화 응답, 전언, 회람, 전시
- 집단구강보건교육법 : 전시, 강연회, 강습회, 토론, 회의, 좌담회, 평가회, 견학
- 대중구강보건교육법 : 팸플릿, 리플릿, 신문, 잡지, 방송, 영화, 전시회, 포스터

71 수돗물불소농도조정사업의 특성 : 효과성, 경제성, 공평성, 안전성, 실용성, 용이성

72
- 기술역학의 예 : 구강병의 발생원리와 방법 연구, 구강병의 발생률과 유병률 조사
- 해석역학의 예 : 구강병의 원인 규명

제 9 과목 구강보건행정

73 ① 후송체계의 확립이 전제되어야 한다.
② 자원의 낭비는 최소한으로 한다.
③ 지역사회의 기본적 구강보건진료수요를 충족시킬 수 있다.
④ 지역사회 내부에서 제공되어야 한다.

74 ① 치아의 발거 등 응급상황 위주의 진료행위 : 전통구강보건진료제도
③ 현재 우리나라 구강보건진료제도 : 혼합구강보건진료제도
④ 모든 국민에게 균등한 기회 제공 : 혼합구강보건진료제도
⑤ 사회주의 국가에서 적용 : 공공부조형 구강보건진료제도

77 ③ 간접구강보건진료비지불제도는 구강병 치료 위주로 제공된다.

80 ① 국민 : 투표, 정당 지지, 시민운동
② 대중매체 : 이슈화
③ 정당 : 사회적 이해관계에 따른 지지 확보
④ 전문가집단 : 정책 아이디어 제공

81 정책평가의 기준
• 효과성 : 목표 달성의 정도
• 효율성 : 집행활동의 투입과 산출의 비율
• 적정성 : 의도된 문제의 해결 정도
• 형평성 : 사회의 각 부분에 고르게 작용했는지 판단
• 응답성 : 정책이 시민의 요구에 얼마나 반응되었는지의 정도

• 적절성 : 정책의 목표와 성과가 가치 있는 것인지의 평가

82 ⭐ 심화학습

구 분	사회보험	사보험(민간보험)
목 적	최저 생계, 의료 보장	개인적 필요에 의한 보장
가 입	강 제	임 의
부양성	국가 또는 사회 부양성	없 음
독점과 경쟁	정부 및 공공기관 독점	자유경쟁
부담의 원칙	공동 부담이 원칙	본인 부담 위주
수급권	법적 수급권	계약적 수급권
재원 부담	능력 비례 부담	개인의 선택
보험료 수준	위험률 상당 이하 요율	경험률
보험료 부담방식	주로 정률제	주로 소득정률제
급여 수준	균등 급여	기여 비례
보험사고 대상	사 람	사람, 물건
성 격	집단보험	개별보험

제 10 과목 구강보건통계

83 ① 집락추출법 : 집락을 추출단위로 임의 추출
③ 계통적 추출법 : 일정한 순서에 따라 배열된 목록에서 매번 k번째 요소 추출
④ 층화추출법 : 여러 개의 계층 분할 후 각 계층에서 임의 추출

심화학습

확률적 표본추출방법 : 단순무작위추출법, 계통적 추출법, 층화추출법, 집락추출법

84 ③ M : 영구치우식경험상실치아(예 가공의 치의 가공치, 인공매식치아)
① S : 영구치건전치아
② F : 영구치우식경험충전치아(예 영구충전재로 충전)
④ X : 영구치우식비경험처치치아(예 가공의 치의 지대치, 밴드 장착)
⑤ I : 발거대상우식치아(예 치수가 노출된 우식치아, 잔존 치근치아)

85 구강점막 검사결과 표기
• 0 : 정상
• 1 : 급성괴저성 궤양성치은염
• 2 : 구강암
• 3 : 구강백반증
• 4 : 기타 구강점막질환

86 ③ 영구치는 총 180개의 치면을 갖는다.

87 ① 고령에서 평점이 높다.
② 최고점은 8점이다.
④ 염증이 있으나 비포위성 치은염은 2점이다.
⑤ 학교집단칫솔질사업에 참여하는 학생은 평점이 낮다.

88 치주조직검사 평점

평점	상 태	
0	건전치주조직	삼분악의 치주조직에 치은출혈, 치석, 치주낭 등의 병적 증상이 없음
1	출혈치주조직	삼분악의 치주조직에 치석, 치주낭의 병적 증상은 없으나 치주낭 측정 중이나 직후 출혈이 있음
2	치석부착치주조직	삼분악의 치주조직에 육안으로 관찰되는 치은연상치석이나 육안으로 관찰되지 않는 치은연하치석이 부착되어 있음
3	천치주낭형성조직	삼분악의 치주조직에 4~5mm 깊이의 치주낭이 형성
4	심치주낭형성조직	삼분악의 치주조직에 6mm 이상 깊이의 치주낭이 형성

89 지역사회반점치수 결과
• 0.4~0.6 : 의심
• 0.6~1.0 : 경미

제 11 과목　구강보건교육

91 학령 전기(4~5세)
- 언어가 풍부해진다.
- 공포와 상상력이 커진다.
- 기억을 형성한다.
- 신체 조절을 배운다.
- 타인을 모방한다.
- 사랑과 관심을 독점하려는 경향이 있고, 칭찬을 좋아한다.
- 오이디푸스콤플렉스가 형성된다.

92
- 걸음마기(1~3세)
  - 부모와 양육자, 아동 모두에게 구강보건교육을 실시한다.
  - 모방놀이를 통해 이 닦기 시범을 보인다.
  - 구강 내에 적합한 작고 부드러운 칫솔을 권장한다.
  - 모자감염에 대한 교육을 한다.
  - 치아 맹출시기로 전신적 불소를 이용한다.
  - 구강병이 없어도 치과에 내원하여 친숙해지도록 한다.
- 학령 전기(4~5세)
  - 묘원법을 교육한다.
  - 부모가 솔선수범한다.
  - 구강건강관리 습관에 대해 칭찬한다.
  - 상상력이 풍부한 시기로, 치과치료가 필요하면 미리 자세히 설명해 주고 안심시킨다.

94 블룸의 교육목표개발 5원칙 : 실용적, 행동적, 달성 가능, 이해 가능, 측정 가능

95 교수법 선택의 영향요인
- 교육목표
- 학습내용
- 교육시기
- 대상자의 성숙도
- 대상자의 집단 크기
- 투입되는 시간
- 자료와 필요장비의 가능성
- 환경적 조건
- 교육자의 학습지도기술
- 학습심리 및 학습이론

96 시 범
- 장점 : 학습과정이 분명히 전달됨, 학습자가 즉시 익힘, 내용의 요점 파악이 쉬움
- 단점 : 실습 장소와 시설이 필요, 시범교사의 정확한 시범, 추상적인 주제는 한계가 있음

97 ① 칠판 : 시청각 교육매체에 해당
시각적 매체의 종류
- 평면교재 : 그림, 포스터, 사진
- 입체교재 : 모형, 표본, 실물
- 시청각 교육매체 중 도구적 매개체 : 칠판, 도표

99 공중구강보건교육의 5원칙 : 동적, 실용적, 이해 가능, 측정 가능, 달성 가능

100 지적영역에 대한 교육내용 평가방법 중 검사법은 학습자의 지식을 비교적 객관적으로 평가한다.

2교시	정답																		
01	③	02	③	03	④	04	③	05	①	06	⑤	07	②	08	⑤	09	②	10	④
11	②	12	③	13	③	14	①	15	⑤	16	⑤	17	②	18	④	19	①	20	①
21	②	22	③	23	③	24	①	25	④	26	②	27	③	28	③	29	②	30	④
31	②	32	②	33	⑤	34	③	35	③	36	⑤	37	④	38	③	39	⑤	40	④
41	④	42	①	43	⑤	44	④	45	③	46	②	47	④	48	①	49	⑤	50	③
51	⑤	52	③	53	②	54	⑤	55	⑤	56	⑤	57	③	58	⑤	59	④	60	②
61	④	62	④	63	⑤	64	⑤	65	③	66	③	67	④	68	①	69	②	70	⑤
71	①	72	⑤	73	③, ④	74	④	75	①	76	②	77	①	78	①	79	③	80	③
81	②	82	④	83	②	84	①	85	⑤	86	⑤	87	①	88	⑤	89	⑤	90	①
91	④	92	④	93	⑤	94	④	95	①	96	①	97	⑤	98	②	99	⑤	100	④

제 1 과목 예방치과처치

01 ③ 살균성 물질 생산능력은 숙주요인에 해
   당한다.
   병원체요인 : 세균의 종류와 양, 병원성, 독력,
   전염방법, 산 생성능력, 독소 생성능력, 침입력

03 치아우식의 특징
   • 모든 인간집단에서 발생한다.
   • 이환도가 높다.
   • 유병률과 진행도는 비례한다.
   • 유병률과 진행도에 차이가 있다.
   • 치아우식경험도는 경제사회조건과 자연환
     경조건에 따라 상이하고, 문화수준에 비례
     한다.
   • 치아우식경험률은 연령에 비례한다.
   • 범발성, 만성, 비가역성, 축적성 질환이다.

04 ③ 치아우식을 호발시키는 타액요인은 높은
   점조도이다.

05 화학세균설(1882년, M.D Miller)
   • 치아우식증 원인설 중 하나이다.
   • 치태 내 세균에 의해 당성분이 분해되어 발
     생되는 산으로 치아 표면이 탈회되고, 치질
     내 유기성분이 용해된다.
   • 황색소의 침착기전, 유기질이 먼저 파괴되
     는 것을 설명할 수 없다.

06 ① 치아총생 : 구강 내 숙주요인
   ② 임신 : 구강 외 숙주요인
   ③ 치석 : 구강 내 병원체요인
   ④ 방선간균 : 구강 내 환경요인
   치주병의 기능적 요인(물리화학적 자극) : 음식
   물 치간 압입, 상해

08 치경부 마모증의 원인
   • 칫솔질의 시간, 횟수, 속도, 진행 방향
   • 칫솔 강모의 길이, 강도
   • 마모력이 강한 세치제 사용 시

09 대상자별 칫솔 선정 기준

칫솔 요인	• 강모 : 재료, 굵기, 길이, 모양, 경사방향 • 두부 : 크기 • 손잡이 : 굴절여부, 길이, 너비
인적 요인	연령, 성별, 치은 상태, 일일 칫솔질 빈도, 흡연습관
구강 내 상태	치주상태, 치면세균막 지수, 치경부 마모증, 과민성치질, 계소각공의치, 고정성 교정장 치, 임플란트

11 치간칫솔의 적용 대상자
- 치간이 넓은 환자
- 치주질환자, 치주수술을 받은 자
- 고정성 보철물 장착자, 인공치아 매식물 장착자
- 고정성 교정장치 장착자의 브래킷, 와이어 주위, 치간 사이
- 치아 사이, 치근 이개부의 약재 도포 시

12 ① 구강 내 구취 제거를 위해
② 구강 내 미생물 양을 일시적으로 감소하기 위해
④ 칫솔질 후 치면세균막을 제거하기 위해
⑤ 칫솔질 후 남아 있는 치석 제거가 불가능할 때

13 ③ 와타나베법은 압박운동이다.
상하쓸기운동 : 회전법, 종마법, 변형 스틸맨법, 변형 차터스법, 생리법

14 바스법의 단점
- 환자의 특별한 관심이 필요하다.
- 치간 사이 음식물 잔사 제거가 어렵다.
- 오랫동안 사용하면 치면세균막 지수가 높아진다.

15 ⑤ 일반인은 불소가 포함된 세치제를 사용한다.

16 ⑤ 치경부 마모증 환자는 액상세치제를 사용해야 한다.

17 ① 맹출 전 효과 : 불소 복용효과, 수산화인회석 결정과 결합하여 법랑질의 용해도 감소
④ 해당 작용 억제효과 : 세균이 당분을 분해하여 산을 생성하는 과정 억제

🔰 심화학습

- 불소의 우식감소효과 : 평활면과 인접면
- 불소+열구전색사업 : 우식 예방효과

18 치면열구전색의 비적응증
- 환자의 행동이 시술과정 중 적절한 건조 상태를 유지할 수 없는 경우
- 와동이 큰 우식병소가 있는 경우
- 큰 교합면 수복물이 존재하는 경우
- 넓고 얕은 소와 열구, 교모가 심한 치아

제 **2** 과목 ▶ **치면세마**

19 치면세마 대상자의 분류
- Class C : 12세 이하의 어린이, 유치열기, 혼합 치열기 해당
- Class Ⅰ : 영구치, 치은연의 가벼운 착색
- Class Ⅱ : 중등도의 치면세균막, 치면 착색
- Class Ⅲ : 다량의 치면세균막, 치면 착색
- Class Ⅳ : 심한 착색, 치은연상 치석

20 치은연상치석
- 위치 : 치은변연 위 임상적 치관
- 분포 : 하악전치부 설면, 상악구치부 협면
- 색깔 : 백색이나 황색
- 무기질의 기원 : 타액
- 성상 : 점토상, 낮은 치밀도, 낮은 경도
- 진단 : 육안으로 가능

21 내인성 착색
- 무수치 : 치수 출혈, 치수괴사가 원인
- 약물과 금속 : 아말감 수복, 클로르헥시딘 이 원인
- 불완전한 치아 형성 : 법랑질형성부전, 불 소 침착, 상아질형성부전, 항생제 복용(임 신 중 테트라사이클린 복용)이 원인

22 ① 환자의 주된 증상과 구강 상태를 기록한다.
② 비정상적 부위에 대해서 주의 환기를 한다.
④ 10년간 보관한다.
⑤ 환자의 구강 상태 등에 대해 도식으로 표 현한다.

24 💡 심화학습

작동부의 최첨단 모양 분류
- point : sickle scaler, explorer
- blunt : probe
- round : gracey curet
- blade : hoe, chisel, file scaler

25 탐침의 용도
- 치아 형태의 이상 유무
- 백악질의 표면 상태
- 수복물과 충전물의 상태
- 치은연상치석과 치은연하치석 탐지
- 구강 내 우식치아, 탈회치아 발견
- 수복물 장착 후 잉여 접착제 제거

26 일반큐렛(universal curet)의 작업각도 : 45~90°

27 ① explorer : 원통형
② gracey curet : 반원형
④ file scaler : 직사각형
⑤ hoe scaler : 장방형

28 ①, ④는 불포화화학증기멸균, ②는 가압증 기멸균에 대한 설명이다.

💡 심화학습

건열멸균 시 주의사항
- 공기를 가열하여 열에너지가 기구로 전달된다.
- 포장은 작게 한다.
- 간격을 두고 기구를 배치한다.
- 장점 : 기구 부식이 없고, 경제적이다.
- 단점 : 멸균시간이 길고, 온도가 높아 손상 가능성 이 있다. 기구날을 무뎌지게 한다.
- 주의 : 부식 방지를 위해 완전 건조 후 멸균하고, 유리제품은 멸균 후 급속냉각을 피해야 한다.

29 ② 대기용액은 매일 교환한다.

30 ① 수직자세 : 주로 병력 청취, 하악의 전치부 시술 시 적용
② 경사자세 : 심혈관, 심근경색, 임산부에게 적용
③ 수평자세 : 상악부위 시술 시 적용

31 ① 엄지, 검지, 중지를 이용해 삼각형의 형태로 기구를 잡는다.
③ 엄지의 내면은 검지와 반대 방향을 향한다.
④ 검지의 내면은 엄지보다 위에 핸들에 둔다.
⑤ 삼각대 효과로 촉각이 예민해진다.

32 ② 기구 삽입 시 내면과 치면은 0°를 이룬다.

34 초음파 치석제거 시 물의 역할
• 시술 부위 세척으로 시야를 확보한다.
• 미세 진동효과가 있다.
• 치주조직의 마사지효과가 있다.
• 초음파 치석 제거 동작 시 발생되는 열을 식힌다.
• 시술 후의 회복을 도와주고 감염을 줄인다.

35 ③ 초음파치석제거기 삽입 시 15° 미만을 유지한다.

36 ① 치면에 활택되는 느낌이 없을 때
② 보통 1~2회 사용 후 시행
③ cutting edge가 무뎌질 때

37 연마석 고정법과 기구 고정법의 내면과 연마석 날의 각도는 100~110°를 유지한다.

제 **3** 과목 **치과방사선**

39 X선의 성질
• 직진 시 약 30만km/초의 속도로 진행한다.
• 눈에 보이지 않는다.
• X선 필름에 감광작용을 한다.
• 물체의 음영을 투사한다.
• 원자 전리가 가능하다.
• 특정 화학물질과 작용해 형광을 발생한다.
• 파장이 짧아 물질을 투과한다.
• 열작용

40 관전압 조절기는 대조도에 영향을 준다.

🔍 심화학습

제어판 : 관전압조절기, 관전류조절기, 타이머

42 ②, ③, ④, ⑤는 대조도를 증가시키는 요인이다.
대조도의 감소요인
• 포그와 산란선이 있을 때
• 현상시간이 길 때
• 현상이 불완전할 때

44 ① 현상주약 : 하이드로퀴논은 상의 대조도를 조절하고, 엘론과 메톨은 선예도를 조절한다.
② 보호제 : 필름 착색과 현상액 산화를 방지하고, 주약의 수명을 연장시킨다.
③ 지연제 : 현상을 지연하고, 포그 발생을 억제한다. 현상 탈락을 방지한다.
⑤ 청정제 : 정착액의 구성

45 정착과정의 조건 : 20℃에서 10~15분 시행한다.

46 ② 상악동 : 상악의 투과 구조물

47 ① 환자의 좌우를 구별하기 위함이다.
② 환자의 우측치아는 마운터의 좌측에 위치하도록 한다.
③ 플라스틱이나 판지로 제작된 마운터에 보관한다.
⑤ 촬영 시 항상 치관 쪽에 인식점이 위치한다.

48 ① 치근단촬영 시 필름의 고정은 환자가 한다.

49 등각촬영법은 단조사통을 이용한다.

🔼 심화학습

• 평행촬영법 : 장조사통
• 등각촬영법 : 단조사통

50 ① 외안각-하악하연 상방 3cm : 하악대구치의 중심방사선
② 외안각비익이주선 : 상악 구치의 중심방사선
④ 비익-하악하연 상방 3cm : 하악견치 중심방사선
⑤ 하악하연 상방 3cm : 하악절치 중심방사선

51 ② 교익촬영법은 상·하악의 치아를 교합시킨 상태에서 촬영한다.

52 전체적으로 치아상이 왜곡되는 것은 교합촬영의 단점이다. 치아상의 왜곡이 적은 것은 교익촬영의 장점이다.

53 피사체 위치결정방법
• 직각촬영법
• 관구이동법 : clark 법칙, 협측피사체법칙 (richard 법칙)

54 파노라마촬영의 단점
• 구내 방사선사진보다 선명도가 낮다.
• 상의 부정확성이 높다.
• 촬영기가 고가이다.
• 환자가 움직이면 불선예도가 발생한다.
• 인접면에 중첩(특히, 구치부)된다.

55 ① 방사선 노출량이 감소한다.
② 효율성이 증가한다.
③ 일회용 센서커버를 사용한다.
⑤ 촬영법의 교육이 필요하다.

56 ① 어두운 상 : 현상 중의 과현상, 고온처리액, 부적절한 정착, 촬영 중의 과노출
② 밝은 상 : 현상 중의 저온처리액, 저현상, 저노출, 과정착, 촬영 중의 법랑질 표면의 이중중첩, 필름을 뒤집어서 촬영
③ 착색된 상 : 정착액의 기능 저하, 정착시간 부족(암갈색), 수세 부족(황갈색)
④ 안개상 : 유효기간 지난 필름, 스며든 빛, 안전등, 정착 전 흰 빛에 노출
⑤ 긁힌 상 : 감광유제가 날카로운 것에 긁힘

57 환자의 방사선방호 장비 선택
- 고감광도 필름을 사용한다.
- 희토류 증감지를 사용한다.
- 장조사통을 사용한다.
- 환자의 피부 표면 : X선속 시준 7cm 이하
- 부과여과기를 사용한다.
- 납 포함된 조사통을 사용한다.
- 모든 환자에게 방어장비를 사용한다.
- 납방어복은 1/4mm 두께를 사용한다.
- 갑상선보호대를 사용한다.

58 ③ 설면우식 : 원형 투과성, 경계 명확
④ 교합면우식 : 상아질을 기저부로 하는 삼각형 투과성
⑤ 인접면우식 : 투과성 절흔, 진행 시 U자형 투과성

62 • 비복잡 치관-치근파절
    - 법랑질, 상아질, 백악질의 파절로, 치수를 포함하지 않는다. 치아가 일시에 강한 힘을 받아서 나타나는 파절이다.
    - 치료 : 근관치료, 치은절제술, 교정으로 정출, 보철치료
  • 복잡 치관-치근파절
    - 법랑질, 상아질, 백악질의 파절로, 치수를 포함한다.
    - 치료 : 근관치료 후 보철수복, 발치

63 ① 국소적으로 동통이 감소될 때
② 국소적으로 열이 내려갈 때
③ 백혈구의 수치가 정상수치로 회복될 때
④ 종창 부위에 파동이 촉진될 때

제 4 과목 구강악안면외과

60 ① 소독이 가능해야 한다.
③ 약물의 작용이 생체대사 후 가역적이어야 한다.
④ 지속시간이 충분해야 한다.
⑤ 말초신경을 마비시켜 지각 전달을 차단하는 역할을 한다.

61 발치 후 합병증 : 부종, 동통, 출혈, 감염, 개구장애, 화농성 육아종

제 5 과목 치과보철

65 ① 전후적 스피만곡 : 상악을 협측에서 봤을 때의 만곡
② 스피만곡 : 하악견치의 첨두~수구치와 대구치의 협측교두정~하악지 전연까지의 만곡
④ 캠퍼평면 : 비익의 하단~이주의 상연까지의 평면
⑤ 프랑크푸르트평면 : 안와하의 최하 방점~외이도의 상연까지의 평면

66 ③ 우식이환률이 높은 환자

68 🔹심화학습

- 부분금속관의 적응증 : 심미성 요구 치아, 파절 및 우식이환 치아, 변색치, 착색치, 연결 부위가 긴 가공의치, 심미성이 요구되는 국소의치의 지대치, 교합이 긴밀하지 않은 전치
- 부분금속관의 금기증 : 치관의 길이가 짧고, 치수가 큰 치아, 설면와가 깊고, 설면결절이 없는 전치, 치관의 치경부가 심하게 좁은 치아, 과개교합, 반대교합, 절단교합, 이갈이 등 악습관 환자

69 ② 가공치는 자연치보다 약간 작다. 협설의 폭경이 약 2/3 작게 제작한다.

70 납의치 시험 접착

- 인공치에서 확인이 필요한 것 : 형태, 색조, 크기, 정중선 일치, 치아 길이
- 외형 : 자연스러운 입술선, 입술 지지도
- 적합 : frame과 의치 사이의 적합 상태, 교하고경, 교합 상태, 발음장애 등

제 **6** 과목 **치과보존**

71 치수 생활력 검사방법 : 온도검사, 전기치수검사, 와동 형성에 의한 검사, 치수혈류검사, 치수맥반산소검사, 치수광혈량검사

72 ① diamond bur : 회전삭제기구
② file : 수복물 연마
④ excavator : 연화상아질 제거
⑤ carver : 수복물 연마

73 🔹심화학습

이장재와 기저재
- 이장재 : 10% 코펄수지(와동바니시), 수산화칼슘(현탁액 이장재)
- 기저재 : 산화아연유지놀시멘트(ZOE), 인산아연시멘트(ZPC), 글라스아이오노머시멘트(GIC), 폴리카복실레이트시멘트(PCC)

75 젊은 사람의 근관형태

- 상아세관이 넓고, 규칙적이다.
- 근관과 치근단공이 넓다.
- 치수각이 길고, 치수실이 크다.

76 ② 근관치료의 기본원칙은 치수조직의 완전 제거이다.

제 **7** 과목 **소아치과**

77
- 유치의 치아색 : 유백색, 청백색
- 영구치의 치아색 : 황백색, 회백색

78
- 다발성 우식증의 원인 : 자당 섭취 증가, 타액 분비 감소, 불량한 구강위생 상태, 치과 진료비 협조
- 다발성 우식증의 치료 : 최종 수복치료, 불소처치, 구강위생교육, 식이조절

79 ② 분산 : 치료 중 관심과 주의를 분산한다.
④ 말-시범-행동 : 어린이 수준에 맞는 언어를 반복하고, 기구를 만지게 하고, 설명한 대로 치료를 실행한다.

⑤ 체계적 탈감작법 : 약한 자극에서 강한 자극으로 반복한다.

80 ⭐ 심화학습

- 직접 치수복조술의 적응증 : 직경 1mm 이내의 치수 노출, 미성숙 영구치, 와동 형성 시 노출
- 간접 치수복조술의 적응증 : 치수 노출 없음, 임상증상 없음, 치아동요 없음, 방사선상 치근단 병변 없음

81 ① 상악중절치에서 호발한다.
③ 유치열 손상 시 하악치아의 경우 설측변위한다.
④ 남자아이에서 호발한다.
⑤ 유치열의 외상 손상 시 치아의 탈구가 일어난다.

82 ① 낸스구개호선 : 혼합치열기, 상악에 편측성이나 양측성으로 2개 이상의 유구치 상실 시
② 설측호선 : 혼합치열기, 하악에 현측성이나 양측성으로 2개 이상의 유구치 상실 시
③ loop형 간격유지장치 : 유치열, 혼합치열기에서 편측의 제1유구치나 제2유구치 중 1개 치아의 상실 시

⭐ 심화학습

고정성 공간유지장치 : loop형 간격유지장치, distal shoe 간격유지장치, 설측호선, 낸스구개호선

제 8 과목 ▷ 치 주

83 ② 멜라닌 색소 침착은 갈색소에서 유래하기 때문에 정상이다.

84 ① 치밀골과 망상골로 구성된 것은 지지 치조골이다.

85 치주낭의 이상증상 : 치근 노출, 치아동요, 치아 이동, 치간이개

86 ⭐ 심화학습

치주질환과 영양장애
- 비타민 A결핍 : 골성장장애
- 비타민 B결핍 : 치은염, 구내염, 구순구각염
- 마그네슘 결핍 : 치조골 형성 감소, 치은비대
- 칼슘 결핍 : 골다공증증상

87 치주치료의 목적
- 치주조직의 관리방법 교육
- 치주조직의 재부착과 재생
- 치태 내의 미생물 제거와 감소
- 생리적 치은 외형 부여
- 치은의 염증 제거
- 치주낭 제거

88 심화학습

- 치은절제술의 적응증 : 제거되지 않는 치주낭, 증식된 치은조직, 얕은 골연하낭 제거, 골연상낭의 치주농양, 이개부 병변 노출, 형태학적 치관 노출, 치은연하우식증 치료, 임상적 치관 길이 연장
- 치은절제술의 금기증 : 골내낭 존재, 치조골 수술 필요시, 심미적 문제 예상 시, 지각과민성 치근, 전신적 조건으로 외과적 치주 치료가 불가능한 경우, 부착치은이 불가능한 경우

제 9 과목 　치과교정

89 ⑤ 기능성 하악골 편위는 유치열기 교정치료의 적응증이다.

90 1치 : 2치의 교합관계 : 하악중절치와 상악 제3대구치를 제외한 치아

91 ① 입술범퍼 : 기능력, 구순압 조정
② 액티베이터 : 기능력, 저작근 조정
③ 교합사면판 : 기능력, 저작근 조정
⑤ 확대나사 : 기계력
교정력의 종류 : 기계력, 기능력, 악정형력

92 ① bird beak pliers(버드 빅 플라이어) : 원형 와이어의 굴곡 형성
② three jaw pliers(스리 조 플라이어) : 클래스프의 제작 및 조절
③ tweed arch bending pliers(트위드 아치 밴딩 플라이어) : 각형 와이어의 굴곡 형성
⑤ young's pliers(영 플라이어) : 굵은 와이어부터 가는 와이어까지 모두 구부림

93 ⑤ fixed retainer : 고정성 보정장치

심화학습

가철성 보정장치
hawley retainer, circumferential retainer, clear retainer, activator, tooth positioner

94 ① 불안정한 치아 배열
② 치주조직의 재형성 실패
③ 보정기간 환자의 비협조
⑤ 정상적 악골관계 상실

제 10 과목 　치과재료

95 - 용해도 : 재료의 일부가 타액이나 체액에 의해 녹음
- 흡수도 : 수복재료 내부로 구강액의 일부가 들어감

96 ① 구치부 레진은 반드시 방사선 불투과

98 심화학습

- 가역성 + 비탄성 : 인상용 콤파운드, 인상용 왁스
- 비가역성 + 비탄성 : 인상용 석고, 인상용 산화아연유지놀연고
- 가역성 + 탄성 : 하이드로콜로이드(아가)
- 가역성 + 비가역성 : 하이드로콜로이드(알지네이트), 폴리설파이드, 폴리이서, 축중합형 실리콘, 부가중합형 실리콘

99 과도한 겔화의 원인 : 인상체 표면의 불규칙한
기포, 거친 입자

100 치과용 석고의 경화시간 줄이는 방법
• 불순물을 섞는다.
• 경화촉진제, 결정핵을 사용한다.
• 물을 적게 넣는다.
• 오래 혼합한다.
• 빠르게 혼합한다.
• 미세한 입자, 40℃ 미만에서 온도가 높을수
록 경화시간이 줄어든다.

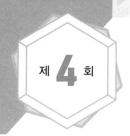
기출유형문제 정답 및 해설

01	③	02	④	03	①	04	②	05	⑤	06	①	07	①	08	②	09	③	10	③
11	③	12	⑤	13	⑤	14	⑤	15	④	16	③	17	②	18	③	19	①	20	③
21	①	22	②	23	②	24	⑤	25	②	26	⑤	27	④	28	③	29	④	30	④
31	④	32	⑤	33	④	34	④	35	①	36	②	37	②	38	③	39	④	40	②
41	①	42	③	43	②	44	④	45	②	46	③	47	①	48	④	49	①	50	④
51	⑤	52	③	53	②	54	④	55	②	56	③	57	②	58	③	59	①	60	③
61	②	62	⑤	63	②	64	①	65	①	66	①	67	④	68	④	69	③	70	③
71	③	72	⑤	73	①	74	⑤	75	③	76	②	77	③	78	②	79	⑤	80	④
81	⑤	82	①	83	⑤	84	⑤	85	②	86	③	87	②	88	④	89	③	90	④
91	④	92	④	93	④	94	⑤	95	③	96	⑤	97	④	98	③	99	③	100	③

제 1 과목 │ 의료관계법규

01 의료기관(의료법 제3조) : 종합병원, 병원, 치과병원, 한방병원, 요양병원, 의원, 치과의원, 한의원, 조산원(총 9종)

03 • 의료인의 권리(의료법 제12조~제14조) : 의료기술 등에 대한 보호, 의료기재의 압류금지, 기구 등의 우선공급
    • 의료인의 의무(의료법 제15조~제17조) : 진료의 거부 금지, 세탁물의 처리, 진단서 등의 교부

08 치과병원에서 표시할 수 있는 진료과목(의료법 시행규칙 제41조) : 구강악안면외과, 치과보철과, 치과교정과, 소아치과, 치주과, 치과보존과, 구강내과, 영상치의학과, 예방치과

09 개설 허가 취소 등(의료법 제64조)
개설 허가를 취소당하거나 폐쇄 명령을 받은 자는 그 취소된 날이나 폐쇄명령을 받은 날부터 6개월 이내에, 의료업 정지처분을 받은 자는 그 업무 정지기간 중에 각각 의료기관을 개설·운영하지 못한다. 다만, 의료기관 개설자가 거짓으로 진료비를 청구하여 금고 이상의 형을 선고받고 그 형이 확정된 때는 의료기관 개설 허가를 취소당하거나 폐쇄 명령을 받은 자는 취소당한 날이나 폐쇄 명령을 받은 날부터 3년 안에는 의료기관을 개설·운영하지 못한다.

12 면허증의 발급(의료기사 등에 관한 법률 시행규칙 제12조)

의료기사 등의 면허증 발급을 신청하려는 사람은 의료기사 등 면허증 발급신청서(전자문서로 된 신청서를 포함)에 다음의 서류를 첨부하여 국가시험관리기관을 거쳐 보건복지부장관에게 제출하여야 한다.

- 졸업증명서 또는 이수증명서
- 외국학교 면허자의 경우 졸업증명서 또는 이수증명서 및 해당 면허증 사본
- 정신질환자와 마약류 중독자에 해당하지 아니함을 증명하는 의사진단서
- 응시원서 사진과 같은 사진(3.5 × 4.5) 1장

14 ⑤ 의료기사 등의 면허 없이 의료기사 등의 업무를 행한 자

🔰 심화학습

벌칙(의료기사 등에 관한 법률 제30조)
다음의 어느 하나에 해당하는 사람은 3년 이하의 징역 또는 3천만원 이하의 벌금에 처한다.

- 의료기사 등의 면허 없이 의료기사 등의 업무를 한 사람
- 다른 사람에게 면허를 대여한 사람
- 면허를 대여받거나 면허 대여를 알선한 사람
- 업무상 알게 된 비밀을 누설한 사람
- 치과기공사의 면허 없이 치과기공소를 개설한 자. 다만, 개설 등록을 한 치과의사는 제외한다.
- 치과의사가 발행한 치과기공물제작의뢰서에 따르지 아니하고 치과기공물 제작 등 업무를 행한 자
- 안경사의 면허 없이 안경업소를 개설한 사람

15 정의(지역보건법 제2조)

'지역보건의료기관'이란 지역주민 건강을 증진하고 질병을 예방·관리하기 위하여 이 법에 따라 설치·운영하는 보건소, 보건의료원, 보건지소 및 건강생활지원센터를 말한다.

16 지역보건의료계획의 수립 등(지역보건법 제7조)

특별시장·광역시장·도지사(이하 '시·도지사'라고 한다) 또는 특별자치시장·특별자치도지사·시장·군수·구청장(구청장은 자치구의 구청장을 말하며, 이하 '시장·군수·구청장'이라고 한다)은 지역주민의 건강증진을 위하여 지역보건의료계획을 4년마다 수립하여야 한다.

17 보건소의 기능 및 업무(지역보건법 제11조)

보건소는 지역주민의 건강증진 및 질병예방·관리를 위해 다음의 지역보건 의료서비스를 제공한다.

- 국민건강증진, 구강건강, 영양관리사업 및 보건교육
- 감염병의 예방 및 관리
- 모성과 영유아의 건강 유지·증진
- 여성, 노인, 장애인 등 보건의료 취약계층의 건강 유지·증진
- 정신건강증진 및 생명존중에 관한 사항
- 지역주민에 대한 진료, 건강검진 및 만성질환 등의 질병관리에 관한 사항
- 가정 및 사회복지시설을 방문하여 행하는 보건의료사업
- 난임의 예방 및 관리

18 개인 정보의 누설 금지내용(지역보건법 제28조)

- 보건의료인이 진료과정에서 알게 된 개인 및 가족의 진료 정보
- 금융 정보, 신용 정보, 보험 정보
- 위의 내용을 제외한 개인 정보

19 🔵 심화학습

구강건강실태조사 등의 시기 및 방법(구강보건법 시행령 제4조)
국민구강건강실태조사는 구강건강상태조사 및 구강건강의식조사로 구분하여 실시하되, 3년마다 정기적으로 실시하여야 한다. 구강건강상태조사는 다음의 사항을 포함하여야 한다.
- 치아건강 상태
- 치주조직건강 상태
- 틀니 보철 상태
- 그 밖에 치아 반점도 및 구강건강 상태에 관한 사항

20 수돗물불소농도사업 관련 불소용액의 농도(구강보건법 시행규칙 제4조)
- 유지하려는 농도 : 0.8ppm
- 최대 허용범위 : 1.0ppm
- 최소 농도 : 0.6ppm

제 2 과목 　**구강해부**

21 🔵 심화학습

- 두개골 : 뇌두개골 + 안면두개골
- 뇌두개골 : 전두골, 후두골, 접형골, 두정골, 측두골
- 안면두개골 : 누골, 비골, 하비갑개, 관골, 상악골, 구개골, 사골, 서골, 하악골, 설골

22 ② 이공(mental foramen) : 이신경과 이혈관 통과
① 이결절(mental tubercle) : 이융기의 외하방
③ 이극(mental spine) : 익설근이 부착
④ 이융기(mental protuberance) : 태생기 이결합의 흔적

⑤ 이복근와(digastric fossa) : 악이복근전복이 부착

🔵 심화학습

- 이공의 위치 : 제2소구치 하방, 치조연과 하악저의 중앙
- 이공은 연령에 따라 유아기에는 하악저에 가깝게, 노인기에는 치조연에 가깝게 위치가 변화한다.

23 ② 정원공 : 하악골의 구조물
⑤ 경돌유공 : 측두골의 구조물

🔵 심화학습

정원공에는 상악신경이, 난원공에는 하악신경이, 극공에는 중경막신경이 통과한다.

24 🔵 심화학습

- 전천문 : 출생 후 2세경
- 후천문 : 출생 후 3개월경
- 전측두천문 : 출생 후 12~18개월
- 후측두천문 : 출생 후 12개월

26 • 안면동맥의 안면부 : 하순동맥, 상순동맥, 외측비지, 안각동맥, 근지
- 안면동맥의 경부 : 상행구개동맥, 편도지, 선지, 이하동맥

27 ④ 신경림프절에서 상심경림프절은 하심경림프절로, 하심경림프절은 경림프본간으로 수출한다.
상심경림프절을 수출관으로 하는 림프절(총 6종) : 악하림프절, 이하선림프절, 이하림프절, 설림프절, 천경림프절, 심안면림프절

제 3 과목 **치아형태**

28 ① 절단결절 : 절치의 절단에서 관찰된다.
② 카라벨리씨결절 : 상악 제1대구치와 상악 제2유구치에서 관찰된다.
④ 가성구치결절 : 상악 제2대구치에서 관찰된다.
⑤ 설면결절 : 상악견치부에서 가장 뚜렷하게 관찰된다.

29 ① 절치 중에서 가장 크다.
② 굵은 원추형의 단근치이다.
③ 치근상징이 뚜렷하다(치근의 원심경사).
⑤ 근심과 원심의 구분이 가능하다.

30 ① 3개의 순측엽으로 구성되어 있다(근심, 중앙, 원심순측엽).
② 교정 및 보철치료 시 중요한 역할을 한다.
③ 치아우식증이 잘 생기지 않는다.
⑤ 치주질환이 잘 생기지 않는 부위이다.

32 ① 대구치화경향이 있다.
② 제3교두가 나타난다.
③ 근원심으로 압편된 단근치이다.
④ 치근첨이 약간 원심으로 만곡되어 있다.

제 4 과목 **구강조직**

35 ② 전기 : 세포의 유사분열기 단계, 핵막과 핵소체 소실
③ 중기 : 중심체에서 방추사 형성, 염색체가 적도판에 배열
④ 후기 : 방추사에 의해 염색체가 양극으로 분리됨
⑤ 말기 : 방추사 소실, 2개의 딸세포로 분열, 핵막 재출현

➕ 심화학습

세포의 유사분열기(체세포분열) 순서 : 전기 → 중기 → 후기 → 말기

36 ① 단층 편평상피 : 혈관의 내피
③ 중층 편평상피 : 구강점막, 식도
④ 중층 원주상피 : 연구개의 상면, 요도의 일부
⑤ 이행상피 : 요도, 요관, 방광, 신우

➕ 심화학습

위중층상피 : 비강, 상기도

37 • 탄력섬유(탄성섬유)의 예 : 인대, 귓바퀴의 연골, 피부의 진피, 연구개, 기관지 등
• 세망섬유(망상섬유)의 예 : 혈관
• 아교섬유(교원섬유)의 예 : 피부, 연골, 뼈, 기저막

38 구순열 : 발생 4주, 상악돌기가 윗입술의 가쪽, 내측비돌기가 윗입술의 중앙을 형성하며, 융합부전 시 구순열이 생김

🏅 심화학습

구개의 형성과 구개열의 원인

• 발생 5~6주 : 1차 구개 형성시기, 혀가 전체를 차지
• 발생 6~12주 : 2차 구개 형성시기, 융합부전 시 구개열 생김
• 발생 12주 : 입천장 완성시기, 상악돌기와 좌우 구개돌기의 융합

제 **5** 과목 **구강병리**

42 🏅 심화학습

• 호중구 : 무과립형 백혈구, 골수의 전구세포에서 유래, 급성감염, 이물질 탐식작용, 1차 방어, 화농성염증에 관여
• 단핵구(대식세포) : 무과립형 백혈구, 면역반응의 보조자, 탐식작용, 2차 방어, 림프구에 항원 정보 전달

43 ① 교모 : 교합, 저작 시의 마찰에 의한 치질 마모
③ 굴곡 파절 : 치경부에 생긴 쐐기 모양의 병터
④ 침식 : 화학적 손상, 화학물질에 의한 경조직 상실, 치아의 모든 면에 나타남
⑤ 생리적 마모 : 섬유질이 풍부한 음식의 저작, 이갈이 등에 의한 습관적 마모(= 교모)

45 ① 치내치 : 치관 일부의 법랑질과 상아질이 치수 내로 함입되어 있음
② 치외치 : 교합면의 이상결절
③ 융합치 : 2개의 치배가 발육 중 융합됨
⑤ 쌍생치 : 1개의 치배가 불완전한 2개의 치배로 분리됨

47 악성흑색종은 편평세포암종과 함께 악성상피성종양으로 분류한다.

48 ① 박리세포진단생검 : 표피조직의 탈락된 세포를 채취하여 검사하는 방법
② 천차흡인생검 : 피부에서 가까운 골수, 유방 등의 장기에서 가는 침으로 조직을 채취하여 검사하는 방법
③ 침생검 : 신장, 간 등의 장기에서 채취하여 굵은 침으로 조직을 검사하는 방법
⑤ 절제생검 : 조직의 전부를 외과적으로 절제하여 검사하는 방법

제 **6** 과목 **구강생리**

49 ③ 시냅스 : 축삭돌기가 다른 뉴런의 세포체, 축삭돌기, 수상돌기와 기능적 연결된 부위

🏅 심화학습

신경세포의 구성 : 세포체, 수상돌기, 축삭돌기

50 ① 남성보다 여성에게 더 많고, 월경 시 감소하고 임신 시 증가한다.
② 혈액응고에 관여한다.
③ 무색, 무정형세포이다.
⑤ 비장에서 파괴된다.

51 ⭐ 심화학습

위액의 구성 성분
• 위액 : 염산과 점액으로 구성되어 있다.
• 염산의 기능 : 펩시노겐의 활성화, 세균의 번식 방지, 음식물 부패 방지, 발효의 억제

52 타액 분비 비율

구 분	안 정	자 극
악하선	65%	63%
이하선	23%	34%
설하선	4%	3%

53 갑상선호르몬의 영향
• 항진 : 바제도병, 갑상선기능 항진, 불안, 땀 분비 증가, 발열, 고혈압, 체중 증가 등
• 저하 : 크레틴병, 무기력, 추위 예민, 체중 증가, 치아의 발생 및 맹출 지연, 영구치 맹출 후 기능 저하의 영향은 거의 없음

54 ① 치수감각 : 치수신경의 흥분으로 인한 통각
② 교합감각 : 상하의 치아로 물체를 물었을 때 물체의 크기와 단단한 정도 파악
③ 정위 : 위치감각 중 하나로, 자극 시 어느 치아인지 알아내는 것
⑤ 치통착오 : 자극 시 치통의 원인이 되는 치아를 정확히 알 수 없는 상태

55 ① 구호흡 : 비인두강의 질환에 따른 통기장애
③ 아데노이드 안모 : 구호흡 중 비성구호흡(아데노이드의 비대가 원인), 구순과 주위가 느슨해짐, 두꺼운 하순, 상악의 돌출과 하악의 후퇴, 입을 약간 벌리고 있음, 전치부 치은 종창과 염증의 소견, 구순과 구강점막의 건조, 타액의 자정작용 상실

제 **7** 과목 **구강미생물**

56 ① 선천면역 : 선천적으로 갖는 비특이적 면역반응
② 자연능동면역 : 자연 상태의 감염에 따라 얻어지는 면역
④ 자연수동면역 : 태반을 통해 태아에게 전달되는 경우 얻어지는 면역
⑤ 인공수동면역 : 능동적으로 생성한 항체를 다른 개체에게 옮겨 나타나는 면역

58 ①, ⑤ 외독소에 대한 설명이다.
② 치은염에 관여한다.
④ 그람음성균이 갖는 독력인자이다.

59 ①은 방선균증의 증상이다.

60 ⑤는 급성화농성이하선염의 증상이다.

제 8 과목 ▷ 지역사회구강보건

61　① 복합사업으로 진행한다.
　　③ 예방사업 위주이다.
　　④ 건강한 사람까지 대상으로 한다.
　　⑤ 공동 책임이 인식된 사회에서 전개한다.

62　구강병의 숙주요인
　　• 치아의 형태, 성분, 위치, 배열
　　• 타액의 유출량, 점조도, 완충능
　　• 호르몬, 임신, 식성, 종족 특성, 감수성
　　• 식균작용, 살균성 물질 생산력, 비특이성 보호작용 병소의 위치, 외계저항력
　　구강병의 병원체요인
　　• 병원성, 세균, 전염성, 전염방법, 독력, 독소 생산능력, 침입력
　　구강병의 환경요인
　　• 지리, 기온, 기습, 토양 성질, 공기
　　• 음료수 불소이온농도, 구강환경
　　• 직업, 경제조건, 주거, 인구 이동, 문화제도, 식품의 종류와 영양가

64　② 구강건강관리의 필요성을 인지하도록 한다.
　　③ 환자와 진료 일정을 미리 약속한다.
　　④ 진료일 전에 일정을 재확인시킨다.
　　⑤ 계속구강건강관리 카드를 작성한다.

65　① 임산부는 구강관리 시 불소 도포가 필요하다.

66　유아의 구강보건관리방법
　　불소 복용(40%) > 불소 도포(20%), 식이지도(20%) > 가정구강환경관리(10%), 전문가 예방(10%)

　⭐ **심화학습**

　　학생의 구강보건관리방법
　　• 정기구강검진
　　• 구강건강 관찰
　　• 구강건강상담
　　• 학교구강보건교육사업
　　• 학교응급구강상병처치
　　• 학교집단칫솔질사업
　　• 학생치아홈메우기사업
　　• 학생계속구강건강관리사업

67　③ 학생구강보건교육 : 학생에게 교육하면 학부모와 형제에게 효과가 있고, 교직원에게 교육하면 학생의 지도·교육·상담에 도움이 된다.

68　직업성 구강병의 예방법 : 정기구강검진, 구강보건교육, 작업환경, 작업습관 및 작업행태의 개선, 개인보호장비 착용

69　① 관찰조사법 : 조사자가 조사 대상을 직접 관찰하여 정보 수집
　　② 설문조사법 : 설문내용을 문항으로 만들어 조사
　　④ 대화조사법 : 면접자가 지역주민과 직접 대면하거나 통신수단을 이용해 자료 수집
　　⑤ 기존 자료조사법 : 이미 존재하는 기록을 열람하여 정보 수집

70 ➕ 심화학습

- 문자구강보건교육법 : 팸플릿, 리플릿, 기사, 회람, 신문
- 언어구강보건교육법 : 회화, 방문, 내방, 전화 응답, 라디오
- 그림구강보건교육법 : 전시, 포스터, 영화, 도표 슬라이드

71 ③ 유치원 아동의 회당 불소 양치용액의 양은 5mL이다.

72 ➕ 심화학습

질병 발생의 양태

범발성	• 질병이 수많은 국가 또는 전 세계에서 발생 • 치아우식증, 치주병, 감기
유행성	• 질병이 어떤 나라나 어떤 지역사회의 많은 사람에게 발생 • 페스트, 콜레라
지방성	• 특이한 질병이 일부 지방이나 지역사회에 계속 발생 • 반점치
산발성	• 질병이 이곳저곳에서 개별적으로 발생 • 구강암
전염성	• 질병이 병원성 미생물이나 그 독성 산물에 의해 옮기며 발생 • 장티푸스
비전염성	• 영양장애, 물리적·문화적·기계적 병원으로 인해 발생 • 중독

제 9 과목 구강보건행정

74 ⑤ 의료의 질적 수준 향상은 자유방임형 구강진료제도에 대한 설명이다.

75 구강보건관리인력 : 치과의사, 전문치과의사

78 조직의 기본원리

- 조정원리 : 조직의 제반기능과 업무를 모아서 배열한다.
- 분업원리 : 행정조직의 업무를 분류하여 분담한다.
- 계층원리 : 상위자가 하위자에게 책임과 권한을 순차적으로 위임한다.
- 권한위임원리 : 최고관리자가 위임한 권한을 부하직원이 관리활동을 수행한다.
- 지휘통일원리 : 한 명의 상관에게 명령을 받는다.
- 통제범위원리 : 통제범위의 한계를 초과하지 않는다.

80 정책결정과정의 비공식적 참여자 : 국민, 이익집단, 정당, 전문가집단, 대중매체

81 사회보험(4종) : 건강보험, 연금보험, 실업보험, 산재보험

82 공공부조의 주체 : 정부와 지방자치단체

제 10 과목 구강보건통계

83 ① 동일한 조사대상군을 선정한다.
② 서로 다른 날에 검사하는 것이 원칙이다.
③ 동일한 날에 검사 시 최소 30분 이상을 두
고 두 번째 검사를 한다.
④ 표본인구의 10%가 대상이다.

84 ① 임시충전치아 : 우식치아
② 백색반점 : 우식치아, 건전치아의 비포함
범위
③ 탐침의 끝이 걸리는 연화치질 : 우식치아,
건전치아의 비포함 범위
④ 치료된 적 없는 우식치아 : 우식치아, 건
전치아의 비포함 범위

86 ① 우식경험영구치면지수(DMFS index) :
한 사람이 보유하고 있는 평균우식경험영
구치아 수
② 우식경험영구치지수(DMFT index) : 한
사람이 보유하고 있는 우식경험영구치면
의 수
④ 우식경험영구치면율(DMFS rate) : 전체
피검영수치면수 중 우식경험영구치면수
의 백분율
⑤ 우식경험영구치율(DMFT rate) : 전체 피
검영구치 중 우식영구치아수의 백분율

87 ① 0.0~0.2 : 정상 치주조직
③ 0.7~1.9 : 초기 치주조직병
④ 1.6~5.0 : 진행 치주조직병
⑤ 3.8~8.0 : 파괴 치주조직병

89 ③ 영구치를 대상으로 할 때는 제3대구치를
제외한다.

90 ① 1점 : 구강환경관리능력지수의 분할된 치
면에서 치면세균막 부착 시 평점
② 3점 : 치석지수와 잔사지수의 최고점
④ 6점 : 간이구강환경지수(S-OHI)의 최고점
⑤ 10점 : 제1대구치 건강도의 최고점

제 11 과목 구강보건교육

92 청소년기 구강보건 교육내용
• 운동 시 마우스가드 착용
• 외상 예방
• 식후 칫솔질
• 치실 사용
• 충분한 영양 공급
• 부모의 관심 있는 구강위생관리 실천을 위
한 지도 필요

93 동기화(motivation)의 과정 : 환기 → 목표 추
구행동 → 목표 달성 → 환기 상태의 소멸

95 ① 참여자 수가 제한되는 것은 토의법에 대
한 설명이다.
② 시간이 많이 소요되는 것은 토의법에 대
한 설명이다.
④ 지식수준이 낮은 학생에게 부적합하다.
⑤ 단기기억을 요구하는 정보에 적합하다.

96 • 개별상담 : 일반적 구강보건교육의 형태로
　　　적합
　　　• 집단상담의 형태 : 홈룸, 학교생활, 진로,
　　　학생자치활동

97 ④ 학습자의 흥미를 유발하는 것은 실물 및
　　　모형에 대한 설명이다.

98 교육내용의 선정기준 : 교육목표와의 관련성,
　　　학습 가능성, 사회적 유동성, 타당성

99 ③ 장애인은 장애인의 부모 등 보호자와 함
　　　께 교육해야 한다.

2교시		정답																	
01	⑤	02	④	03	③	04	①	05	③	06	①	07	⑤	08	③	09	④	10	②
11	③	12	③	13	②	14	⑤	15	①	16	④	17	①	18	④	19	④	20	①
21	⑤	22	④	23	②	24	③	25	⑤	26	③	27	⑤	28	①	29	③	30	③
31	①	32	③	33	④	34	④	35	④	36	①	37	①	38	③	39	④	40	①
41	④	42	①	43	④	44	②	45	②	46	③	47	⑤	48	③	49	①	50	⑤
51	⑤	52	④	53	⑤	54	③	55	①	56	⑤	57	①	58	②	59	③	60	①
61	②	62	④	63	②	64	⑤	65	①	66	⑤	67	②	68	②	69	③	70	④
71	④	72	②	73	③	74	②	75	④	76	①	77	①	78	②	79	①	80	⑤
81	⑤	82	④	83	⑤	84	②	85	②	86	①	87	④	88	④	89	④	90	③
91	③	92	⑤	93	⑤	94	①	95	④	96	⑤	97	①	98	③	99	②	100	③

제 1 과목 예방치과처치

01 구강병관리의 원칙 : 구강질환을 포괄적으로 관리하되 3차 예방보다 2차 예방, 2차 예방보다 1차 예방으로 관리한다.

03 ① 설탕식음빈도증가효과 : 식음 빈도가 증가하면 우식 발생이 증가한다.
② 설탕대치효과 : 설탕 대신 저우식성 감미료를 사용하면 우식 발생이 감소한다.
④ 극단통제효과 : 설탕을 거의 섭취하지 않은 고대 인류는 우식 발생이 거의 없었다.
⑤ 설탕소비증가효과 : 설탕 소비가 증가하면 우식 발생이 증가한다.

04 심화학습
• 숙주요인 : 치아요인, 타액요인, 구외 신체요인
• 치면열구전색은 숙주요인의 치아요인 중 치아 형태에 해당한다.
• 불소는 숙주요인의 치아요인 중 치아 성분에 해당한다.

05 스테판곡선 : 포도당용액 양치 후 나타나는 치면세균막의 수소이온농도(pH) 변화곡선

06 심화학습
치주병의 발생요인
• 구강 내 숙주요인 : 치아총생, 치아기능부전, 외상성교합, 치아상실, 악습관
• 구강 내 병원체요인 : 구강 청결도, 불량 보철물, 교정장치, 치면세균막, 치석
• 구강 내 환경요인 : 방선간균, Actinomyces의 방선균속

07 ① 40대 이후에 호발한다.
② 입술, 혀, 협점막, 구치부 치은에 호발한다.
③ 전체 암의 5%를 차지한다.
④ 남성에게서 호발한다.

08 ① 매일 필요한 횟수만큼 칫솔질을 한다.
② 매일 필요한 시간 동안 칫솔질을 한다.
④ 회전법으로 칫솔질을 한다.
⑤ 마모도가 적정한 세치제를 사용한다.

09 ① 약효제 : 크림세치제의 기타 성분(예 불소, 살균 성분, 효소)
② 결합제 : 분리 예방
③ 세정제 : 치아 표면의 세정작용
크림세치제의 주성분 : 세마제, 세정제, 결합제, 습윤제

10 ② 가공의치 인공치아의 기저부 음식물 잔사 제거는 치실고리의 사용목적이다.

12 ③ 러버컵의 끝이 치은연하로 들어가도록 해야 한다.

13 ① 폰즈법 : 원호운동
③ 스틸맨법 : 진동운동
④ 차터스법 : 진동운동
⑤ 바스법 : 진동운동

14 심화학습

와타나베법의 장점 : 치간, 순면, 설면의 청결, 음식물 제거와 치은 마사지효과

15 교정장치 비부착 부위 : 회전법

16 치간청결물리요법의 도구
• 인접면 : profin angle, EVA tip
• 협·설면 : prophylactic angle, rubber cup, polishing brush

17 심화학습

자가불소도포법 : 불소세치제이용법, 불소용액양치법

18 심화학습

치아우식발생요인검사와 약물
• 타액분비율검사 : 타액분비 저조 시 필로카르핀 투여
• 타액점조도검사 : 항히스타민 복용 시 점조도 증가
• 타액완충능검사 : 지시약으로 BCG, BCP와 0.1N의 유산용액 사용, 탄산소다 복용 시 일시적 완충능 보충기능
• 구강 내 포도당잔류시간검사 : tes-tape을 3분 간격으로 검사

제 **2** 과목 **치면세마**

19 ④ Class Ⅲ : 치아 1/2 이하의 치은연상치석
과 심한 치은연하치석
① Class C : 12세 이하의 어린이, 유치열기,
혼합치열기 해당
② Class Ⅰ : 하악전치부 설면, 상아 구치부
협면에 치은연상치석
③ Class Ⅱ : 치아 1/2 이하의 치은연상치석
과 치은연하치석
⑤ Class Ⅳ : 치아 1/2 이상 베니어형 치은
연하치석과 치근부 치석

20 ② 백색이나 황색인 것은 치은연상치석이다.
③ 모든 치아의 인접면과 설면에 나타난다.
④ 치밀도가 높다.
⑤ 압축공기와 방사선, 탐침으로 관찰이 가
능하다.

21 🔖 심화학습

• 상아질형성부전 : 투명, 유백색, 회백색, 청갈색
• 항생제 복용 : 밝은 갈색에서 흑갈색이나 회색으로
변화
• 불소 침착 : 하얀색 반점, 연한 갈색
• 법랑질형성부전 : 황갈색, 회갈색

22 🔖 심화학습

• 검은색, 파란색 : 처치된 치아 및 결손치
• 빨간색 : 치료 중인 치아, 치료가 필요한 치아
• 녹색 : 치은

23 ② 반사경은 에틸알코올을 사용하여 닦는다.

24 ③ 치면세마기구 손잡이의 굵기는 8~9mm
가 좋다.

25 ⑤ 탐침 사용 시 연결부가 치아장축에 평행
해야 한다.

28 🔖 심화학습

• 고압증기멸균 : 다공성 재질의 면제품, 화학용액,
배지의 멸균에 적합
• 건열멸균 : oil, powder, 근관치료용 기구, 날카로
운 기구(blade, scissor, needle 등)

29 ① 혈액이 묻은 기구는 찬물로 헹군다.
② 손잡이가 긴 솔을 사용하여 손세척을 한다.
③ 5~10분간 초음파세척을 한다.
④ 초음파세척용액은 매일 교환한다.

30 환자의 높이 : 개구 상태에서 술자의 팔꿈치
높이와 같거나 낮게 위치한다. 환자의 척추
가 일직선이 되고 머리가 중앙에 오도록 위치
한다.

31 ① 올바른 손 고정은 술자의 피로도 감소에
도움을 준다.

32 ② push stroke : chisel scaler 시 적용
③ pull and push stroke : file scaler,
explorer 시 사용

33 심화학습

치근활택술의 적응증
- 치은염
- 얕은 치주낭
- 외과적 처치의 전처치
- 진행성 치주염
- 내과 병력을 가진 전신질환자

치근활택술의 금기증
- 치면세균막관리가 안 되는 사람
- 깊은 치주낭
- 치주골 파괴가 심한 사람
- 심한 지각과민 환자
- 급성 치주염 환자
- 심한 치아동요 환자

34 초음파치석제거기의 장점
- 큰치석과 과도한 침착물 제거에 용이하다.
- 항균효과 살균효과가 있다.
- 치주낭과 치근면의 치면세균막 파괴와 제거에 효과적이다.
- 상처가 적고, 치유가 빠르다.
- 기구조작이 간편하다.
- 시술시간이 짧다.
- 수동 제거보다 피로도가 낮다.
- 치은조직에 마사지효과가 있다.

36 ① arkansas stone은 자연석이다.

37 ④ down stroke는 기구고정법으로 기구연마 시에 적용한다.

38 당뇨 환자의 기준 : 공복 혈당 126mg/dL 이상, 당화혈색소 7% 이상

제 3 과목 치과방사선

39 ① 여과기 : 장파장을 제거, X선 형성에 도움
② 조사통 : 조사통 끝이 X선속의 직경 결정
③ 집속컵 : 몰리브덴, 열전자를 텅스텐 타깃에 도달하는 데 도움
⑤ 텅스텐 타깃 : 음극 필라멘트에서 방출된 전자로 X선 광자가 발생되는 초점

40 ② 2차 방사선 : 1차 방사선이 진행되는 동안 투과하는 물체나 환자에 의해 발생
③ 유용방사선 : 1차 방사선 중 조사창과 시준기를 통해 방출
④ 중심방사선 : 유용방사선의 정중앙을 지나는 X선
⑤ 누출방사선 : 1차 방사선의 관구 덮개를 통해 유출된 방사선
※ 1차 방사선 : 유용방사선, 중심방사선
※ 2차 방사선 : 산란선, 누출방사선

41 ④ 방사선촬영기 부근은 촬영되지 않은 필름의 보관 금지 장소이다.

42 대조도의 증가요인
- 관전류를 높이고, 관전압을 낮출 때
- 물체가 두꺼울수록
- 물체의 밀도가 높을수록
- 유효한 흑화도를 가진 범위의 곡선경사도가 1 이상일 때
- 검은 필름
- 증감지와 함께 사용할 수 있는 필름
※ 대조도 증가요인의 반대는 감소요인으로 적용된다.

43 현상과정 : 20℃에서 4~5분간 필름을 상하로 움직이며 현상한다.

44 정착액의 수소이온농도 : pH 4.8~5.2

46 ① 비와 : 투과성, 상악중절치
② 정중구개봉합 : 투과성, 상악중절치
④ 하비갑개 : 불투과성, 비와의 좌우 측벽
⑤ 전비극 : 불투과성, V자 형태

47 구내촬영법
• 치근단촬영 : 평행촬영, 등각촬영
• 교익촬영
• 교합촬영

48 치근단촬영 시 필름의 위치 : 필름 상연과 교합면은 평행하며 3mm의 여유를 둔다.

49 등각촬영법의 장점
• 단조사통 사용으로 노출시간이 단축된다.
• 해부학적 장애물 있는 환자에게 적용 가능하다.

50 ① 0° : 상·하악절치의 수평각도
② 40~50° : 하악견치의 수평각도
③ 60~75° : 상악견치의 수평각도
④ 70~80° : 상·하악소구치의 수평각도

51 교익촬영의 목적
• 초기 인접면 치아우식증 검사
• 재발성 치아우식증 검사
• 치주질환의 유무 및 정도 평가
• 상·하악 교합관계 검사
• 치수강 검사
• 치아우식증의 치수접근도 검사

52 ④ 절단면 교합촬영은 교합면과 바닥이 수직이다.

🔼 **심화학습**

교합촬영의 종류
• 전방부 일반교합촬영
• 절단면 교합촬영

53 ① 직각촬영법은 구내용 필름 두 장을 서로 다른 직각 방향에서 촬영하는 방법이다.
② Clark법칙은 관구의 원래 위치에서 촬영 후 수평각 변경 후 추가 촬영하는 방법이다.
③ SLOB는 관구의 방향이 동일하면 설측, 반대로 이동하면 협측에 위치한 것이다.
④ 협측피사체의법칙은 수직각을 변화시켜 하악관의 협·설 위치 파악을 위함이다.

54 ③ 파노라마촬영은 선명도가 낮다.

55 🔼 **심화학습**

• 현상과정 중 실수 : 현상, 오염, 착색된 상, 긁힌 상, 밝은 상, 어두운 상
• 촬영 중 실수 : 필름 노출, 필름 위치, 조사각도, 조사통가림, 구부러진 상, 중첩된 상, 이중노출된 상, 뒤로 찍힌 상

56 ⑤ 과현상 : 어두운 상을 얻게 된다.

58 중증 치주염 : 수평적·수직적 골소실, 6mm 이상 소실
② 치조골 파괴 : 중등도 치주염
③ 치조정 높이 저하 : 초기 치주염
④ 치조백선 소실 : 초기 치주염
⑤ 치주인대강 비후 : 초기 치주염

제 **4** 과목 구강악안면외과

59 ① 구강 내 전악 치석 제거 및 구강 전체를 소독한다.
② 소독되지 않은 부위는 멸균천으로 완전히 덮는다.
④ 구강 외는 베타딘으로 안에서 바깥 방향으로 피부를 소독한다.
⑤ 한 번 소독한 부위는 재소독하지 않는다.

60 ② 흡입되는 주사기를 사용한다.
③ 가능한 한 짧은 주사침을 사용한다.
④ 종창 발생 후 2주 이내에 소멸한다.
⑤ 24시간 이후 온찜질을 한다.

61 ② 발치와 내 소파 단계에 적합한 외과기구는 외과용 큐렛이다. 치주용 큐렛은 치근단 소파에 적합하다.

62 치주조직의 외상
• 정출성 탈구 : 치조골 바깥으로 위치 변위
• 측방성 탈구 : 치조골 바깥쪽으로 위치 변위, 치조골의 골절과 동반
• 함입성 탈구 : 치조골 안쪽으로 위치 변위, 치조골의 골절과 동반
• 치아진탕 : 동요나 전위 없이 치주인대만 손상, 타진에 민감

63 ① 온찜질을 한다.
③ 배농관을 따라 식염수로 소독한다.
④ 거즈드레인은 감염 심부에 닿지 않도록 한다.
⑤ 배농 완료 및 감염증상 해소 시 최소 3일 더 항생제를 사용한다.

64 ⭐ 심화학습

낭종적출술과 낭종조대술

구 분	낭종적출술	낭종조대술
치유기간	빠 름	늦 음
정기 소독	불필요	필요함
재발률	낮 음	있 음
생활치손상	가능성 있음	없 음
상악동, 비강으로의 누공	발생 가능	위험 없음

제 5 과목 치과보철

65 ③ 양측성 평형교합 : 전방교합 시 모든 치아
　가 접촉, 총의치에 적용
　⑤ 견치유도교합 : 전방운동 시 견치만 접촉,
　자연치의 이상적 교합관계

66 ① 열전도가 좋아 생활치에 지각과민 가능성
　이 높다.
　② 치수에 대한 자극 가능성이 높다.
　③ 방사선 불투과로 2차 우식의 발견이 어렵다.
　④ 전기 치수검사를 하기 어렵다.

전부금속관
　• 장점 : 유지력, 형태 재현성, 저작압, 교합
　저항성, 시멘트 변연 누출 적음, 치질 삭제
　량 적음, 제작과정이 비교적 간단함
　• 단점 : 모든 치아면 삭제, 치수와 치아조직
　에 대한 자극 가능성, 전기치수검사 적용
　어려움, 방사선 불투과로 2차 우식 조기 발
　견 어려움, 심미성 제한, 열전도가 좋아 생
　활치에 지각과민 가능성 있음

68 ① 비경제적이다.
　③ 변연마진에 knife margin이 불가하고,
　shoulder or heavy margin이어야 한다.
　④ 제작과정이 복잡하다.
　⑤ 치주조직에 자극이 덜하다(전부도재관의
　장점).

⭐ 심화학습

전부도재관의 장점 : 심미적, 형태 및 색 조절에
용이, 투명도, 치주조직에 자극이 적음, 변색 및 착
색되지 않음

69 ③ Class Ⅲ : 잔존치의 중앙에 편측성 치아
　결손
　① Class Ⅰ : 잔존치의 최후방에 양측성 치
　아 결손
　② Class Ⅱ : 잔존치의 최후방에 편측성 치
　아 결손
　④ Class Ⅳ : 정중선 중심의 단순한 치아 결손

70 • 총의치 지지 영향요소 : 의치조직에 가해지
　는 힘, 이상기능, 연하, 잔존치 조제
　• 총의치 유지 영향요소 : 구강조직이나 타액
　간의 물리적 힘, 주변 근육 작용, 치조골의
　형태, 구강점막 상태에 따른 해부학적 요
　소, 교합, 의치상 면적이 클수록 좋음

제 6 과목 치과보존

71 ① 전해질이 치아 내 수복물, 치은조직에 접
　촉되지 않도록 한다.
　② 환자가 검사기의 손잡이를 잡게 하여 전
　기회로를 형성한다.
　③ 환자가 처음으로 감각을 느끼는 반응에
　해당하는 눈금을 기록한다.
　⑤ 전기 치수검사기를 치아의 협측이나 교합
　면 중앙에 접촉하도록 한다.

72 ① tapered fissure bur : 인레이 와동 형성
　② straight fissure bur : 아말감 와동의 수
　정과 정리
　④ inverted cone bur : 첨와(undercut)의
　형성
　⑤ round bur : 우식상아질 제거

73 ③ 기저재는 불충분한 상아질을 대체한다.

74 복합레진의 기저재로 사용할 수 없는 것 : 바니시, 산화아연유지놀시멘트(ZOE)

75 • 치수질환의 염증성 변화 : 치수 충혈, 급성치수염, 만성치수염, 치수 괴사
　• 치수질환의 퇴행성 변화 : 섬유화 변성, 위축화 변성, 석회화 변성, 치수 내 흡수

76 ① barbered broach는 발수 시 사용한다.

제 7 과목 소아치과

77 ① 선천치 : 출생 시 이미 맹출된 치아
　④ 이소맹출(변위맹출, 전위맹출, 열외맹출), 상악 제1대구치의 근심경사 맹출
　⑤ 설측맹출 : 하악영구절치의 맹출 시 호발(10~50%)됨

78 ② 미성숙영구치는 2차 상아질이 미형성된다.

80 심화학습
　• 치수절제술 : 실활된 치관부 및 치근부의 치수를 완전히 제거, 근관을 밀폐함
　• 생리적 치근단유도술 : 생활치수의 미성숙영구치의 치근부의 치수생활력을 유지, 치근단폐쇄 도모, 치근의 길이 성장 포함
　• 치근단형성술 : 생활치수의 미성숙영구치의 괴사 치수조직을 모두 제거, 치근단의 형성 유도

82 ④ 유치열, 혼합치열기에서 편측의 제1유구치나 제2유구치 중 1개의 치아 상실

심화학습

loop형 간격유지장치
• 장점 : 제작이 간단, 경제적, 후속 영구치 맹출과 무관
• 단점 : 저작기능의 회복 및 대합치 정출 예방에 한계

제 8 과목 치 주

83 ① 혈액 공급량이 감소한다.
　② 치은조직의 섬유화가 감소한다.
　③ 치은조직의 각화도가 감소한다.
　④ 부착치은의 폭경이 증가한다(점몰은 감소함).

84 심화학습

천공 : 교합성 외상, 돌출된 치근 외형, 치아 배열의 순측 돌출로 인해 치근을 덮은 골에 구멍이 생긴다.

85 ① 복잡치주낭 : 감염된 치아 면수에 따른 분류, 입구는 1면, 내면은 2면 이상
　③ 단순치주낭 : 감염된 치아 면수에 따른 분류, 1면에 생긴 치주낭
　④ 골연상 치주낭 : 치주낭의 형태적 분류, 낭의 기저가 치관 방향
　⑤ 골연하 치주낭 : 치주낭의 형태적 분류, 낭의 기저가 치근 방향

심화학습

- 치은낭(위낭) : 치주조직 파괴 없이 치은 증식만 이루어짐
- 치주낭 : 치주조직의 파괴가 원인

86 ② 치은이 확대됨
③ 치아의 동요도 증가
④ 감염에 대한 감수성 증가
⑤ 술후 치유 지연

88 ① 이개부성형술 : 이개부의 제거 및 형태 수정을 위해 치은성형술, 골성형술, 치아성형술 시행
② 치근절제술 : 치관부를 포함하지 않은 1개의 치근 제거
③ 치아절제술 : 치관부를 포함한 1개 또는 2개의 치근 절제
⑤ 터널화 : 협·설의 이개부 관통

제 9 과목 치과교정

89 교정 임상에서의 치과위생사의 구강위생지도 : 환자교육, 칫솔질 지도, 식이조절 지도, 예방처치, 구강위생관리

90 angle의 부정교합 분류 : 상악 제1대구치를 기준으로 하는 하악 제1대구치의 근원심관계

91 ① 이모장치 : 하악골의 전하방 성장 억제
② 상악골 급속확대장치 : 상악골의 측방 확대
④ 상방견인장치 : 상악골의 전방 성장 촉진
⑤ 액티베이터 : 저작근을 조정하는 교정장치

92 ⑤ young's pliers(영 플라이어)는 와이어 굴곡용 겸자이다.

93 **심화학습**

가철성 기능교정장치 : activator, bionator, frankel appliance, lip bumper, twin block appliance

94 보정장치의 목적 : 재발 방지와 치료결과의 안정

제 10 과목 치과재료

95 **심화학습**

치과재료의 특성
- 물리적 : 경화반응에 따른 크기 변화, 열적 크기 변화, 용도에 따른 열전도율, 용해도와 흡수도, 젖음성과 접촉각
- 전기화학적 : 갈바니즘
- 기계적 : 응력, 탄성계수, 연성, 전송, 피로, 크립, 유동
- 생물학적 : 미세 누출

96 복합레진의 용도 : 와동수복, 레진시멘트, 간접 복합레진 수복물, 아크릴릭 레진 대체, 소와열구전색

97 아말감 충전물의 단점
- 완전경화에 시간이 소요됨
- 변연 부위의 강도가 약함
- 색 조
- 변색과 부식
- 높은 열전도율
- 갈바니즘
- 유지구조 형성을 위한 치아 삭제량 증가

98 ③ 알지네이트 인상재는 물의 양으로 점조도를 조절한다.

99 부가중합형 고무인상재는 찢김저항성이 낮다.

 심화학습

부가중합형 고무인상재의 특성
- 작업시간과 경화시간이 짧다(6~8분).
- 냄새가 없고, 의복에 착색되지 않고, 혼합이 쉽다.
- 찢김저항성이 낮고, 경화 시 열 발생이 낮다.
- 경화 중 수소가스가 발생하여 석고 표면에 기포가 우려된다.
- 친수성 부가중합형 실리콘 인상재는 지대치에 수분이 있어도 정밀인상이 가능하다.

100 심화학습

인산아연시멘트의 용도 : 교정용 밴드 접착, 수복물 임시 접착, 와동 베이스, 치주팩, 근관충전재

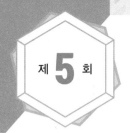

기출유형문제 정답 및 해설

1교시	정답																		
01	⑤	02	③	03	①	04	①	05	①	06	⑤	07	⑤	08	②	09	②	10	③
11	⑤	12	②	13	③	14	⑤	15	⑤	16	⑤	17	①	18	④	19	⑤	20	⑤
21	⑤	22	②	23	①	24	③	25	②	26	①	27	③	28	③	29	⑤	30	④
31	②	32	⑤	33	⑤	34	⑤	35	②	36	⑤	37	②	38	②	39	①	40	⑤
41	②	42	⑤	43	②	44	③	45	③	46	⑤	47	③	48	④	49	⑤	50	②
51	①	52	②	53	②	54	②	55	④	56	④	57	④	58	②	59	②	60	①
61	⑤	62	⑤	63	②	64	⑤	65	④	66	②	67	⑤	68	⑤	69	③	70	①
71	②	72	②	73	④	74	①	75	⑤	76	②	77	④	78	②	79	③	80	④
81	⑤	82	③	83	④	84	②	85	③	86	③	87	①	88	④	89	②	90	⑤
91	⑤	92	⑤	93	⑤	94	②	95	①	96	④	97	②	98	①	99	②	100	①

제 1 과목 의료관계법규

01 종합병원(의료법 제3조의3)

종합병원은 다음의 요건을 갖추어야 한다.
- 100개 이상의 병상을 갖출 것
- 100병상 이상 300병상 이하인 경우에는 내과·외과·소아청소년과·산부인과 중 3개 진료과목, 영상의학과, 마취통증의학과와 진단검사의학과 또는 병리과를 포함한 7개 이상의 진료과목을 갖추고 각 진료과목마다 전속하는 전문의를 둘 것
- 300병상을 초과하는 경우에는 내과, 외과, 소아청소년과, 산부인과, 영상의학과, 마취통증의학과, 진단검사의학과 또는 병리과, 정신건강의학과 및 치과를 포함한 9개 이상의 진료과목을 갖추고 각 진료과목마다 전속하는 전문의를 둘 것

04 진단서 등(의료법 제17조)

- 의료업에 종사하고 직접 조산한 의사·한의사 또는 조산사가 아니면 출생·사망 또는 사산 증명서를 내주지 못한다. 다만, 직접 조산한 의사·한의사 또는 조산사가 부득이한 사유로 증명서를 내줄 수 없으면 같은 의료기관에 종사하는 다른 의사·한의사 또는 조산사가 진료기록부 등에 따라 증명서를 내줄 수 있다.
- 의사·치과의사 또는 한의사는 자신이 진찰하거나 검안한 자에 대한 진단서·검안서 또는 증명서 교부를 요구받은 때에는 정당한 사유 없이 거부하지 못한다.
- 의사·한의사 또는 조산사는 자신이 조산(助産)한 것에 대한 출생·사망 또는 사산 증명서 교부를 요구받은 때에는 정당한 사유 없이 거부하지 못한다.

05 진료기록부 등의 보존(의료법 시행규칙 제15조)

의료인이나 의료기관 개설자는 진료기록부 등을 다음에 정하는 기간 동안 보존하여야 한다. 다만, 계속적인 진료를 위하여 필요한 경우에는 1회에 한정하여 다음에 정하는 기간의 범위에서 그 기간을 연장하여 보존할 수 있다.

- 환자 명부 : 5년
- 진료기록부 : 10년
- 처방전 : 2년
- 수술기록 : 10년
- 검사내용 및 검사소견기록 : 5년
- 방사선 사진(영상물을 포함) 및 그 소견서 : 5년
- 간호기록부 : 5년
- 조산기록부 : 5년
- 진단서 등의 부본(진단서·사망진단서 및 시체검안서 등을 따로 구분하여 보존할 것) : 3년

07 개설 등(의료법 제33조)

- 시·도지사의 허가 : 종합병원, 병원, 치과병원, 한방병원, 요양병원
- 시장·군수·구청장에 신고 : 의원, 치과의원, 한의원, 조산원

08 의료광고의 금지 등(의료법 제56조)

의료인 등은 다음의 어느 하나에 해당하는 의료광고를 하지 못한다.

- 평가를 받지 아니한 신의료기술에 관한 광고
- 환자에 관한 치료경험담 등 소비자로 하여금 치료효과를 오인하게 할 우려가 있는 내용의 광고
- 거짓된 내용을 표시하는 광고
- 다른 의료인 등의 기능 또는 진료방법과 비교하는 내용의 광고
- 다른 의료인 등을 비방하는 내용의 광고
- 수술 장면 등 직접적인 시술행위를 노출하는 내용의 광고
- 의료인 등의 기능, 진료방법과 관련하여 심각한 부작용 등 중요한 정보를 누락하는 광고
- 객관적인 사실을 과장하는 내용의 광고
- 법적 근거가 없는 자격이나 명칭을 표방하는 내용의 광고
- 신문, 방송, 잡지 등을 이용하여 기사(記事) 또는 전문가의 의견 형태로 표현되는 광고
- 심의를 받지 아니하거나 심의받은 내용과 다른 내용의 광고
- 외국인 환자를 유치하기 위한 국내광고
- 소비자를 속이거나 소비자로 하여금 잘못 알게 할 우려가 있는 방법으로 비급여 진료비용을 할인하거나 면제하는 내용의 광고
- 각종 상장·감사장 등을 이용하는 광고 또는 인증·보증·추천을 받았다는 내용을 사용하거나 이와 유사한 내용을 표현하는 광고. 다만, 다음의 어느 하나에 해당하는 경우는 제외한다.
  - 의료기관 인증을 표시한 광고
  - 중앙행정기관·특별지방행정기관 및 그 부속기관, 지방자치단체 또는 공공기관으로부터 받은 인증·보증을 표시한 광고

- 다른 법령에 따라 받은 인증·보증을 표시한 광고
- 세계보건기구와 협력을 맺은 국제평가기구로부터 받은 인증을 표시한 광고 등 대통령령으로 정하는 광고
- 그 밖에 의료광고의 방법 또는 내용이 국민의 보건과 건전한 의료경쟁의 질서를 해치거나 소비자에게 피해를 줄 우려가 있는 것으로서 대통령령으로 정하는 내용의 광고

09 ③ 의료인으로서 그 품위를 손상시키는 행위는 의료인 자격정지사유에 해당한다.

개설허가 취소 등(의료법 제64조)

보건복지부장관 또는 시장·군수·구청장은 의료기관이 다음의 어느 하나에 해당하면 그 의료업을 1년의 범위에서 정지시키거나 개설허가의 취소 또는 의료기관 폐쇄를 명할 수 있다.

- 개설신고 또는 개설허가를 한 날부터 3개월 이내에 정당한 사유 없이 그 업무를 시작하지 아니한 때
- 의료인이 다른 의료인 또는 의료법인 등의 명의로 의료기관을 개설하거나 운영한 때
- 무자격자에게 의료행위를 하게 하거나 의료인에게 면허사항 이외의 행위를 하게 한 때
- 관계 공무원의 직무수행을 기피 또는 방해하거나 명령을 위반한 때
- 의료법인·비영리법인·준정부기관·지방의료원 또는 한국보훈복지공단의 설립허가가 취소되거나 해산된 때
- 의료기관을 개설할 수 없는 자가 의료기관을 개설한 때
- 둘 이상의 의료기관을 개설·운영한 때
- 규정에 위반한 때(개설장소 이전, 폐업·휴업의 신고 및 진료기록부의 이관, 과대광고, 학술목적 이외의 의료광고)

- 정당한 사유 없이 폐업·휴업신고를 하지 아니하고 6개월 이상 의료업을 하지 아니한 때
- 시정명령을 이행하지 아니한 때
- 약사법 규정을 위반하여 담합행위를 한 때
- 의료기관 개설자가 허위로 진료비를 청구하여 금고 이상의 형의 선고를 받아 그 형이 확정된 때
- 사람의 생명 또는 신체에 중대한 위해를 발생하게 한 때

10 청문(의료법 제84조)

보건복지부장관, 시·도지사 또는 시장·군수·구청장은 다음의 경우에 해당하는 처분을 하려면 청문을 실시해야 한다.

- 거짓이나 그 밖의 부정한 방법으로 인증을 받은 경우, 인증기준에 미달하게 된 경우의 취소
- 설립허가의 취소(의료법인)
- 의료기관 인증 또는 조건부 인증의 취소
- 시설·장비의 사용 금지 명령(시정명령)
- 의료기관 개설허가의 취소 또는 의료기관 폐쇄 명령
- 면허의 취소

11 결격사유(의료기사 등에 관한 법률 제5조)

- 정신질환자(전문의가 의료인으로 적합하다고 인정하는 사람의 경우에는 그러지 아니함)
- 마약류 중독자
- 피성년후견인, 피한정후견인
- 의료 관련법 또는 다른 법을 위반하여 금고 이상의 실형을 선고받고 그 집행이 종료되지 아니하거나 면제되지 아니한 자

12 면허증의 재발급 신청(의료기사 등에 관한 법률 시행규칙 제22조)

- 의료기사 등이 면허증을 분실 또는 훼손하였거나 면허증의 기재사항이 변경되어 면허증의 재발급을 신청하려는 경우에는 의료기사 등 면허증 재발급 신청서(전자문서로 된 신청서를 포함)에 다음의 서류 또는 자료를 첨부하여 보건복지부장관에게 제출하여야 한다.
  - 면허증(면허증을 분실한 경우에는 그 사유설명서)
  - 사진(신청 전 6개월 이내에 모자 등을 쓰지 않고 촬영한 천연색 상반신 정면사진으로 가로 3.5cm, 세로 4.5cm의 사진) 1장
  - 변경 사실을 증명할 수 있는 서류(면허증 기재사항이 변경되어 재발급을 신청하는 경우만 해당)
- 의료기사 등이 면허증을 재발급받은 후 분실된 면허증을 발견하였을 때에는 지체 없이 그 면허증을 보건복지부장관에게 반납하여야 한다.

15 국가와 지방자치단체의 책무(지역보건법 제3조)

- 국가 및 지방자치단체는 지역보건 의료에 관한 조사·연구, 정보의 수집·관리·활용·보호, 인력의 양성·확보 및 고용 안정과 자질 향상 등을 위하여 노력하여야 한다.
- 국가 및 지방자치단체는 지역보건 의료업무의 효율적 추진을 위하여 기술적·재정적 지원을 하여야 한다.
- 국가 및 지방자치단체는 지역주민의 건강상태에 격차가 발생하지 아니하도록 필요한 방안을 마련하여야 한다.

16 지역보건 의료계획의 수립 등(지역보건법 제7조)

특별시장·광역시장·도지사 또는 특별자치시장·특별자치도지사·시장·군수·구청장 은 지역주민의 건강증진을 위하여 다음의 사항이 포함된 지역보건 의료계획을 4년마다 수립하여야 한다.

- 보건의료 수요의 측정
- 지역보건 의료서비스에 관한 장기·단기 공급대책
- 인력·조직·재정 등 보건의료 자원의 조달 및 관리
- 지역보건 의료서비스의 제공을 위한 전달체계 구성방안
- 지역보건 의료에 관련된 통계의 수집 및 정리

17 보건소장(지역보건법 시행령 제13조)

- 보건소에 보건소장(보건의료원의 경우에는 원장을 말한다) 1명을 두되, 의사면허가 있는 사람 중에서 보건소장을 임용한다. 다만, 의사면허가 있는 사람 중에서 임용하기 어려운 경우에는 보건·식품위생·의료기술·의무·약무·간호·보건진료(이하 '보건 등'이라고 한다) 직렬의 공무원을 보건소장으로 임용할 수 있다.
- 보건 등 직렬의 공무원을 보건소장으로 임용하려는 경우에 해당 보건소에서 실제로 보건 등과 관련된 업무를 하는 보건 등 직렬의 공무원으로서 보건소장으로 임용되기 이전 최근 5년 이상 보건 등의 업무와 관련하여 근무한 경험이 있는 사람 중에서 임용하여야 한다.
- 보건소장은 시장·군수·구청장의 지휘·감독을 받아 보건소의 업무를 관장하고 소속 공무원을 지휘·감독하며, 관할 보건지소, 건강생활지원센터 및 보건진료소의 직원 및 업무에 대하여 지도·감독한다.

18 구강보건법의 목적(구강보건법 제1조) : 국민의 구강보건(口腔保健)에 관하여 필요한 사항을 규정하여 구강보건사업을 효율적으로 추진함으로써 국민의 구강질환을 예방하고 구강건강을 증진함을 목적으로 한다.

19 수돗물불소농도조정사업의 관리자(구강보건법 제11조) : 시·도지사, 시장·군수·구청장, 한국수자원공사 사장

20 불소용액의 농도 등(구강보건법 시행규칙 제10조)
- 불소용액 양치사업에 필요한 양치횟수는 매일 1회 또는 주 1회로 한다.
- 불소용액 양치사업에 필요한 불소용액의 농도는 매일 1회 양치하는 경우에는 양치액의 0.05%로, 주 1회 양치하는 경우에는 양치액의 0.2%로 한다.
- 불소도포사업에 필요한 불소 도포의 횟수는 6개월에 1회로 한다.

제 **2** 과목 ▶ **구강해부**

21 🔆 심화학습

- 뇌두개골 : 5종, 7개
- 안면두개골 : 10종, 16개
- 두개골 : 15종, 23개

22 ① 근돌기(coronoid process) : 측두근의 정지
② 관절돌기(condylar process) : 하악경과 하악두를 구분하는 역할

23 ② 이공(mental foramen) : 하악골의 구조물
③ 접구개공(sphenopalatine foramen) : 구개골의 구조물
④ 후구치 삼각(retromolar triangle) : 하악골의 구조물
⑤ 골구개(bony palate) : 구개골의 구조물

🔆 심화학습

골구개의 전방부는 상악골의 구개돌기, 후방부는 구개골의 수평판이 결합한다.

24 ① 안면신경은 안면근 지배신경이다.

25 ① 승모근 : 어깨를 들어 올리는 작용을 한다.
③ 경돌설근 : 설골을 후상방으로 당기는 작용을 한다.
④ 악설골근 : 설골의 상방, 하악골의 후방으로 당기는 작용을 한다.
⑤ 이설골근 : 하악골을 하방으로 당기는 작용을 한다.

🔆 심화학습

설골상근 : 이복근, 경돌설곤, 악설골근, 이설골근

26 ② 이동맥 : 하치조동맥의 가지, 이공 통과, 하악과 하순에 분포
③ 절치지 : 하치조동맥의 가지, 하악절치 및 치은에 분포
④ 근지 : 안면동맥의 안면부, 얼굴근육과 교근에 분포
⑤ 선지 : 안면동맥의 경부가지, 악하선·악하선관·악하림프절에 분포

27
① 대구개신경 : 경구개에 분포, 대구개공 통과
② 소구개신경 : 연구개·구개편도·구개수에 분포, 소구개공 통과
④ 전상치조신경 : 상악절치와 상악견치의 순측치은에 분포, 안와하관의 앞 부위 통과
⑤ 후상치조신경 : 상악대구치의 협측치은·상악동에 분포, 후상치조공 통과

제 **3** 과목 **치아형태**

28
① 변연융선 : 전치의 설면과 구치의 교합면의 근·원심연에 형성
② 교두융선 : 구치의 교두정에서 근·원심, 협·설측으로 주행
④ 횡주융선 : 협측삼각융선과 설측삼각융선이 직선으로 주행
⑤ 사주융선 : 협측삼각융선과 설측삼각융선이 대각선으로 주행

29 상악측절치의 설면 구조물 : 변연융선, 치경융선, 절단융선, 설면와, 맹공, 사절흔

30 ④ 상악견치에서는 설면융선이 발달한다.

31 ② 상악 제1소구치는 협측반부의 크기가 더 크다(협측 : 설측 = 3 : 2).

제 **4** 과목 **구강조직**

37
① 골막 : 치유기능
③ 하버스관 : 혈관과 신경 통과, 뼈조직에 영양 공급
④ 볼크만관 : 혈관과 신경 통과, 하버스관에 직각 및 사선 주행
⑤ 골소강 : 뼈모세포가 있는 공간

38
④ 법랑기관의 4층 분화는 발생 11~12주이다.
① 치배의 수는 유치의 수와 같다.
② 상피세포의 덩어리이다.
③ 발생 8주에 형성된다.
⑤ 치배는 법랑기관, 치아유두, 치낭으로 구성된다.

39
② 슈레거띠 : Retzius 선조의 직각 방향이다.
③ 횡선문 : 법랑소주의 장축과 평행하고, 하루에 4μm씩 성장한다.
④ Retzius 선조 : 치아 표면의 윤곽과 평행하고, 최근 7일 동안 만들어진 양이다.
⑤ 법랑방추 : 성숙한 법랑질에서 상아법랑경계에 짧은 상아세관으로 관찰된다.

40
① 신경과 혈관이 없어 치주인대로부터 영양을 공급받는다.
② 백악법랑경계에서 가장 얇다.
④ 복근치는 치근분지부에서 가장 두껍다.
⑤ 백악질의 성장선은 정지선이다.

41
① 악하선 : 혼합선
③ 구개선 : 점액성
④ 전설선 : 혼합성
⑤ 후설선 : 점액성

⭐ 심화학습

- 장액성 : 대타액선-이하선, 소타액선-von-Ebner선
- 혼합성 : 대타액선-악하선, 설하선, 소타액선-전설선
- 점액성 : 소타액선-후설선

제 **5** 과목 **구강병리**

42 ① 창면이 크고 노출되며, 세균 감염이 있다.
② 다량의 괴사조직이 있고 제거가 필요하다.
④ 육아조직이 많이 형성된다.
⑤ 교원섬유가 많이 형성된다.

43 자극 해소 시 20분 이상 통증이 지속된다.

⭐ 심화학습

가역적 치수염
- 일시적이다.
- 자극 해소 시 통증이 소실된다.
- 예리하고 날카로운 통증을 느낀다.
- 외부 자극 시 통증을 느낀다.

44 ① 포도상구균이 원인이다.
② 연쇄상구균이 원인이다.
④ 영유아는 상악에서 호발한다.
⑤ 악골의 골수에서 볼 수 있는 염증성 병변이다.

45 ③ 법랑질 저형성증은 유치의 우식증으로 인한 치근단 감염으로 영구치배에 영향을 받는다.

46 ⑤ 악성종양은 치아가 종양에 포함된다.

47 ① 골종 : 결정상, 과상의 골조직 증식, 40대 이상에서 호발
② 섬유종 : 섬유모세포와 교원섬유로 구성되어 증식, 성인과 여성에서 호발
④ 백반증 : 병변부 점막이 백색으로 변색, 중년 이상에서 호발
⑤ 육종 : 비상피성 조직에서 유래하는 악성종양

⭐ 심화학습

비치성종양 중 양성종양 : 유두종, 섬유종, 골종

48 ① 최소 5×5mm 이상을 채취한다.
② 정상조직은 포함한다.
③ 괴사조직은 제외한다.
⑤ 마취제는 병변 부위에 직접 주입하지 않는다.

제 **6** 과목 **구강생리**

49 혈액의 기능
- 혈액가스와 물질 운반
- 삼투압과 pH 조절
- 호르몬 운반
- 체온 조절
- 감염 방어
- 지혈작용
- 항상성 유지
- 대사산물 운반

51 ② 트립신 : 단백질 소화효소

③ 스테압신 : 지방 소화효소

④ 담즙 : 담즙산염과 담즙 색소로 구성, 담즙 색소는 지방산의 흡수 촉진에 관여함

⑤ 장액 : 탄수화물, 단백질, 지방을 소화하는 효소가 포함

52 ① 전타액은 무색투명 또는 약간의 백탁을 나타낸다.

② 점성이 높은 것은 설하선 타액이고, 낮은 것이 이하선 타액이다.

④ 타액 분비량이 많을 때는 약알칼리, 타액 분비량이 적을 때는 약산성을 가진다.

⑤ 타액의 99.2~99.5%는 수분으로 구성된다.

53 ② 에피네프린 : 부신수질호르몬의 종류, 심박수 및 심박출량 증가, 혈당치 상승

③ 코르티솔 : 부신피질호로몬의 종류, 혈당치 상승, 항염증작용

④ 알도스테론 : 부신피질호르몬의 종류, 신장에 작용, 나트륨의 재흡수에 도움

⑤ 인슐린 : 췌장의 호르몬, 혈당을 낮추는데 도움

54 미각장애의 원인

- 연령 증가
- 내분비계 이상
- 정신적・심리적 요인
- 소화기능의 병적 변화
- 후각장애
- 미 맹
- 의치 장착

55 ✚ 심화학습

원인에 따른 발음장애
- 구개열 : k, g
- 치아 결손 : s, d
- 부정교합 : s, d

제 **7** 과목 **구강미생물**

56 ① IgA : 점액분비물 중 가장 많다(예 유즙, 눈물, 타액, 기도, 소화관).

② IgD : 혈중에 소량 있다.

③ IgE : 기생충 감염 시 외부 방어 역할(예 알러지)

⑤ IgM : 항원자극 시 가장 먼저 생산된다. 면역반응 초기에 중요한 인자이다.

57 ① 리소자임 : 세균의 세포벽 용해, 세균의 발육 저해

② 면역글로불린 : 구강점막 정착에 저해(IgA)

③ 퍼옥시다제 : 정균작용, 단백질 분해효소로 작용

⑤ 락토페린 : 철분과 결합, 세균의 발육 저해

59 ⑤ *Human herpes virus* 1(안면부) and 2(생식기)가 원인균이다.

단순포진바이러스의 증상 : 발열, 림프절, 입과 목의 통증, 구강점막에 소포 발생 후 터진 후 원형 및 표층의 궤양 형성, 치은염증 형성으로 이환

지역사회구강보건

62 ④ 필요요인 : 특정 구강병이 발생하는 데 반드시 작용하는 원인요소

구강병의 발생원인 : 숙주요인, 병원체요인, 환경요인

63 전구병원성기 : 구강보건교육, 영양관리, 칫솔질

64 공중구강보건의 목적 : 국민 구강건강의 증진과 국민 치아 수명의 연장

65 ④ 임신 중기(12~27주)와 임신 전에 구강병 치료가 가능하다.

66 ① 영구치의 치관 형성 전까지 불소복용을 권장한다.

③ 가정구강환경관리로서 치면세균막관리를 권장한다.

④ 정기구강검진은 1년에 2회를 권장한다.

⑤ 계속구강건강관리사업은 조기 발견 및 조기 치료가 목적이다.

67 장년구강보건관리 필요한 내용 : 치아우식, 치주병, 발치, 가공의치, 국소의치의 보철치료 필요

68 ① 포괄구강보건진료를 전달한다.

② 구강건강을 증진 및 유지시키는 과정이다.

③ 중대 구강병을 예방하도록 한다.

④ 구강보건을 실천하도록 돕는다.

69 ① 세부사항에 대한 조사가 가능한 것은 관찰조사법의 장점이다.

② 조사대상자의 협조 필요가 적은 것은 관찰조사법의 장점이다.

④ 조사대상의 적시 포착이 어려운 점은 관찰조사법의 단점이다.

⑤ 신뢰할 수 있는 자료를 엄선해야 하는 점은 기존 자료조사법의 단점이다.

⭐ 심화학습

설문조사법
- 장점 : 조사시간 및 경비 절약, 한 번에 여러 사람 조사 가능, 면접기술 불필요
- 단점 : 응답자가 조사내용을 이해하지 못할 가능성이 있음, 교육수준이 낮거나 불성실한 응답자의 그릇된 정보 수집 가능성이 있음

70 지역사회구강보건사업의 평가목적
- 사업의 효과를 판정한다.
- 목적의 달성 정도를 파악한다.
- 사업의 책임을 명확히 한다.
- 새로운 지식을 획득한다.
- 만족감을 준다.
- 기획의 장단점을 파악한다.
- 사업의 추진 방향을 검토한다.
- 사업 효율성의 지표가 된다.

71 ④ 0.2%의 불화나트륨은 1주에 1회 또는 2주에 1회 적용한다.

제 9 과목 구강보건행정

73 구강보건진료의 목표 : 구강병의 예방, 구강병의 치료, 구강병의 검진, 기능 재활

75
- 무형 비인력자원
  - 인적자본 : 치학지식, 구강진료기술
- 유형 비인력자원
  - 비인적자본 : 시설, 장비, 기구,
  - 중간재 : 재료, 약품, 구강환경 관리용품

77 구강보건행정의 범위
- 구강보건진료 재정
- 구강보건 진료서비스 전달
- 구강보건진료의 정책 수립 및 관리
- 구강보건 진료자원의 개발화와 조직화

78 구강보건재정의 단계 : 예산 편성 → 예산 심의 → 예산 집행 → 결산 및 회계 감사

79 구강보건정책의 구조

제1구성요소	미래구강보건상	• 구강보건정책 목표 • 실태조사를 통해 수량으로 표시 • 상위목표는 추상적, 하위목표는 구체적
제2구성요소	구강보건발전 방향	• 구강보건정책 수단 • 정책목표를 달성하기 위한 방법과 절차
제3구성요소	구강보건행동노선	• 구강보건정책 방안
제4구성요소	구강보건정책의지	
제5구성요소	공식성	

80 ④ 구강보건정책은 구강건강의 수준 증진을 위한 국가시책이다.

82
- 현금급여 : 요양비(요양기관 이외 요양), 임의급여(분만비, 장제비), 보장구 구입비
- 현물급여 : 요양급여(예방, 치료, 재활), 건강검진(일반검사, 특별검사, 진단)

제 10 과목 구강보건통계

83 ④ 구강건강실태조사 시 조사자의 성명은 2인 이상인 경우 기록한다.

84 ④ 5세 이상 : WHO의 유치우식경험도 대상 연령
⑤ 12세 이상 : WHO의 영구치우식경험도 대상연령

85 ① DMF rate : 영구치우식경험자 백분율
② DMFT rate : 우식경험영구치 백분율
④ DMFT index : 우식경험영구치지수
⑤ DMFS index : 우식경험영구치면지수

86 ① 100-제1대구치의 건강도 = 제1대구치의 우식경험률
② 4개의 제1대구치에 대한 최고 평점은 40점이다.
④ 치아를 상실한 경우 평점은 0점이다.
⑤ 크라운이 시술된 치아의 평점은 7.5점이다.

87 ① 유두변연부착치은염지수(P-M-A index)
　　는 개인의 발생된 치은염의 양을 표시하
　　는 지표이다.

88 ① 0점 : 정상치아
　　② 1점 : 경미도치아
　　③ 2점 : 경도치아

89 ① 0점 : 치석이 없음
　　③ 2점 : 소량의 치은연하치석이 점상에 존
　　　　재, 치은연상치석이 치면 2/3 이하에 존재
　　④ 3점 : 다량의 치은연하치석이 환상에 존
　　　　재, 치은연상치석이 치면 2/3 이상에 존재

제 **11** 과목 　**구강보건교육**

91 ① 성인기 : 치아우식 감수성 감소, 치주병
　　　　진행
　　③ 학령기 : 유치 탈락, 영구치 맹출, 치과방
　　　　문으로 예방적 관리 필요
　　④ 학령전기 : 구강건강관리의 일상화, 의무화
　　⑤ 걸음마기 : 구강진료 시 거부, 심한 공포,
　　　　부모 격리 불가

92 ① 저작기능의 회복
　　② 시설 수용 노인은 시설관리자와 도우미에
　　　　게 구강보건교육 시행
　　③ 구강보건교육은 짧게 반복적으로 시행
　　④ 오랜 습관이 있어 점진적 습관 변화 유도

93 　★ 심화학습
　　• 자연적 동기화 : 학습목표의 설정과 명료화, 학습
　　　　결과의 환기와 확인, 성공감
　　• 인위적 동기화 : 상과 벌, 경쟁과 협동, 교육자의
　　　　태도

97 ② 교육매체 선정 시 학습자의 능력에 적합
　　　　한지 고려해야 한다.

98 학습경험의 선정기준
　　• 기회의 원리
　　• 만족의 원리
　　• 가능성의 원리
　　• 다활동의 원리
　　• 다성과의 원리
　　• 협동의 원리

99 영유아 구강보건교육의 내용 : 유치의 명칭과
　　수, 맹출 순서, 기능, 유치의 우식예방법, 유
　　치와 영구치의 감별

100 ① 정신운동영역 및 정의적영역의 구강보건
　　　　평가방법에는 관찰법, 질문지법, 면접법
　　　　등이 있다. 이와 같은 평가방법은 객관적
　　　　인 측정이 어렵다는 단점이 있다.

2교시		정답																	
01	④	02	③	03	②	04	④	05	②	06	④	07	①	08	②	09	④	10	①
11	⑤	12	⑤	13	②	14	①	15	⑤	16	④	17	②	18	⑤	19	⑤	20	③
21	④	22	⑤	23	③	24	③	25	②	26	①	27	④	28	②	29	③	30	②
31	④	32	③	33	④	34	②	35	①	36	①	37	①	38	③	39	③	40	③
41	⑤	42	②	43	①	44	⑤	45	①	46	④	47	③	48	③	49	⑤	50	①
51	①	52	①	53	⑤	54	④	55	⑤	56	⑤	57	④	58	④	59	②	60	⑤
61	④	62	⑤	63	③	64	①	65	②	66	⑤	67	⑤	68	⑤	69	⑤	70	①
71	②	72	①	73	①	74	③	75	④	76	⑤	77	①	78	⑤	79	④	80	③
81	⑤	82	⑤	83	①	84	⑤	85	④	86	⑤	87	④	88	⑤	89	⑤	90	④
91	①	92	⑤	93	②	94	⑤	95	③	96	④	97	②	98	④	99	①	100	①

제 1 과목 예방치과처치

01
① 조기병원성기 : 특수방호
② 전구병원성기 : 건강증진
③ 진전질환기 : 기능 감퇴 제한
⑤ 회복기 : 상실기능 재활

02 ③ 예방치학은 개인을 대상으로 한다.

⭐ **심화학습**

임상예방치학과 공중구강보건학 비교
• 임상예방치학의 대상은 개인, 공중구강보건학의 대상은 집단이다.
• 임상예방치학과 공중구강보건학의 목적은 동일하다.

03 설탕소비증가효과의 예 : 영국, 호주, 미국, 스웨덴

04 ⭐ **심화학습**

• 숙주요인 : 치아요인, 타액요인, 구외 신체요인
• 치면열구전색은 숙주요인의 치아요인 중 치아 형태에 해당한다.
• 불소(복용, 도포)는 숙주요인의 치아요인 중 치아 성분에 해당한다.
• 식음수불소이온농도사업은 환경요인의 구강 외 환경요인 중 자연환경에 해당한다.

05 pH 7 : 정상 수소이온농도

06 ④ 부정교합은 혼합치열기부터 급격히 증가한다.

07 ⭐ **심화학습**

구강암의 예방법
• 구강위생관리 : 칫솔질, 치면세균막관리
• 구강보건교육 : 금연교육 포함
• 정기구강검진 : 구강질환의 조기 발견 및 조기 치료
• 불량 보철물의 관리

08 ① 1열 강모다발 칫솔 : 치주염, 치은 출혈, 치은비대 시
③ 3열 강모다발 칫솔 : 정상 환자, 치경부 마모 환자의 회전법
④ 4열 강모다발 칫솔 : 정상 환자, 치면세균막 지수가 높은 환자의 회전법

09 세마제는 탄산칼슘, 인산칼슘이 대표적이고, 마모력이 가장 큰 것은 무수인산칼슘, 가장 작은 것은 인산일수소칼륨이다.

10 치실 손잡이의 적용대상자
• 치실을 제대로 사용할 능력이 없는 사람
• 오심과 구토반사가 심한 사람
• 개구장애가 있는 사람
• 지체부자유자나 장기입원 환자

11 심화학습
잇몸마사지기는 치은에 넓게 분포된 치주염, 치수 수술 환자의 잇몸마사지에 적용한다.

12 칫솔질의 목적
• 치면세균막의 제거와 재형성 방지
• 음식물의 잔사와 착색 제거
• 치은조직의 자극
• 치아우식증과 치주병의 예방
• 구취 제거

13 ③ 폰즈법(표원법)은 회전법이 서투른 아동, 미취학아동에게 적합하다.

15 인공치아매식자에게는 칫솔, 세치제, 치간칫솔(필수), 치실, 물사출기가 적합하다.

16 ① 치은염을 완화한다.
② 40대 이상의 만성치주염 환자에게 효과적이다.
③ 1주 간격 3~4회 술자가 직접하면 효과적이다.
⑤ 치주조직 회복을 촉진시킨다.

17 ① 10% : 성인의 불화석 도포 농도
④ 2% : 불화나트륨 도포농도
⑤ 1.23% : APF 도포 농도

18 지각과민의 원인
• 치관부의 법랑질 제거(교모, 마모, 우식)
• 치아우식증
• 부적절한 칫솔질
• 치은 퇴축
• 치근 노출
• 세치제에 의한 마모
• 치근활택술에 의해 얇은 백악질 탈락
• 불량한 구강환경관리

제 **2** 과목 **치면세마**

19 ①, ②, ③은 치면세균막의 설명이다.
획득피막은 치은 주변에서 두껍게 형성된다.

20 ① 단단한 덩어리형 치석 : 주로 치은연상
치석
② 과립형 치석 : 치은연상이나 치은연하
④ 베니어형 치석 : 치은연상이나 치은연하

🔼 심화학습

치석의 부착 형태의 분류
• 단단한 덩어리형 치석
• 베니어형 치석
• 선반형 치석
• 과립형 치석

21 구강검사의 범위 : 얼굴, 경부, 치아를 포함한
구강 내외의 모든 조직을 조사하고 평가한다.

22 ⑤ 파절 – Fx

23 • 고속핸드피스 : 제조사의 지시에 따른다.
• 저속핸드피스 : 121℃ 20분이나 132℃ 15분
멸균을 시행한다.

25 ① working stroke : 치주탐침
⑤ pull stroke : sickle, universal curet(일
반큐렛), gracey curet(특수큐렛)

26 🔼 심화학습

• 전치 : gracey 1-2, 3-4
• 전치, 소구치 : gracey 5-6
• 구치의 협면, 설면 : gracey 7-8, 9-10
• 구치의 근심면 : gracey 11-12, 15-16
• 구치의 원심면 : gracey 13-14, 17-18

28 멸균방법 : 고압증기멸균, 건열멸균, 불포화
화학증기멸균

29 ③ 손세척 시 항균제가 포함된 액체비누를
사용한다.

30 ② 술자는 후방위에서 양 다리를 벌리고, 전
방위에서는 양 다리를 붙인다.

31 구내 손고정법 : 시술 부위와 가까운 구내 경
조직이나 인접치에 고정, 약지의 내면, 측면,
끝면을 이용함

33 🔼 심화학습

치근활택술의 금기증
• 치면세균막관리가 안 되는 사람
• 깊은 치주낭
• 치주골 파괴가 심한 사람
• 심한 지각과민 환자
• 급성치주염 환자
• 심한 치아동요 환자

34 초음파세척기의 단점

- 소 음
- 촉각의 민감성 감소
- 물 때문에 시야 확보 어려움
- 에어로졸로 질병 전염이 쉬움
- 구호흡 환자에게 적용 어려움
- 부적합한 기구는 영구적 손상을 줌
- 특정 종류의 인공심장박동기의 기능을 방해함
- 성장 중인 어린이에게 적용하지 않음
- 멸균할 수 없는 부품 포함으로 감염관리에 제한

35 치면연마 : 치석제거술, 치근활택술, 외인성 착색물 제거 후 거칠어진 치아 표면의 활택과 심미성 등 완전한 효과를 얻기 위한 과정

36 윤활제의 선택

- 자연석 : 오일
- 인공석 : 물

37 기구연마

- 연마석고정법 : pull & push stroke
- 기구고정법 : up & down stroke

38 ③ 크고 단단한 치석은 여러 조각으로 나누어 제거해야 한다.

제 **3** 과목 **치과방사선**

39 ① 선초점원리 : 초점을 경사지게 하여 초점이 작아지는 효과를 얻는다.

40 ① 보호막은 가장 바깥에 위치한 구조이다.
X선 필름의 구성 : 보호막(바깥)-감광유제-접착제-지지체(안)

41 촬영되지 않은 필름의 보관장소

- 적절 : 온도 18~20℃, 습도가 낮은 곳, 일광이 차단된 곳
- 금지 : 방사선촬영기 근처, 방사선 동위원소 발생 장소 근처, 압력, 마찰, 화학약품 금지

42 ➕ 심화학습

감광도 : 표준흑화도의 방사선을 만드는 데 필요한 X선 조사량

43 ② 아황산나트륨 : 보호제
③ 수산화나트륨 : 촉진제
④ 브롬화칼륨 : 지연제
⑤ 엘론과 메톨 : 현상주약

➕ 심화학습

현상주약(환원제) : 하이드로퀴논, 엘론과 메톨

44 ⑤ 촉진제 : 현상액의 구성
정착액의 구성 : 청정제, 보호제, 산화제, 경화제

45 ① 치수 : 신경과 혈관을 포함한 연조직으로 방사선 투과

46 ④ 이극 : 불투과, 하악전치의 설측
하악 구조물의 투과 구조
- 중절치 : 설공
- 전치 : 이와
- 소구치 : 이공
- 구치부 : 악하선와, 하악관
- 대구치 : 영양관

47 ① 치근단촬영은 발치 전 치근 상태를 평가하기 위함이다.

48 🌟 심화학습

평행촬영법 : 필름유지기구 사용, 16인치의 장조사통을 이용

49 ① 비첨 : 상악절치 촬영 시 중심방사선 위치
③ 양측 중절치 인접면 : 상악절치 촬영 시 수평각의 위치
④ 하악 근심부 접점 : 상악견치 촬영 시 수평각의 위치
⑤ 45° : 상악절치와 견치 촬영 시 수직각도

50 ② 40~50° : 하악견치의 수평각도
③ 60~75° : 상악견치의 수평각도
④ 70~80° : 상·하악소구치의 수평각도
⑤ 80~90° : 상·하악대구치 수평각도

51 ③ 소구치 사이 인접면 : 교익촬영법의 소구치 수평각도
④ 제1, 2대구치 사이 인접면 : 교익촬영법의 대구치 수평각도

52 ① 전방부 일반교합촬영은 필름의 전면이 상악궁을 향한다.

53 파노라마촬영의 목적
- 치아 및 치아주위조직의 전반적인 평가
- 치아 및 악골의 발육 이상 평가
- 제3대구치, 상하악골의 광범위한 병소 평가
- 상악동 평가
- 측두하악관절 평가
- 외상에 의한 악안면 골절 평가

54 전악 구내촬영 시 필요한 표준필름의 수
- 성인 전악 구내촬영 : 14장
- 소아 전악 구내촬영 : 10장

55 ⑤ 이중노출 : 필름이 두 번 노출된 경우
🌟 심화학습

필름 노출
- 저노출 : 필름이 밝음
- 비노출 : 필름이 투명함
- 과노출 : 필름이 어두움
- 빛에 노출 : 필름이 어두움(검은색)

56 ⑤ 조혈장애는 방사선의 급성효과이다.

⭐ 심화학습

- 급성효과 : 조혈, 위장관, 심혈관, 중추신경계에 영향
- 지연효과 : 암, 임신 초기 3개월에 방사선 노출 시 영향
- 만성효과 : 개체에 피폭된 후 수년 이상 경과 후 나타나는 장애

58 ① 치근단육아종 : 투과상, 원형, 타원형, 치주인대강의 확장
② 치근단낭 : 투과상, 경계 명확, 피질골로 둘러싸임
③ 경화성골염 : 불투과, 치밀과 골염, 골소주의 불규칙적 증가와 확대
⑤ 치근단 농양 : 투과상, 치주인대강 확장, 주로 치수괴사의 결과

⭐ 심화학습

치근단병소와 해부학적 구조물 감별
- 치근단병소 : 치주인대강 비후, 치조백선의 불연속성, 방사선 투과성
- 해부학적 구조물 : 상악절치부 절치공, 하악소구치부 이공

제 **4** 과목 **구강악안면외과**

59 ② 골막기자(periosteal elevator) : 골막을 거상하는 기구, 절개 후 점막과 골막을 분리

60 실신의 전구증상 : 안색 변화, 피로, 구역질, 현기증, 식은땀, 얕은 호흡 상태, 의식 소실

61 창상 치유의 지연요소 : 감염, 창상의 크기, 이물질, 혈류의 공급 상태, 환자의 전신 상태

62 ① 가능한 한 식염수나 우유에 넣어 이동한다.
② 치관부를 잡고 치근부의 이물질을 식염수로 세척한다.
③ 30분 이내에 치조와 내에 고정한다.
⑤ 탈구 부위를 일부러 만지지 않는다.

64 악관절 탈구 치료 시 술자는 환자의 전방에 위치한다.

제 **5** 과목 **치과보철**

65 ③ 중심교합위 : 기능교두가 대합치에 최대 면적으로 접촉
④ 하악안정위 : 상하악 치아가 접촉하지 않으며 하악이 중심교합보다 약간 하방에 위치
⑤ 중심위 : 측두하악관절이 기준이 되는 악구강계에서 가장 편안한 기능적 관계

66 ⑤ 절삭력이 높은 버를 사용하고, 냉각수를 사용한다.

68 ⭐ 심화학습

도재라미네이트의 금기증 : 절단교합과 긴밀교합으로 인한 치아 교모, 현저한 치아총생, 이갈이 등의 악습관, 실질 결손이 커서 법랑질의 양 부족

69 ① 이행의치 : 치아의 추가 상실 및 조직 변화로 추가 대치할 것을 예상하여 제작
② 치료의치 : 치주 치료, 교합 수정, 점막 조정의 목적으로 사용
④ 임시국소의치 : 사용목적에 따라 즉시의치, 치료의치, 이행의치로 분류
⑤ 최종국소의치 : 최종적으로 장착하는 통상적인 의치

제 6 과목 치과보존

71 와동의 분류
• 1급 와동 : 구치부의 교합면 와동과 전치부의 설측면 와동
• 2급 와동 : 구치부의 인접면 와동
• 3급 와동 : 전치부의 인접면 와동, 절단연 비포함
• 4급 와동 : 전치부의 인접면 와동, 절단연 포함
• 5급 와동 : 모든 치아의 순면이나 설면의 치은쪽 1/3에 위치한 와동
• 6급와동 : 전치부의 절단연, 구치부의 교두를 포함한 와동

72 🔼 심화학습

러버댐의 단점
• 조작에 시간, 노력, 비용이 발생한다.
• 구호흡 환자에게 적용이 어렵다.
• 불완전 맹출 치아에 적용이 어렵다.
• 위치 이상 및 경사치에서 탈락이 쉽다.
• 러버댐 알레르기 환자에게 적용이 불가하다.

73 🔼 심화학습

아말감의 단점
• 변연강도가 낮다.
• 비심미적이다.
• 치질과 접착하지 않는다.
• 갈바니즘 가능성이 있다.
• 부식과 변색이 발생한다.
• 경화시간이 필요하다.
• 열전도가 높다.

74 ① 복합레진 와동형성법과 동일하다.
② 산 부식과 접착제 도포가 필요하다.
④ 연마용 다이아몬드 버를 사용하는 것은 재래형 글라스아이오노머의 특징이다.
⑤ 24시간 이후에 가능한 것은 재래형 글라스아이오노머의 특징이다.

76 🔼 심화학습

근관충전재의 요건 : 방사선 불투과, 살균력, 세균 성장 억제, 제거 쉬움, 무균 상태, 밀폐력, 치근조직에 무해

제 7 과목 소아치과

77 맹출 지연의 원인
• 맹출 지연의 전신적원인 : 다운증후군, 쇄골두개이형성증, 갑상선기능저하증, 뇌하수체기능저하증
• 맹출 지연의 국소적원인 : 과잉치, 낭종, 유치만기잔존, 총생으로 공간 부족, 약물에 의한 치은증식, 구개 및 구순파열, 영구치 만곡, 치아의 유착

78
① 진료는 30분 이내에 한다.
② 가능한 한 오전에 한다.
③ 사전 설명 후 행동한다.
④ 보호자와 분리한다.

어린이 진료의 일반 고려사항
• 진료 공간은 밝게 한다.
• 날카로운 기구는 안 보이는 곳에 둔다.
• 가능한 한 오전 중에 30분 이내로 진료한다.
• 의사 전달을 명확하게 한다.
• 음성 전달을 위한 대화를 시도한다.
• 사전 예고 후 행동한다.
• 적절한 사전 행동을 조절한다.
• 보호자와 분리한다.
• 러버댐을 사용한다.

79 **유구치 기성금속관의 장점**
• 유치의 근원심 폭경을 회복한다.
• 치질 삭제량이 적다.
• 저작기능의 회복이 용이하다.
• 제작이 쉽다.
• 내구성이 우수하다.

유구치 기성금속관의 단점
• 치질과 금관 사이의 간격
• 치경 부적합성 저하
• 두께가 얇아 교합면 천공이 우려된다.
• 교합 상태나 접촉점 회복이 불리하다.

80 ④ 혈종 : 국소마취 시 주사침에 의해 점막 하방의 혈관 손상 시 내출혈로 인함

⭐ **심화학습**

소아의 국소마취 후 주의사항 : 교상, 혈종, 알레르기반응, 신경성 쇼크

81
① 영장공극 : 유치열에서 상악유견치 근심면과 하악유견치 원심면에 존재하는 공간으로, 상악은 절치의 맹출 공간 확보, 하악은 측방치군 교환 공간 확보가 목적
② 발육공극 : 상·하악유전치 사이의 공간, 영구치 교환 공간 확보가 목적
④ leeway space : 측방치군의 근원심경 폭경이 영구치에서 더 넓음을 의미

⭐ **심화학습**

전후방교합관계
• 상악 제2유구치 원심에 대해 하악 제2유구치 원심의 근원심적 위치관계
• 수직형, 근심 계단형, 원심 계단형
• 유치열의 공간 : 생리적 공간(영장공극, 발육공극), leeway space
• 전치부의 수직교합관계 : 상·하악전치 사이의 수직적 교합관계

82
① Tell-Show-Do에 근거한 심리적 접근법 : 뇌성마비
② 사전에 항경련제 복용 : 경련성 질환
④ 보호자에게 구강위생교육 : 자폐증
⑤ 간단한 시술부터 시행 : 정신지체

제 8 과목 ▷ 치 주

83 **치주인대의 기능**
• 물리적 기능 : 교합압 완충, 치은조직의 유지, 신경·혈관 등의 연조직 보호
• 형성과 재생기능 : 백악질, 치조골의 형성과 재생에 관여
• 영양 공급과 감각 : 백악질, 치조골, 치은에 영양 공급, 압력과 동통 감지

84 치은검사의 임상적 평가항목 : 색상, 외형, 견고도, 표면 구조, 출혈

85 치아동요의 분류
- 1도 : 생리적 동요보다 큼, 1mm 이내
- 2도 : 1mm 이상의 중등도 동요도
- 3도 : 수직적 동요도

86 ⑤ 치면세균막과 치석이 직접 관련된 것은 만성치주염(성인형)의 특징이다.

87 교합성 외상은 치조백선이 소실된다.

🔹 심화학습

교합성 외상의 임상증상
- 치아동요 증가
- 병적 치아 이동
- 저작 및 타진 시 불편감
- 악관절 이상
- 치아의 마모 및 교모면 존재
- 치근 흡수
- 방사선상 치주인대 공간의 확대와 치조백선 소실

88 🔹 심화학습

임플란트 유지 치료 시 치과의사의 역할 : 상부 구조 세척, 고정체 처치 필요시 표면 해독 및 골 재생 실시

90 부정교합의 전신적 원인 : 유전, 대사 이상, 선천적 이상(구순열과 구개열), 환경, 영양장애, 악습관, 외상, 사고

91 ① 타진 시 현저한 반응과 통증이 없어야 한다.

92
① band removing pliers(밴드 리무빙 플라이어) : 치아에 장착된 밴드 제거
② band adapter(밴드 어댑터) : 교합블록으로 밴드를 치아에 위치
③ band seater(밴드 시터) : 교합블록으로 밴드를 치아에 위치
④ band countouring pliers(밴드 컨투어링 플라이어) : 환자의 치면 평윤에 밴드를 맞춤

93 가철성 교정장치 : 상교정장치, 기능교정장치, 악외장치, 가철식 공간유지장치, 가철성 보정장치

94
① tooth positioner : 상하치열관계 보정
② activator : 성장이 남아 있는 3급 부정교합의 유지장치
③ clear retainer : 심미성이 보완, circumferential retainer의 일종
④ circumferential retainer : 치아의 협측 변위 예방

제 10 과목 · 치과재료

95 ① 크립 : 재료의 항복하중 이하의 작은 하중을 지속적으로 받으면 영구변형이 일어남
② 피로 : 재료의 파괴하중 이하의 작은 하중을 지속적으로 받으면 어느 순간 파괴됨
④ 탄성계수 : 응력-변형률 곡선상의 직선구간의 기울기
⑤ 응력 : 압축응력, 굽힘응력, 인장응력, 전단응력

96 ④ 변연 누출이 있는 것은 복합레진의 단점이다.

🔖 심화학습

• 복합레진의 장점 : 혼합 불필요, 색상의 안정성, 작업시간 조절 가능, 경화시간 빠름, 기포 발생 적음, 착색이 덜 됨, 강도가 높음
• 복합레진의 단점 : 중합수축, 변연 누출, 색조 차이에 따른 광조사시간 조절 필요, 실내조명에 장시간 노출 시 경화, 술후 과민증

97 ① 금 : 아말감의 성분이 아니다.
③ 주석 : 경화 팽창, 강도·경도를 감소, 크립은 증가
④ 구리 : 은과 비슷한 작용(강도, 경도, 경화 팽창 증가), 변색 증가, 크립 감소
⑤ 아연 : 산화 억제

98 알지네이트의 적정 물 온도 : 18~24℃

99 ② 물속에 보관하면 팽윤한다.
③ 경도가 높다.
④ 약간 쓴맛이 나며, 알레르기 환자에게 사용을 금지한다.
⑤ 함몰 부위가 깊으면 인상체 제거가 어렵다.

100 ② 교정장치의 접착에 사용하는 것은 레진강화형 글라스아이오노머시멘트이다.
③ 레진 사용과 함께할 수 없는 것은 산화아연유지놀(ZOE)시멘트이다.
④ 상아질과 열전도율이 유사한 것은 인산아연시멘트(ZPC)이다.
⑤ 광중합형인 경우 40초 이상 광중합하는 것은 레진시멘트이다.

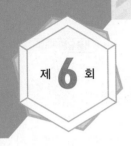

기출유형문제 정답 및 해설

제 **6** 회

1교시		정답																	
01	④	02	③	03	⑤	04	②	05	①	06	④	07	①	08	④	09	③	10	⑤
11	③	12	⑤	13	③	14	③	15	④	16	④	17	①	18	②	19	③	20	⑤
21	③	22	②	23	④	24	③	25	②	26	①	27	⑤	28	③	29	⑤	30	④
31	④	32	①	33	②	34	①	35	④	36	③	37	③	38	②	39	②	40	①
41	①	42	②	43	④	44	④	45	①	46	②	47	⑤	48	③	49	⑤	50	②
51	④	52	②	53	④	54	②	55	②	56	①	57	①	58	②	59	④	60	①
61	①	62	③	63	②	64	④	65	⑤	66	⑤	67	①	68	④	69	⑤	70	⑤
71	③	72	③	73	①	74	②	75	②	76	③	77	①	78	④	79	③	80	①
81	⑤	82	③	83	②	84	②	85	⑤	86	③	87	④	88	④	89	③	90	②
91	③	92	③	93	②	94	④	95	①	96	③	97	②	98	④	99	⑤	100	②

제 1 과목 ▶ 의료관계법규

01 결격사유 등(의료법 제8조)

다음의 어느 하나에 해당하는 자는 의료인이 될 수 없다.

- 정신건강증진 및 정신질환자 복지서비스 지원에 관한 법률에 따른 정신질환자(다만, 전문의가 의료인으로서 적합하다고 인정하는 사람은 그러하지 아니함)
- 마약·대마·향정신성의약품 중독자
- 피성년후견인·피한정후견인
- 의료법 또는 형법 제233조, 제234조, 제269조, 제270조, 제317조 제1항 및 제347조(허위로 진료비를 청구하여 환자나 진료비를 지급하는 기관이나 단체를 속인 경우만을 말한다), 보건범죄단속에 관한 특별조치법, 지역보건법, 후천성면역결핍증 예방법, 응급의료에 관한 법률, 농어촌 등 보건

의료를 위한 특별 조치법, 시체 해부 및 보존 등에 관한 법률, 혈액관리법, 마약류관리에 관한 법률, 약사법, 모자보건법 그 밖에 대통령령으로 정하는 의료 관련 법령을 위반하여 금고 이상의 형을 선고받고 그 형의 집행이 종료되지 아니하였거나 집행을 받지 아니하기로 확정되지 아니한 자

02 종합병원(의료법 제3조의3)

- 100개 이상의 병상을 갖출 것
- 100병상 이상 300병상 이하인 경우 : 내과·외과·소아청소년과·산부인과 중 3개 진료과목, 영상의학과, 마취통증의학과와 진단검사의학과 또는 병리과를 포함한 7개 이상의 진료과목을 갖추고 각 진료과목마다 전속하는 전문의를 둘 것

- 300병상을 초과하는 경우 : 내과, 외과, 소아청소년과, 산부인과, 영상의학과, 마취통증의학과, 진단검사의학과 또는 병리과, 정신건강의학과 및 치과를 포함한 9개 이상의 진료과목을 갖추고 각 진료과목마다 전속하는 전문의를 둘 것

- 방사선 사진(영상물을 포함) 및 그 소견서 : 5년
- 간호기록부 : 5년
- 조산기록부 : 5년
- 진단서 등의 부본(진단서 · 사망진단서 및 시체검안서 등을 따로 구분하여 보존할 것) : 3년

03 의료광고의 금지 예외 항목(의료법 제56조제2항 제14호)

- 의료기관 인증을 표시한 광고
- 정부조직법에 따른 중앙행정기관 · 특별지방행정기관 및 그 부속기관, 지방자치법에 따른 지방자치단체 또는 공공기관의 운영에 관한 법률에 따른 공공기관으로부터 받은 인증 · 보증을 표시한 광고
- 다른 법령에 따라 받은 인증 · 보증을 표시한 광고
- 세계보건기구와 협력을 맺은 국제평가기구로부터 받은 인증을 표시한 광고 등 대통령령으로 정하는 광고

04 진료기록부 등의 보존(의료법 시행규칙 제15조)
의료인이나 의료기관 개설자는 진료기록부 등을 정해진 기간 동안 보존하여야 한다. 다만, 계속적인 진료를 위하여 필요한 경우에는 1회에 한정하여 정해진 기간의 범위에서 그 기간을 연장하여 보존할 수 있다.

- 환자 명부 : 5년
- 진료기록부 : 10년
- 처방전 : 2년
- 수술기록 : 10년
- 검사내용 및 검사소견기록 : 5년

05 처방전의 대리수령 방법(의료법 시행규칙 제11조의2)

- 대리수령자가 처방전을 수령하려는 때에는 의사, 치과의사 또는 한의사에게 처방전 대리수령 신청서를 제출해야 하며, 다음의 서류를 함께 제시해야 한다.
  - 대리수령자의 신분증(주민등록증, 여권, 운전면허증, 그 밖에 공공기관에서 발행한 본인임을 확인할 수 있는 신분증을 말한다) 또는 그 사본
  - 환자와의 관계를 증명할 수 있는 다음 각 목의 구분에 따른 서류
    ⓐ 환자의 직계존속 · 비속 및 직계비속의 배우자, 환자의 배우자 및 배우자의 직계존속, 환자의 형제자매 : 가족관계증명서, 주민등록표 등본 등 친족관계임을 확인할 수 있는 서류
    ⓑ 노인복지법에 따른 노인의료복지시설에서 근무하는 사람 : 노인복지법에 따른 노인의료복지시설에서 발급한 재직증명서
  - 환자의 신분증 또는 그 사본. 다만, 주민등록법에 따른 주민등록증이 발급되지 않은 만 17세 미만의 환자는 제외한다.
- 의사, 치과의사 또는 한의사는 제출받은 처방전 대리수령 신청서를 제출받은 날부터 1년간 보관해야 한다.

06 실태 등의 신고(의료기사 등에 관한 법률 제11조)
- 의료기사 등은 대통령령으로 정하는 바에 따라 최초로 면허를 받은 후부터 3년마다 그 실태와 취업상황을 보건복지부장관에게 신고하여야 한다.
- 보건복지부장관은 보수교육을 받지 아니한 의료기사 등에 대하여 신고를 반려할 수 있다.
- 보건복지부장관은 대통령령으로 정하는 바에 따라 신고 업무를 전자적으로 처리할 수 있는 전자정보처리시스템(이하 '신고시스템'이라고 한다)을 구축·운영할 수 있다.

07 치과위생사의 업무(의료기사 등에 관한 법률 시행령 별표 1)
- 치아 및 구강질환의 예방과 위생 관리 등에 관한 다음의 구분에 따른 업무
  - 교정용 호선(弧線 : 둥근 형태의 교정용 줄)의 장착·제거
  - 불소 바르기
  - 보건기관 또는 의료기관에서 수행하는 구내 진단용 방사선 촬영
  - 임시 충전
  - 임시 부착물의 장착
  - 부착물의 제거
  - 치석 등 침착물(沈着物)의 제거
  - 치아 본뜨기
- 그 밖에 치아 및 구강질환의 예방과 위생 관리 등에 관한 업무

08 국가시험 응시제한의 기준(의료법 시행령 별표 1)

응시제한 횟수	위반 행위
1회	• 시험 중에 대화·손동작 또는 소리 등으로 서로 의사소통을 하는 행위 • 시험 중에 허용되지 않는 자료를 가지고 있거나 해당 자료를 이용하는 행위 • 응시원서를 허위로 작성하여 제출하는 행위
2회	• 시험 중에 다른 사람의 답안지 또는 문제지를 엿보고 본인의 답안지를 작성하는 행위 • 시험 중에 다른 사람을 위해 시험 답안 등을 알려주거나 엿보게 하는 행위 • 다른 사람의 도움을 받아 답안지를 작성하거나 다른 사람의 답안지 작성에 도움을 주는 행위 • 본인이 작성한 답안지를 다른 사람과 교환하는 행위 • 시험 중에 허용되지 아니한 전자장비·통신기기 또는 전자계산기기 등을 사용하여 시험답안을 전송하거나 작성하는 행위 • 시험 중에 시험문제 내용과 관련된 물건(시험 관련 교재 및 요약자료를 포함한다)을 다른 사람과 주고 받는 행위 • 면허증 발급을 신청하거나, 면허증을 발급받은 사람이 시험에 응시하는 행위 • 면허증 발급신청에 따른 서류를 허위로 작성하여 제출하는 행위
3회	• 본인이 직접 대리시험을 치르거나 다른 사람으로 하여금 시험을 치르게 하는 행위 • 사전에 시험문제 또는 시험답안을 다른 사람에게 알려주거나, 또는 시험답안을 알고 시험을 치르는 행위

09 벌칙(의료기사 등에 관한 법률 제30조)
다음의 어느 하나에 해당하는 사람은 3년 이하의 징역 또는 3천만원 이하의 벌금에 처한다.
- 의료기사 등의 면허 없이 의료기사 등의 업무를 한 사람
- 다른 사람에게 면허를 대여한 사람
- 면허를 대여받거나 면허 대여를 알선한 사람
- 업무상 알게 된 비밀을 누설한 사람(고소가 있어야 공소를 제기할 수 있음)
- 치과기공사의 면허 없이 치과기공소를 개설한 자(다만, 개설등록을 한 치과의사는 제외한다)
- 치과의사가 발행한 치과기공물제작의뢰서에 따르지 아니하고 치과기공물제작 등 업무를 행한 자
- 안경사의 면허 없이 안경업소를 개설한 사람

10 보수교육(의료기사 등에 관한 법률 시행령 제11조)
- 보수교육의 시간 : 매년 8시간 이상
- 보수교육의 방법 : 대면 교육 또는 정보통신망을 활용한 온라인 교육
- 보수교육의 내용
  - 직업윤리에 관한 사항
  - 업무 전문성 향상 및 업무 개선에 관한 사항
  - 의료 관계 법령의 준수에 관한 사항
  - 그 밖에 위와 유사한 사항으로서 보건복지부장관이 보수교육에 필요하다고 인정하는 사항

보수교육(의료기사 등에 관한 법률 시행규칙 제18조)
- 보건복지부장관은 다음의 어느 하나에 해당하는 사람에 대해서는 해당 연도의 보수교육을 면제할 수 있다.
  - 대학원 및 의학전문대학원·치의학전문대학원에서 해당 의료기사 등의 면허에 상응하는 보건의료에 관한 학문을 전공하고 있는 사람
  - 군 복무 중인 사람(군에서 해당 업무에 종사하는 의료기사 등은 제외)
  - 해당 연도에 의료기사 등의 신규 면허를 받은 사람
  - 보건복지부장관이 해당 연도에 보수교육을 받을 필요가 없다고 인정하는 요건을 갖춘 사람
- 보건복지부장관은 다음의 어느 하나에 해당하는 사람에 대해서는 해당 연도의 보수교육을 유예할 수 있다.
  - 해당 연도에 보건기관·의료기관·치과기공소 또는 안경업소 등에서 그 업무에 종사하지 않은 기간이 6개월 이상인 사람
  - 보건복지부장관이 해당 연도에 보수교육을 받기가 어렵다고 인정하는 요건을 갖춘 사람

보수교육 관계서류의 보존(의료기사 등에 관한 법률 시행규칙 제21조)
- 보수교육실시기관의 장은 다음의 서류를 3년 동안 보관해야 한다.
  - 보수교육대상자명단
  - 보수교육면제자명단
  - 그 밖에 보수교육 이수자가 교육을 이수하였다는 내용을 확인할 수 있는 서류

11 지역보건의료계획의 수립 등(지역보건법 제7조)
- 특별시장·광역시장·도지사(이하 '시·도지사'라고 한다) 또는 특별자치시장·특별자치도지사·시장·군수·구청장(구청장은 자치구의 구청장을 말하며, 이하 '시장·군수·구청장'이라 한다)은 지역주민의 건강 증진을 위하여 다음의 사항이 포함된 지역보건의료계획을 4년마다 수립하여야 한다.

- 보건의료 수요의 측정
- 지역보건의료서비스에 관한 장기·단기 공급대책
- 인력·조직·재정 등 보건의료자원의 조달 및 관리
- 지역보건의료서비스의 제공을 위한 전달체계 구성 방안
- 지역보건의료에 관련된 통계의 수집 및 정리
- 시·도지사 또는 시장·군수·구청장은 매년 지역보건의료계획에 따라 연차별 시행계획을 수립하여야 한다.
- 시장·군수·구청장(특별자치시장·특별자치도지사는 제외)은 해당 시·군·구(특별자치시·특별자치도는 제외) 위원회의 심의를 거쳐 지역보건의료계획(연차별 시행계획을 포함)을 수립한 후 해당 시·군·구의회에 보고하고 시·도지사에게 제출하여야 한다.

12 보건소 등의 설치(지역보건법 제10조)
- 지역주민의 건강을 증진하고 질병을 예방·관리하기 위하여 시·군·구에 1개소의 보건소(보건의료원을 포함)를 설치한다. 다만, 시·군·구의 인구가 30만 명을 초과하는 등 지역주민의 보건의료를 위하여 특별히 필요하다고 인정되는 경우에는 대통령령으로 정하는 기준에 따라 해당 지방자치단체의 조례로 보건소를 추가로 설치할 수 있다.
- 동일한 시·군·구에 2개 이상의 보건소가 설치되어 있는 경우 해당 지방자치단체의 조례로 정하는 바에 따라 업무를 총괄하는 보건소를 지정하여 운영할 수 있다.

보건의료원(지역보건법 제12조)
보건소 중 의료법 제3조제2항제3호 가목에 따른 병원의 요건을 갖춘 보건소는 보건의료원이라는 명칭을 사용할 수 있다.

보건지소장(지역보건법 시행령 제14조)
- 보건지소에 보건지소장 1명을 두되, 지방의무직공무원 또는 임기제공무원을 보건지소장으로 임용한다.
- 보건지소장은 보건소장의 지휘·감독을 받아 보건지소의 업무를 관장하고 소속 직원을 지휘·감독하며, 보건진료소의 직원 및 업무에 대하여 지도·감독한다.

건강생활지원센터의 설치(지역보건법 시행령 제11조)
건강생활지원센터는 읍·면·동(보건소가 설치된 읍·면·동은 제외한다)마다 1개씩 설치할 수 있다.

13 전문인력의 적정배치 등(지역보건법 제16조)
- 지역보건의료기관에는 기관의 장과 해당 기관의 기능을 수행하는 데 필요한 면허·자격 또는 전문지식을 가진 인력(이하 '전문인력'이라 한다)을 두어야 한다.
- 시·도지사(특별자치시장·특별자치도지사를 포함)는 지역보건의료기관의 전문인력을 적정하게 배치하기 위하여 필요한 경우 지방공무원법에 따라 지역보건의료기관 간에 전문인력의 교류를 할 수 있다.
- 보건복지부장관과 시·도지사(특별자치시장·특별자치도지사를 포함)는 지역보건의료기관의 전문인력의 자질 향상을 위하여 필요한 교육훈련을 시행하여야 한다.
- 보건복지부장관은 지역보건의료기관의 전문인력의 배치 및 운영 실태를 조사할 수 있으며, 그 배치 및 운영이 부적절하다고 판단될 때에는 그 시정을 위하여 시·도지사 또는 시장·군수·구청장에게 권고할 수 있다.
- 전문인력의 배치 및 임용자격 기준과 교육훈련의 대상·기간·평가 및 그 결과 처리 등에 필요한 사항은 대통령령으로 정한다.

전문인력의 임용 자격 기준(지역보건법 시행령 제17조)

전문인력의 임용 자격 기준은 지역보건의료 기관의 기능을 수행하는 데 필요한 면허·자 격 또는 전문지식이 있는 사람으로 하되, 해 당 분야의 업무에서 2년 이상 종사한 사람을 우선적으로 임용하여야 한다.

14 건강검진 등의 신고(지역보건법 제23조)
- 지역주민 다수를 대상으로 건강검진 또는 순회 진료 등 주민의 건강에 영향을 미치는 행위(이하 '건강검진 등'이라 한다)를 하려 는 경우에는 보건복지부령으로 정하는 바 에 따라 건강검진 등을 하려는 지역을 관할 하는 보건소장에게 신고하여야 한다.
- 의료기관이 의료기관 외의 장소에서 지역 주민 다수를 대상으로 건강검진 등을 하려 는 경우에도 신고를 하여야 한다.
- 보건소장은 신고를 받은 경우에는 그 내용 을 검토하여 이 법에 적합하면 신고를 수리 하여야 한다.

15 지역보건의료계획 시행 결과의 평가(지역보건법 시행령 제7조)
- 시장·군수·구청장은 지역보건의료계획 시 행 결과의 평가를 위하여 해당 시·군·구 지 역보건의료계획의 연차별 시행계획에 따른 시행 결과를 매 시행연도 다음 해 1월 31일까 지 시·도지사에게 제출하여야 한다.
- 시·도지사(특별자치시장·특별자치도지 사를 포함)는 지역보건의료계획 시행 결과 의 평가를 위하여 해당 시·도 지역보건의 료계획의 연차별 시행계획에 따른 시행 결 과를 매 시행연도 다음 해 2월 말일까지 보 건복지부장관에게 제출하여야 한다.

- 보건복지부장관 또는 시·도지사는 제출받 은 지역보건의료계획의 연차별 시행계획에 따른 시행 결과를 평가하려는 경우에는 다 음의 기준에 따라 평가하여야 한다.
  - 지역보건의료계획 내용의 충실성
  - 지역보건의료계획 시행 결과의 목표달 성도
  - 보건의료자원의 협력 정도
  - 지역주민의 참여도와 만족도
  - 그 밖에 지역보건의료계획의 연차별 시 행계획에 따른 시행 결과를 평가하기 위 하여 보건복지부장관이 필요하다고 정하 는 기준
- 보건복지부장관 또는 시·도지사는 지역보 건의료계획의 연차별 시행계획에 따른 시 행 결과를 평가한 경우에는 그 평가 결과를 공표할 수 있다.

16 구강건강실태조사(구강보건법 제9조)
- 질병관리청장은 보건복지부장관과 협의하 여 국민의 구강건강상태와 구강건강의식 등 구강건강실태를 3년마다 조사하고 그 결과 를 공표하여야 한다. 이 경우 장애인의 구강 건강실태에 대하여는 별도로 계획을 수립하 여 조사할 수 있다.
- 질병관리청장은 구강건강실태조사를 위하 여 관계 기관·법인 또는 단체의 장에게 필 요한 자료의 제출 또는 의견의 진술을 요청 할 수 있다. 이 경우 요청을 받은 자는 정당 한 사유가 없으면 이에 협조하여야 한다.
- 조사의 방법과 그 밖에 필요한 사항은 대통 령령으로 정한다.

17 권역·지역장애인구강진료센터의 설치·운영의 위탁기준·방법 및 절차(구강보건법 시행규칙 제12조의4)

- 시·도지사가 권역장애인구강진료센터의 설치·운영을 위탁할 수 있는 기관은 의료법에 따른 치과병원 또는 종합병원으로서 장애인 구강환자의 전문 진료 및 진료지원을 할 수 있는 시설·장비 및 인력을 갖춘 기관이어야 한다.
- 시·도지사가 지역장애인구강진료센터의 설치·운영을 위탁할 수 있는 기관은 지역보건법에 따라 설치된 보건소(보건의료원을 포함)로서, 장애인 구강환자의 일반 진료를 할 수 있는 시설·장비 및 인력을 갖춘 기관이어야 한다.
- 권역장애인구강진료센터 또는 지역장애인구강진료센터의 설치·운영을 위탁받으려는 치과병원, 종합병원 또는 보건소는 별지 제4호서식의 권역장애인구강진료센터 또는 지역장애인구강진료센터 위탁기관 지정신청서(전자문서를 포함)에 다음의 서류(전자문서를 포함)를 첨부하여 시·도지사에게 제출하여야 한다.
  - 의료기관의 시설·장비 및 인력 등의 현황
  - 권역장애인구강진료센터 또는 지역장애인구강진료센터 운영계획서
- 시·도지사는 지정신청서를 제출받은 경우에는 민간위원을 포함한 5명 이상의 평가위원단의 심사를 거쳐 위탁기관을 지정하고, 별지 제5호서식의 권역장애인구강진료센터 또는 지역장애인구강진료센터 위탁기관 지정서를 발급하여야 한다.

- 시·도지사는 평가위원단을 구성할 때에는 이해관계인을 평가위원에서 제외하는 등 장애인구강진료센터 선정의 객관성과 공정성을 유지하여야 한다.
- 위에서 규정한 사항 외에 위탁기관 지정 시 평가기준 및 평가절차 등에 관하여 필요한 사항은 시·도지사가 정한다.

18 보건소장의 업무 등(구강보건법 시행규칙 제9조)

- 사업관리자가 수돗물불소농도조정사업과 관련된 업무 중 보건소장으로 하여금 수행하게 할 수 있는 업무는 다음과 같다.
  - 불소농도 측정 및 기록
  - 불소화합물 첨가시설의 점검
  - 수돗물불소농도조정사업에 대한 교육 및 홍보
- 보건소장은 불소농도 측정 및 기록 업무를 수행하는 경우에는 주 1회 이상 수도꼭지에서 불소농도를 측정하고 그 결과를 별지 제2호서식의 불소농도 측정기록부에 기록하여야 하며, 측정불소농도가 정량 불소화합물 첨가기 따른 허용범위를 벗어난 경우에는 그 사실을 상수도사업소장에게 통보하여야 한다.
- 보건소장은 불소화합물 첨가시설의 점검 업무를 수행하는 경우에는 연 2회 이상 현장을 방문하여 불소화합물 첨가시설을 점검한 후 그 점검결과를 별지 제3호서식의 불소화합물 첨가시설 점검기록부에 기록하여야 한다.
- 보건소장은 불소농도 측정결과와 불소화합물 첨가시설 점검결과를 측정 및 점검한 날이 속하는 달의 다음 달 10일까지 사업관리자에게 보고하여야 하며, 사업관리자는 통보받은 날부터 5일 이내에 시·도지사를 거쳐 보건복지부장관에게 통보하여야 한다.

19 노인 및 장애인의 구강보건교육사업 및 구강검진사업의 내용(구강보건법 시행령 별표 1)

구 분	내 용
구강보건교육사업	• 치아우식증의 예방 및 관리 • 치주질환의 예방 및 관리 • 치아마모증의 예방과 관리 • 구강암의 예방 • 틀니 관리 • 그 밖의 구강질환의 예방과 관리
구강검진사업	• 치아우식증 상태 • 치주질환 상태 • 치아마모증 상태 • 구강암 • 틀니 관리 • 그 밖의 구강질환 상태

20 학교 구강보건사업(구강보건법 제12조)
- 유아교육에 따른 유치원 및 초·중등교육법에 따른 학교(이하 '학교'라고 한다)의 장은 다음의 사업을 하여야 한다.
  - 구강보건교육
  - 구강검진
  - 칫솔질과 치실질 등 구강위생관리 지도 및 실천
  - 불소용액 양치와 치과의사 또는 치과의사의 지도에 따른 치과위생사의 불소 도포
  - 지속적인 구강건강관리
  - 그 밖에 학생의 구강건강 증진에 필요하다고 인정되는 사항
- 학교의 장은 학교 구강보건사업의 원활한 추진을 위하여 그 학교가 있는 지역을 관할하는 보건소에 필요한 인력 및 기술의 협조를 요청할 수 있다.
- 사업의 세부 내용 및 방법 등에 관하여는 대통령령으로 정한다.

제 2 과목 **구강해부**

21 악관절의 구조

구 조	설 명
관절강	• 관절낭 속의 빈공간 • 상관절강과 하관절강을 관절원판으로 구분 • 상관절강 : 관절원판 - 하악와 사이 : 활주운동 • 하관절강 : 관절원판 - 하악두 사이 : 접번운동
관절결절	
관절낭	관절을 둘러싼 조직
관절와(하악와)	측두골에 소속
관절원판	관절강 속, 하악두와 관절 사이의 섬유성 결합조직
원판인대	
원판후부결합조직 (윤활막)	
하악두	하악골에 소속

22 하악의 운동

개구운동	• 초기에 외측익돌근, 말기에 악이복근 전복 작용 • 악설골근과 이설골근이 보조 작용
폐구운동	측두근, 교근, 내측익돌근
하악의 전진운동	전측두근, 교근의 천부, 외측익돌근, 내측익돌근
하악의 후퇴운동	후측두근, 교근의 심부
하악의 측방운동	후측두근, 외측익돌근, 내측익돌근 심부

23 악동맥의 가지

악동맥	하악부 (악관절, 하악치아, 혀)	심이개동맥		외이도, 악관절
		천고실동맥		고막 및 고실 점막
		중경막동맥		극공 통과, 뇌경막 및 머리덮개뼈골막
		부경막지		뇌경막
		하치조동맥		하악공을 통해 하악관으로 들어감
			치 지	하악견치, 소구치, 대구치 및 치은
			절치지	하악절치 및 치은
			이동맥	이공을 통과해 하악 및 하순
			설 지	설하부 점막
	익돌근부 (저작근, 협근)	교근동맥		교 근
		심측두동맥		측두근
		익돌근지		내측익돌근, 외측익돌근
		협동맥		협 근
	익구개부 (상악치아)	후상치조동맥		상악소구치, 대구치 및 치은, 상악동 점막
		안와하동맥		상악 전치, 견치, 치은, 골막, 치조, 상악동점막
		접구개동맥		비강 외측벽의 후방부
		익돌관동맥		인 두
		하악구개동맥		연구개, 연구개, 구개편도

24 상악신경의 주요 가지와 분포

신경가지	통 과	분 포
대구개신경	대구개공	경구개(치은 및 점막)
소구개신경	소구개공	연구개, 구개편도, 구개수
비구개신경	절치관과 절치공	경구개 앞부분
후상치조신경	후상치조공	상악대구치, 협측치은, 상악동
중상치조신경	안와하관의 뒷부분	상악의 소구치, 협측치은
전상치조신경	안와하관의 앞부분	상악절치, 상악견치, 순측치은

하악신경의 주요 가지와 분포

신경가지		분 포
경막지		뇌경막
협신경		볼의 피부, 하악대구치의 볼점막
이개측두신경		이개의 전방 및 측두부, 악관절
설신경	설하지	하악의 설측치은과 구강저의 점막
	설 지	혀의 앞쪽 2/3에서의 감각과 미각
하치조신경	하치지	하악 치아
	하치은지	하악 전치부 순측 치은, 하악 소구치부위 협측 치은
	이신경	턱의 피부, 하순의 피부와 점막
저작근 관여 신경	교근신경	교 근
	심측두신경	전심측두근은 측두근 앞부분 후심측두근은 측두근 뒷부분
	외측익돌근 신경	외측익돌근
	내측익돌근 신경	내측익돌근, 구개범장근, 고막 장근

25 하악체의 내측면 구조물

	구조물		설 명
내측면	설하선와	sublingual fossa	• 악설골근선의 전상방 • 설하선을 수용
	악설골근선	mylohyoid line	악설골근이 부착
	악하선와	submandibular fossa	• 악설골근선의 후하방 • 악하선을 수용
	이 극	mental spine	• 상하 2쌍 • 이설근과 부착 • 이설골근과 부착
	이복근와	digastric fossa	• 이극의 외하방 • 악이복근 전복이 부착

26 림프절

	수입관	수출관
협림프절	얼굴	악하림프절
악하림프절	하악견치, 소구치, 대구치, 상악 치아 및 치은, 상순·하순의 외측부위, 혀의 외측 모서리, 비강의 앞 부위, 악하선, 설하선	상심경림프절
이하선림프절	이하선, 비부, 안점, 외이, 외이도, 이마 및 측두부	
이하림프절	하악 절치 및 그 치은, 하순의 중앙, 혀의 앞부분(혀 끝), 구강저	
설림프절	혀의 심부 및 천부	
천경림프절	목의 얇은 부위의 이하선	
심안면림프절	안와, 비강, 측두와, 측두하와, 익구개와, 구개, 인두의 코부위, 구개편도	
심경림프절	상심경림프절	하심경림프절
	하심경림프절	경림프 본간

27 혀의 신경지배

	일반감각	미각	운동신경
혀의 전방 2/3	설신경 (삼차신경)	고삭신경 (안면신경)	설하신경
혀의 후방 1/3	설인신경		
후두덮개 부근	미주신경		

28 치근의 분류

분류	설명
단근치	• 1개의 치근 • 유전치, 영구치의 전치 및 소구치(상악 제1소구치 제외)
복근치	• 2개의 치근 • 상악 제1소구치(협/설 분지) • 하악 대구치와 하악 유구치(근/원심 분지)
다근치	• 3개 이상의 치근 • 상악 유구치, 상악 대구치, 협 2개/설 1개로 분지 • 협측 치근은 근/원심으로 분지

29 치관상징의 분류

분류	설명
우각상징	• 순(협)면에서의 근심연은 직선적이고 길고, 원심연은 곡선적이고 짧음 • 원심우각이 근심우각보다 치경쪽으로 위치 • 근심우각은 예각, 원심우각은 둔각(근심우각<원심우각) • 상악 절치에서 뚜렷, 하악중절치에서 미미
만곡상징	• 절단연(교합면)에서 근심반부는 발달이 잘되어 만곡도가 크지만, 원심반부는 만곡도가 완만하고 작음 • 상악 제소구치는 반대(원심반부가 잘 발달되어 만곡도가 큼) • 견치와 상악 제대구치에서 뚜렷, 하악중절치는 미미
치경선 만곡상징	• 근·원심(인접면)에서, 근심만곡도가 원심만곡도보다 더 크게 잘 발달 • 전치부에서는 만곡이 뚜렷, 소구치와 대구치로 갈수록 완만 • 근심만곡도가 원심만곡도 보다 약 1mm 크다.

30 하악 제1대구치의 특징

- 하악 대구치 중 발육상태가 가장 좋으며, 가장 크다.
- 만 6~7세에 맹출을 시작하여, 만 9~10세에 치근이 완성된다.
- 5교두와 2치근을 갖는다.
- 교두의 높이 : 근심설측교두 > 원심설측교두 > 근심협측교두 > 원심협측교두 > 원심교두
- 교두의 크기 : 근심협측교두 > 근심설측교두 > 원심설측교두 > 원심협측교두 > 원심교두
- 4개의 삼각융선, 3개의 삼각구, 2개의 횡주융선을 갖는다.

31 상악중절치 순면 구조물

순면	• 치관이 U자 모양, 사다리꼴 모양 • 순면이 전치부 중 가장 넓고 비교적 평탄 • 4개의 연[근심연(길고 직선형), 원심연(짧고 곡선형), 절단연(원심쪽으로 경사), 치경연(치근측으로 굽어져 볼록함)] • 우각상징 뚜렷 : 근심절단우각(예각) < 원심절단우각(둔각) • 근원심길이 > 협설길이 • 만곡상징 뚜렷 : 근심반부 > 원심반부 • 3개의 순면융선(가장 풍융, 근심순측융선, 중앙순측융선, 원심순측융선) • 복와상선(imbrication line) : 치경선과 평행 2~3개의 선 • 절단결절 : 연령증가에 따라 마모

32 하악 견치의 특징

- 상악 견치보다 치관의 폭이 좁으나, 치관의 길이는 길다(11mm).
- 만 9~10세에 맹출을 시작하여, 만 12~14세에 치근이 완성된다.
- 치근이 길이가 상악에 비해 약간 짧다(상악견치 17mm > 하악견치 16mm).
- 구강 내 치경선 만곡도의 차이가 가장 크다(약 1.5mm 차이).

33 결절의 종류

결절	설명	
절단결절	절치의 절단, 연령증가에 따라 마모됨	
설면결절	• 설면치경결절, 치경결절, 기저결절 • 절치의 설면치경의 1/3 부위, 약간 원심쪽으로 위치 • 상악견치에서 가장 뚜렷	
이상결절	부가적 결절로 법랑질의 과잉발육이 원인	
	개재결절	상악 제1소구치
	카라벨리씨결절	상악 제1대구치, 상악 제2유구치
	가성구치결절	상악 제2대구치
	후구치결절	상악 제3대구치
	6교두와 7교두	하악 제1대구치

제 4 과목 구강조직

35 결합조직을 구성하는 세포

섬유모세포		• 결합조직의 주된 세포 • 교원질을 합성하고, 교원섬유를 생성
대식세포		• 포식작용 • 단핵구 상태에서 염증 시 대식세포로 분화
면역에 관여	비만세포	히스타민을 유리하여 혈액의 호염기성 백혈구 유도
	형질세포	면역글로불린 생성
	B림프구 등	항체형성

36 법랑질의 구조물
- Retzius 선조
  - 법랑질의 성장선으로 석회화에 따른 주기적 변화를 보인다.
  - 최근 7일 동안 만들어진 법랑질의 양
  - 치아표면의 윤곽과 평행한 줄무늬
- 신생선
  - 출생 시의 스트레스와 외상이 반영되어 출생 전과 출생 후의 경계부에 나타나는 성장선
  - Retzius 선조가 짙어진 형태
- 슈레거 띠 : 인접한 법랑소주 간의 주행방향 차이, Retzius 선조의 직각방향
- 법랑소주의 횡선문
  - 법랑소주의 장축과 평행
  - 법랑질의 성장선으로 하루에 4m씩 성장하며, 석회화의 정도에 차이를 반영
- 법랑방추 : 성숙한 법랑질에 나타나는 구조, 상아법랑경계(CEJ)에 짧은 상아세관으로 보임
- 법랑총
  - 상아법랑경계(CEJ) 근처의 작고 검은 솔 모양의 돌기
  - 치경부에 많고, 석회화가 덜 되어 있고, 유기질 함량이 높음
- 법랑엽판
  - 치경부의 상아법랑경계에서 교합면 쪽으로 부분적으로 석회화된 수직적 층판
  - 석회화가 낮고, 유기질 함량이 높고, 우식에 이환되기 쉬움
- 상아법랑경계(DEJ) : 물결모양, 볼록한 면이 상아질을 향한다.
- 법랑질표면의 주파선조 : Retzius 선조가 법랑질 표면에 도달하는 치경부에 평행하게 있는 여러 개의 고랑

- 법랑소주
  - 법랑질의 결정구조의 단위
  - 상아법랑경계(DEJ)에서 법랑질의 외면까지 법랑질의 두께만큼 존재.
  - 교두와 절단면 쪽의 법랑소주가 백악법랑경계(CEJ) 쪽보다 두껍다.
  - 가로절단면에서 열쇠구멍모양을 한다.
  - 법랑모세포의 Tomes 돌기에 의한 특이성을 갖는다.

상아질의 성장선
- 에브너선 : 치아의 외형에 평행한 성장선, 하루에 $4\mu m$씩 성장하며 5일마다 방향 전환
- 오웬외형선 : 에브너선 층판의 일부
- 안드레젠선 : $20\mu m$ 간격으로 만들어진 상아질
- 신생선 : 출생 시의 생리적 외상에 의한 광화장애 반영

37 입술의 형성과정과 구순열의 원인 : 상순은 발생 4주에 상악돌기는 윗입술의 가쪽, 내측비돌기는 윗입술의 중앙을 형성하고, 융합부전 시 구순열이 생긴다.

38 상아세관과 상아질의 경계에 따른 분류
- 관주상아질 : 매우 석회화되어 있으며, 나이 듦에 따라 두꺼워짐
- 관간상아질 : 상아질의 대부분으로 관주상아질의 사이를 채우고 있음
- 구간상아질 : 저광화, 비광화된 상아질 부위
- 투명상아질 : 상아세관이 폐쇄됨, 노인의 치아, 정지우식, 만성우식에서 나타남

상아질의 형성시기에 따른 분류

- 1차 상아질 : 치근단공 형성 이전에 형성. 외피상아질(상아질의 외층)과 치수상아질(치수벽의 외층)으로 구성
- 2차 상아질 : 치근단공 형성 이후에 형성. 주행방향이 불규칙하고, 일생동안 형성됨
- 3차 상아질 : 손상의 결과로 형성된 상아질, 자극의 강도와 기간에 비례하여 형성됨

39 치아의 발생단계와 발생장애

- 침착기와 성숙기의 발생장애 : 법랑진주, 법랑질이형성증, 상아질이형성증, 유착
- 개시기의 발생장애 : 무치증, 과잉치
- 뇌상기의 발생장애 : 거대치, 왜소치
- 모상기의 발생장애 : 치내치, 쌍생치, 융합치, 결절

40 구개의 형성과 구개열의 원인

- 발생 5~6주(1차 구개) : 전상악돌기와 내측비돌기에서 발생하나, 비강과 구강이 서로 통합되어 구개가 없으며, 혀가 전체를 차지한다.
- 발생 6~12주(2차 구개) : 좌우의 구개돌기와 비중격에서 발생하며 비강과 구강이 완전히 차단되고 혀가 내려가며, 융합부전 시 구개열이 생긴다.
- 발생 12주(입천장 완성) : 상악돌기와 좌우 구개돌기가 모두 융합된다.

41 백악질의 종류

1차 백악질 (무세포성 백악질)	2차 백악질 (세포성 백악질)
최초의 층으로 침착	1차 백악질 완성 후 침착
치경부 1/3	치근단 1/3, 치근분지부
천천히 만들어진다.	빨리 만들어진다.
백악세포가 없다.	백악세포가 있다.
두께 변화가 없다.	시간이 지나면 층이 더해진다(재생).
성장선의 간격이 일정, 규칙적	성장선의 간격이 넓고, 불규칙적

제 5 과목 구강병리

42 칸디다증의 특징

- 위치 : 구강점막, 특히 혀에서 호발, 구각부와 치은에서도 나타난다.
- 원인 : *Candida Albicans*(구강 상주진균)에 의함, 국소적으로는 의치에 의한 물리적 자극이 점막에 가해지거나, 구강 내가 불결한 경우, 항생제, 부신피질호르몬제, 면역억제제의 장기간 사용 시 발생한다.
- 특징 : 노인, 신생아, 당뇨병환자, 항생제의 남용에 의한다.
- 육안검사 : 회백색의 위막양의 막상물질이나 거즈로 닦아내면 쉽게 분리되고, 만성화되면 분리가 안 된다.
- 현미경검사 : 점막상피의 표층, 각화층이나 착각화층에서 Candida균의 침입이 있으며, 결합조직으로의 침입은 어려워 경도의 염증반응을 보인다.
  ① 구순포진 : 구순 점막 부위의 소수포 홍반 생성, 약 1주 후 치유

③ 구강결핵 : 폐에 호발하는 만성육아종
　성 염증으로 구강에서 2차 출현
④ 구강매독 : 입술과 구강에 호발, HIV 감
　염에 취약, 매독의 진행단계

43 급성 염증반응에 관여하는 세포

	설 명
호중구 (다핵형백혈구)	• 과립형백혈구의 종류 • 골수에 있는 전구세포에서 유래 • 급성 감염, 이물질 탐식작용(1차 방어), 화농성염증에 관여
단핵구 (대식세포)	• 무과립형백혈구의 종류 • 면역반응에서의 보조자 역할 • 탐식작용(2차 방어), 항원처리, 림프구에 항원정보전달

44 ① 가역성 치수염 : 일시적, 자극 해소 시
　　통증 소실
② 비가역적 치수염 : 지속적, 자극 해소에도
　　20분 이상 통증, 자발통
③ 급성화농성 치수염 : 시한 치수의 염증단
　　계, 자발통, 뜨거운 것에 통증, 찬 것에 통
　　증완화
⑤ 상행성 치수염 : 치주낭 아랫부분의 염증
　　이 치근단공이나 부근관을 통해 치수로
　　파급

45 치아의 기계적 손상

	설 명
교모 (생리적마모, atrittion)	• 교합과 저작 시 마찰에 의한 치질 마모 • 첫 번째 증상 : 앞니의 절단결절이 사라지고 교두가 편평 • 섬유질이 풍부한 음식일수록 생리적 마모를 촉진 • 이갈이의 습관에 의한 영향
마모 (abrasion)	• 교합력 이외의 여러 기계적 작용(칫솔질)에 의해 치질 마모 • 증상 : 소구치, 견치의 순면, 치경부에 많이 나타남 • 잘못된 칫솔질, 마모성 치약, 뻣뻣한 칫솔사용에 의한 영향 • 머리핀, 바늘, 핀을 치아로 무는 습관에 영향
굴곡파절 (afraction)	• 치경부에 생긴 쐐기모양의 병터 • 병적파절 : 깊은 쐐기상의 결손이 있는 치아, 우식치아, 부적절한 충전을 시행한 치아에서 정상 치아에서는 괜찮은 교합력에서도 파절될 때 • 외상성파절 : 운동, 교통사고, 충돌 등 직간접적으로 가해지는 외력이나 지나친 교합력에 영향

46 치조골염(=건성발치와)
• 발치와 내 혈액응고가 일어나지 않고 노출
　된 치조벽이 건조해 보이는 것
• 발치창의 세균감염이 원인이 된 발치와의
　골염
• 환자가 발치 후 2~3일 이후 통증 호소, 환
　부의 악취, 국소림프절의 종창
• 발치가 곤란한 경우 발치 시 나타남, 매복
　된 하악 제3대구치 발치 후에 일어남

47 선천매독
• 매독의 *Treponema pallidum*이 원인균
• Hutchinson's tooth : 영구치와 절치는 치
　경부가 넓고, 절단연이 좁으며, 절단연에
　절흔이 관찰
• 제1대구치는 교두 위축으로 오디모양을 나
　타내거나 상실구치의 형태
※ 선천매독의 3대 징후 – 실질성 각막염, 내
　이성 난청, 허친슨 절치나 상실구치

48 양성·악성종양의 특성

	양성종양	악성종양
분화 정도	좋 음	나 쁨
성장속도	느 림	빠 름
피 막	명 확	불명확
전 이	없 음	많 음
세포분열	적 음	많 음
재 발	드 묾	많 음
전신영향	적 음	많 음
방사선상	치아의 변위	치아가 종양에 포함

제 6 과목 구강생리

49 위액의 종류와 작용

염 산	• 펩시노겐을 활성화시켜 단백질 분해효소로 작용 • 위 내 산성환경 유지 • 음식물에 포함된 세균을 죽이고, 세균 번식 방지 • 위 내용물의 발효 억제와 음식물 부패 방지
점 액	뮤신을 가진 점액이 위점막면의 표면을 덮어 위점막 보호

50 치아의 감각

• 위치감각

정 위	• 치아에 자극을 가했을 때, 어느 치아인지 알아내는 것 • 치수염은 부정확, 변연성 치주염은 정확 • 절치부가 예민
정해율	• 같은 치아라고 알아맞히는 것 • 정중선에서 가까울수록 정확
치통착오	치통의 원인치아를 정확히 알 수 없음

• 교합감각
  - 상하의 치아로 물체를 물었을 때 물체의 크기와 단단한 정도를 파악하는 것
  - 정상치열은 0.02mm, 총의치 장착자는 0.6mm
  - 자연치가 많은 사람이 치주인대도 많아서 더 예민
• 치수감각
  - 치수신경의 흥분으로 인한 통각(자극의 종류와 무관)
  - 기전 : 상아세관내액의 이동으로 감각이 발생하여 온도변화의 폭과 속도가 중요

51 미각의 역할

• 반사적 타액분비로 저작과 연하에 도움
• 반사적 위액, 이자액, 담즙 분비로 소화에 도움
• 후각 이상 시 미각도 영향을 받음
• 생체 내부의 환경 유지에 유용

미각의 종류

종 류	설 명	
단 맛	CH_2OH기(당이나 알코올), OH기	혀 끝
신 맛	H^+	혀 가장자리
짠 맛	Na^+	혀 전체
쓴 맛	알칼로이드, 무기염류의 음이온, $(NO_2)n$	혀 뿌리
감칠맛	글루타민산염	

52

① 안정(수면) 및 자극시 악하선에서 가장 많이 분비된다.

② 오전 6시 경 타액이 가장 적게 분비된다.

③ 1일 타액분비량은 1.0~1.5L이다.

④ 연령이 증가할수록 분비량은 적어진다.

⑤ 쓴맛 자극에 의한 분비량은 많아진다.

타액의 특성

- 일일 타액분비량은 1.0~1.5L 안정 시 타액 분비량은 0.1~0.9mL/min

	악하선	이하선	설하선
안 정	65%	23%	4%
자 극	63%	34%	3%

- 전타액(여러 종류의 타액선에서 나온 침이 섞인 것)은 무색투명 또는 약간 백탁
- 점성이 높은 것은 설하선 타액이고, 가장 낮은 것은 이하선타액임(뮤신 함유량에 의함)
- 타액 중의 탄산수소염에 따라 pH 변동, pH 5.0~8.0 사이.
- 타액분비량이 많으면 약알칼리, 분비량이 적을 때는 약산성
- 수분 99.2~99.5% + 유형성분(대부분 당단백질과 효소)

53 갑성선호르몬

항 진	• 바세도우병(그레이브스병), 갑상선 기능 항진증, 불안, 땀분비 증가, 발열, 고혈압, 체중증가 등 • 유치의 조기탈락 및 영구치의 조기맹출
저 하	• 크레틴병, 체중증가, 무기력, 추위에 예민 • 치아의 발생 지연, 유치의 맹출 지연, 영구치의 형성과 맹출도 지연, 영구치 맹출 후 기능 저하는 영향 거의 없음

54 부갑상선호르몬

파라토르몬	• 표적기관 : 뼈 – 혈중 칼슘농도 상승, 골흡수 촉진 • 표적기관 : 신장 – 칼슘의 재흡수 촉진

55 발음장애

원 인	발음장애	설 명
구개열	k, g	파열음 발음 시 연구개의 폐쇄, 비인강 폐쇄 부전 시 심함
치아결손	s, d	상악 전치결손 시 심함
의치사용		무치악으로 인한 발음장애는 의치조정 및 발음 훈련으로 개선
부정교합	s, d	• 구순, 치아, 혀의 비정상적 접촉 • 심한 개교에서 발음장애가 심함

제 **7** 과목 **구강미생물**

56 편 모

- 세균의 표면에 단백질로 되어 긴 모양의 섬유상 부속기관
- 세균의 운동성에 관여
- 항원성(H항원)이 있음
  - 무모균 : 균체 주위에 편모가 없음
  - 단모균 : 균체 한쪽 끝에 한 개의 편모
  - 총모균 : 균체 한쪽 끝에 여러 개의 편모
  - 양모균 : 균체 양 끝에 한 개 이상의 편모
  - 주모균 : 균체에 많은 편모

57 간염바이러스
- 간염 바이러스가 간세포에서 증식한 이후 면역학적 반응으로 간세포에 이상을 초래
- 치과치료 중 전파 위험성이 높음
  - A형 간염 : 보균자가 없음
  - B형 간염 : 혈액을 통해 비정규적 감염, 무증상의 보균자가 존재
  - C형 간염 : 간염의 원인체 이외의 바이러스에 의한 간염 발생

58 ① *Porphyromonas gingivalis* : 치주질환의 원인균, 성인형 치주염의 원인균
③ *Candida albicans* : 구강 칸디다증
④ *Treponema pallidum* : 구강 매독
⑤ *Staphylococcus* : 급성화농성이하선염

59 면역에 관계하는 세포

다형핵백혈구	호중구	• 말초 혈액의 40~70% • 식균작용에 중요한 역할
	호산구	• 말초 혈액의 1~5% • 기생충 제거, 감염방어, 포식 후 소화작용 • 즉시과민반응에 작용
	호염기구	• 말초 혈액의 1% 미만 • 헤파린, 히스타민이 포함 • 즉시과민반응에 작용
대식세포		• 항원을 제시하는 역할 • 혈액(단핵구), 조직(큰포식세포), 결합조직(조직구), 간(쿠퍼세포), 폐(폐포대식세포), 뼈(파골세포) 등으로 분화
림프구	B림프구	• 항체의 생성이 가능함 • 면역반응의 특이성에 관여
	T림프구	• 세포매개면역 • 도움 T세포, 세포독성 T세포, 억제 T세포 등
	자연살해세포 (NK cell)	• 선천면역에서 중요한 역할 • 비특이적으로 종양세포나 바이러스 감염세포를 인지, 즉각적 제거

비만세포	• 표면에 IgE가 있음 • 즉시 알레르기 질환의 원인
사이토카인	• 림프구나 큰 포식세포에서 생산되는 물질 • 세포활성화에 기여

60 체액성 면역
② 면역계의 1차 방어기전은 피부와 점막이 담당한다.
③ 체액성 면역을 담당한다.
④ 특정 항원에 대해 특이적으로 반응한다.
⑤ 항체는 체액에서 분비된다.

제 **8** 과목 　**지역사회구강보건**

61 영아구강보건관리 방법
- 구강청결관리 : 양육자가 천이나 거즈, 칫솔을 이용하여 닦고 마사지
- 불소이용(교육의 90%) : 영아를 대상으로 가장 효과적인 불소복용방법은 수돗물불소농도조정사업
- 정기 구강검진 : 출생 후 1년이 되기 전, 늦어도 첫 번째 유치가 맹출하는 6개월경 첫 구강검사 시행
- 식이지도(교육의 10%) : 9~12개월경 우유병 대신 컵을 사용하고, 우유병을 물고 잠들면 우유병을 제거

62 학생구강검진
- 학생구강보건의 개념 : 학생과 교직원의 구강병을 예방하고, 구강건강을 증진·유지하여 학교생활의 안녕을 도모하고, 학교교육의 능률 향상을 위함
- 학생구강보건관리 방법
  - 정기구강검진
  - 구강건강관찰
  - 구강건강상담
  - 학교 구강보건교육사업
  - 학교 응급구강상병처치
  - 학교 집단칫솔질사업
  - 학생 치아홈메우기사업
  - 학생 계속구강건강관리사업

63 집단구강건강관리 과정
- 실태조사 → 실태분석 → 사업계획 → 재정조치 → 사업수행 → 사업평가
- 순환주기 : 12개월

64 지역사회조사 내용 중 환경조건
- 지역사회의 유형(도시와 농촌)
- 교통, 통신, 공공시설
- 기상, 토양, 천연 및 산업자원, 보건의료자원
- 식음수 불소이온농도

65 직업성 치아부식증의 원인물질 : 불화수소, 염소, 염화수소, 질산, 황산

66 지역사회구강보건진료의 특징

목 적	지역사회구강건강 수준 향상
대 상	지역사회주민 전체
연구내용	지역사회 주민의 생태와 구강보건
활동주체	지역사회 주민과 개발조직 및 구강보건팀
활동과정	지역사회 주민의 자발적이고 조직적인 의식개발과정
활동결과	지역사회 구강건강의 향상

67 지역사회조사 내용

구강보건실태	• 구강건강실태 : 치아우식경험도, 지역사회치주요양필요 정도 • 구강보건진료필요 : 상대구강보건진료수요, 유효구강보건진료필요, 주민의 구강보건의식, 구강병 예방사업으로 감소시킬 수 있는 상대구강보건진료필요, 공급할 수 있는 구강보건 진료 수혜자, 활용 가능한 구강보건인력자원과 활용, 주민의 견해
인구실태	• 인구수, 이동(증가와 감소) • 주민의 일반적 건강과 위생상태, 주민의 가치관 • 성별, 연령별, 직업별, 교육수준별, 산업별 인구구성 등
환경조건	• 지역사회의 유형(도시와 농촌) • 교통, 통신, 공공시설 • 기상, 토양, 천연 및 산업자원, 보건의료자원 • 식음수 불소이온농도
사회제도	• 구강보건진료제도 • 일반보건진료제도 • 가족제도, 행정제도, 봉사제도, 종교제도, 경제제도 등

68 문제의 상황은 적정불소이온농도이므로, 불소이온농도를 유지하도록 한다.
조정하는 관급수 불소농도와 판정기준
- 경미도 반점치 유병률 10% 이상 : 고농도로 판정
- 경미도 반점치 유병률 9~10% : 적정 농도로 판정
- 경미도 반점치 유병률 9% 미만 : 저농도로 판정

69 구강보건사업계획의 주체에 따른 분류
- 하향식 : 정부주도, 주민의사반영 없음. 일부 후진국에서 채택
- 상향식 : 지역사회주민의 요구를 최대한 반영해 방향설정에 따라 수립
- 공동 : 공중구강보건전문가와 지역사회구강보건지도자가 함께 수립

70 불화나트륨으로 매일 양치하는 불소양치용액 제조 시 0.05%를 적용해야 한다.
$100L \times 0.05\% = 5g$
∴ 불화나트륨 5g을 혼합하여 불소농도 0.05%로 제조한다.

71 질병발생의 양태
- 범발성 : 치아우식증
- 유행성 : 콜레라, 페스트
- 지방성 : 반점치
- 산발성 : 암
- 전염성 : 장티푸스
- 비전염성 : 중독

72 지역사회조사방법
- 기존자료조사법(열람조사법) : 이미 존재하는 기록을 열람하여 자료를 수집, 직접조사방법
- 관찰조사법 : 조사자가 조사대상 개체나 집단을 실태를 직접 관찰하여 정보를 수집하여 상황을 파악하는 방법, 직접조사방법
- 설문조사법 : 설문내용을 문항으로 만들어 조사하는 방법
- 대화조사법 : 면접자가 지역주민과 직접대면하여 대화하거나 통신수단을 이용해 필요한 자료를 수집
- 사례분석법 : 소수의 대상에 대하여 집중분석하는 방법

제 9 과목 　구강보건행정

73 정책의 구성요소

제1구성요소	미래구강보건상	• 구강보건정책목표 • 실태조사를 통해 수량으로 표시 • 상위목표는 추상적, 하위목표는 구체적
제2구성요소	구강보건발전방향	• 구강보건정책수단 • 정책목표를 달성하기 위한 방법, 절차
제3구성요소	구강보건행동노선	구강보건정책방안
제4구성요소	구강보건정책의지	
제5구성요소	공식성	

74 구강보건진료수요 : 구가보건진료 소비자가 구매하고자 하는 구강보건진료(환자 입장)
- 유효구강보건진료수요 : 구강보건진료 소비자가 실제로 제공받아서 소비하는 구강보건진료
- 잠재구강보건진료수요 : 상대구강보건진료 필요 + 구강진료가수요
- 구강진료가수요 : 구강건강을 증진 및 유지하는데 필요하지 않은 구강진료수요
- 절대구강보건진료필요 : 전문가에 의해 조사되지 않은 부분을 포함하는 진료필요
- 상대구강보건진료필요 : 전문가가 실제로 검사한 진료 필요

해결방법	구강진료비와 정부의 의사결정과 행정기획
채 택	영국, 덴마크
우리나라	1970년대 말~현재

78 구강보건진료 소비자의 권리
- 구강보건진료 정보입수권
- 구강보건 진료진료소비권
- 구강보건 의사반영권
- 구강보건 진료선택권
- 개인비밀보장권
- 단결조직활동권
- 피해보상청구권

75 구강보건진료전달제도의 확립방안
- 전문인력 확보
- 충분한 재정확보
- 진료의 규격화
- 구강보건진료기관의 균형적 분포
- 진료비 상승 억제
- 환자의뢰제도 확립

79 구강보건진료자원의 분류

인력자원	구강보건관리인력 : 치과의사, 전문치과의사	
	구강보건보조인력	• 진료실 부담 구강보건 보조인력 : 학교 치과간호사, 치과치료사, 치과위생사 • 진료실 진료 비분담 구강보건 보조인력 : 구강진료 보조원 • 기공실 진료 비분담 구강보건 보조인력 : 치과기공사
무형 비인력자원	인적자본 : 치학지식, 구강진료 기술	
유형 비인력자원	비인적자본 : 시설, 장비, 기구	
	중간재 : 재료, 약품, 구강환경 관리용품	

76 행위별 구강보건진료비 결정제도
- 진료의 행위에 따라 진료비가 결정
- 구강진료가 단편화되며, 재활지향 구강진료 현상

77 혼합형 구강보건진료제도(사회보장형)

특 성	• 모든 국민에게 균등한 기회 제공 • 포괄적 서비스를 제공 • 진료자원의 균등 배분 • 구강보건진료의 규격화, 소비자의 선택권 미약 • 생산자와 소비자 사이에서 정부가 조정자 역할

80 공공부조(=생활보호와 의료급여)
- 스스로 생계를 영위할 수 없는 자들의 생활을 그들이 자력으로 생활할 수 있을 때까지 국가가 재정자금으로 부조하여 최저생활을 보장하는 일종의 구빈제도
- 사회보장법 제3조제3호에 근거함

- 생활의 어려움을 보장하는 생활보호, 의료에 대한 보장을 하는 의료급여로 구분
- 조세를 중심으로 하는 일반재정수입에 의존
- 정부와 지방자치단체가 주체
- 종류(7종) : 생계급여, 주거급여, 의료급여, 교육급여, 해산급여, 장제급여, 자활급여

81 치석지수 CI(calculus index)

평점	상태
0	치석이 없음
1	치은연하치석은 없고, 치은연상치석이 치경부 1/3 부위에 존재
2	소량의 치은연하치석이 점상으로 존재, 치은연상치석이 치면 2/3 이하로 존재
3	다량의 치은연하치석이 환상으로 존재, 치은연상치석이 치면 2/3 이상으로 존재

82 치주조직검사의 평점

평점		상태
0	건전 치주조직	삼분악의 치주조직에 치은출혈, 치석, 치주낭 등의 병적 증상이 없음
1	출혈 치주조직	삼분악의 치주조직에 치석, 치주낭의 병적 증상은 없으나 치주낭 측정 중이나 직후 출혈이 있음
2	치석부착 치주조직	삼분악의 치주조직에 육안으로 관찰되는 치은연상치석이나 육안으로 관찰되지 않는 치은연하치석이 부착되어 있음
3	천치주낭 형성조직	삼분악의 치주조직에 4~5mm 깊이의 치주낭이 형성
4	심치주낭 형성조직	삼분악의 치주조직에 6mm 이상 깊이의 치주낭이 형성

제 10 과목 구강보건통계

83
- 협면의 음식물 2/3 이하 = 2점
- 협면의 치은연상치석 2/3 이하 및 점상 존재 = 2점
- 설면의 음식물 잔사지수 1/3 이하 = 1점
- 설면의 치은연상치석 2/3 이상 및 환상 존재 = 3점
- ∴ 합계 8점

84
- 우식치명률 = 우식경험치아(DMF) 100개당 발거대상우식치아(I)의 수
$$\frac{\text{상실치아} + \text{발거대상우식치아}(50+100)}{\text{우식경험치}((100+250)+50+100)} \times 100$$
= 30%

85 확률적 표본추출방법

단순무작위 추출법	• 임의적 조작 없음 • 표본이 동일하게 선출될 기회를 가짐 • 난수표, 통 안의 쪽지, 주사위, 통계 프로그램 등
계통적 추출법	• 일정한 순서에 따라 배열된 목록에서 매번 K번째 요소를 추출 • 공평한 표본추출로 대표성이 높음
층화 추출법	• 여러 개의 계층 분할 후 각 계층에서 임의 추출함 • 각 계층의 특성을 알고 있어야 함 • 층화가 잘못되면, 오차가 커짐
집락 추출법	• 집락을 추출 단위로 하여 표본을 임의 추출함 • 조사범위가 광범위한 경우 사용

86
- 한삼분악에 존재하는 모든 치아의 치주조직을 검사 후 가장 안좋은 치주조직의 결과를 기록
- 천치주낭이 형성되어 있으면, 평점 3점에 해당

87

$$\frac{우식경험영구치아수(130 + 160 + 10)}{피검영구치아수(3,000)} \times 100$$

$= 10\%$

88
- 개인의 반점도는 각 치아의 반점치 점수 중 두 번째로 높은 것
- 문제에서는 두 번째로 높은 것이 중등도 반점치아에 해당한다.
- 중등도 반점치아는 평점 3점에 해당한다.

89 보테카의 치면분류 기준
- 유치 20개 : 100면
- 영구치 32개 : 180면
- 발거된치아 : 3면
- 인조치관장착치아 : 3면
- 인접면우식증 : 2면

90
- 상악 우측 제1대구치 : 평점 9점
- 상악 좌측 제1대구치 : 평점 0점
- 하악 우측 제1대구치 : 평점 9.5점
- 하악 좌측 제1대구치 : 평점 7.5점
- $\dfrac{9 + 0 + 9.5 + 7.5}{40} \times 100 = 65\% =$ 제1대구치 건강도
- 100 − 제1대구치 건강도 = 제1대구치 우식경험률, 100 − 65% = 35%

91 토의법의 종류

브레인 스토밍	• 문제해결을 위해 창의적, 획기적 아이디어를 다양하게 수집 • 6~12명의 구성원(리더와 기록원을 지정해야 함)
집단토의	• 특정 주제에 대해 집단 내 참가자가 자유롭게 의견을 상호 교환하고, 결론을 내리는 방법 • 5~10명의 구성원
분단토의	• 몇 개의 소집단을 토의시키고, 다시 전체 회의에서 종합 • 각 분단은 6~8명의 구성원(각 분단마다 분단장과 사회자를 지정)
배심토의	주제에 전문적 견해를 가진 전문가 4~7인이 의장의 안내를 따라 토의를 진행
세미나	참가자 모두가 토의의 주제분야에 권위있는 전문가와 연구자로 구성되어 문제를 과학적으로 분석하기 위한 집회형태
심포지엄	동일한 주제에 대한 전문적 지식을 가진 몇 사람을 초청 후 발표된 내용을 중심으로 사회자가 마지막 토의시간을 마련하여 문제 해결하고자 함

92 교육목표에 따른 구강보건 평가방법

학습자 성취도	학습자의 지식, 태도, 행동을 정해 놓은 구강보건교육으로 평가하여 판단
교육 유효도	교육과정 자체의 요인(교육방법, 기자재 등)을 평가하여 판단
구강보건 증진도	구강보건 증진 정도를 정해 놓은 기준에 맞춰 평가하여 판단

95 구강진료실의 구강보건교육프로그램 개발과정
환자요구도조사 → 환자의 가치관 이해 및 측정 → 학습목표와 학습목적 개발 → 교습 및 정보교환 → 평가

96 교육목표의 교육학적 분류

	암 기	판 단	문제해결
지적영역	• 기억력에 의존 • 실용적 • 단편적	• 암기보다 높음 • 사물과 현상의 해석과 판단 • 지식의 옳고 그름의 구별	실제 상황에서의 응용
정의적영역	태도변화		
정신운동영역	수기(skill : 학습을 통해 지적활동이 가능한 상태에서 행동으로 나타나는 것)의 습득		

교육목표의 예시

• 학생은 치아맹출의 시기를 설명할 수 있다 : 지적영역의 암기수준
• 학생은 자신에게 맞는 올바른 칫솔을 선택할 수 있다 : 지적영역의 판단수준
• 학생은 구강보건의료기관을 이용할 수 있다 : 지적영역의 문제해결수준
• 학생은 올바른 방법으로 칫솔을 보관할 수 있다 : 정의적영역의 태도변화
• 학생은 회전법으로 이를 닦을 수 있다 : 정신운동영역

97 구강진료실의 동기유발과정 중 계속관리 : 환자의 신뢰를 얻고, 환자와 친밀한 관계를 맺어 동기유발이 오래 지속되도록 한다.

99 교육평가방법

• 성취도 평가 : 학습자의 능력, 태도, 행동을 기준에 따라 평가
• 교육유효도 평가 : 교육과정 자체의 관련 요인을 기준에 따라 평가(예 : 기자재, 방법)
• 구강보건증진도 평가 : 구강건강증진정도를 기준에 따라 평가(예 : 유효도, 성취도)

2교시		정답																	
01	③	02	①	03	⑤	04	①	05	③	06	③	07	⑤	08	④	09	②	10	⑤
11	③	12	④	13	⑤	14	④	15	①	16	③	17	⑤	18	④	19	②	20	③
21	⑤	22	②	23	④	24	⑤	25	③	26	①	27	⑤	28	④	29	①	30	④
31	①	32	③	33	③	34	①	35	④	36	⑤	37	③	38	①	39	①	40	⑤
41	⑤	42	④	43	④	44	①	45	②	46	④	47	⑤	48	①	49	⑤	50	②
51	④	52	①	53	①	54	④	55	②	56	①	57	③	58	②	59	⑤	60	④
61	④	62	①	63	②	64	④	65	④	66	③	67	④	68	⑤	69	④	70	④
71	④	72	③	73	③	74	②	75	⑤	76	⑤	77	③	78	⑤	79	①	80	②
81	④	82	④	83	③	84	④	85	③	86	⑤	87	⑤	88	①	89	③	90	①
91	③	92	⑤	93	⑤	94	①	95	①	96	①	97	①	98	⑤	99	①	100	②

제 1 과목 ▶ 예방치과처치

01
① 치실 : 치아 사이의 인접면의 치면세균막과 음식물 잔사제거
② 치간칫솔 : 치간이 넓은 환자, 치주질환자, 고정성 보철물 및 교정장치를 장착한 환자
④ 물사출기 : 순면과 협면에서 물을 분사하여 치아 사이의 음식물 제거
⑤ 고무치간자극기 : 치아 사이 치간유두에 자극, 치은 마사지 및 염증 완화에 효과

첨단 칫솔	목 적	• 일반칫솔의 두부에서 전방부의 강모단만 남겨놓은 형태 • 임플란트 부위, 맹출 중인 치아, 치은연 부위의 치면세균막 제거에 유용
	적용 대상자	• 치아 사이 • 고정성 교정장치 장착자의 브라켓, 와이어 주위 • 치은퇴축이나 치주수술 후 노출된 치근이개부 • 치간유두 소실로 치간공극이 크게 노출된 부위 • 상실치의 인접치면 • 최후방 구치의 원심면

02
② 부착력이 강하여 물리적인 힘(칫솔질)에 의해 제거된다.
③ 중탄산이온은 치면세균막 형성을 지연시킨다.
④ 그람양성균이 최초로 부착한다.
⑤ 활택한 치면에는 잘 형성되지 않는다.

03 숙주요인

숙주요인	치아요인	치아 성분, 치아 형태, 치아의 위치와 배열
	타액요인	타액의 유출량, 점조도, 수소이온농도, 완충작용, 항균작용, 성분
	그 외 신체요인	연령, 성별, 종족, 유전, 발육장애, 정서장애

04

숙주요인 제거	치질 내 산성 증가	불소복용, 불소도포
	세균 침입로 차단	치면열구전색, 질산은 도포

05 조기질환기(2차 예방) : 초기 우식병소 충전, 치은염치료, 부정교합차단, 정기구강검진

06 불소도포과정
- 치면세마는 러버컵과 글리세린이 없는 퍼미스를 이용한다.
- 무왁스치실을 사용한다.
- 도포 중 입안에 고이는 타액은 도포가 끝난 후 삼키도록 한다.
- 불소겔은 넘칠 수 있어 가득 채우지 않는다.

07 구강환경능력지수 판정기준
- 0~1점 : 양호
- 1~2점 : 보통
- 2~3점 : 불량
- 3~5점 : 매우 불량

08 ① 폰즈 : 원호
② 회전 : 상하쓸기
③ 스틸맨 : 압박
⑤ 횡마 : 수평왕복

09 ② 차터스법 : 교정장치의 장착부위, 고정성 보철물 장착자
① 와타나베법 : 만성치은염, 치주질환자, 전문가의 직접시술
③ 스틸맨법 : 광범위한 치주질환자, 치은의 염증완화와 마사지 효과
④ 바스법 : 치은염, 치주염환자의 치은열구 내 치면세균막 제거
⑤ 회전법 : 일반대중, 특별한 구가병이 없는 경우

10 ⑤ 치실 : 치간부위 우식병소 및 치은연하치석 존재 확인, 수복물 변연의 부적합성과 치간부위의 과충전 검사, 치은유두의 마사지 효과로 치은출혈 감소
① 고무치간자극기 : 치아 사이의 치간유두 마사지 효과
② 치간칫솔 : 치간이 넓은 환자, 치주질환 환자, 치주수술을 받은 환자, 고정성 보철물 장착환자, 인공치아 매식물 장착환자, 고정성 교정장치 장착자의 브라켓과 와이어 하방과 치간 사이, 치아 사이와 치근 이개부 등
③ 첨단칫솔 : 치아 사이, 고정성 교정장치의 장착자의 브라켓과 와이어 주위, 치은퇴축이나 치주수술로 노출된 치근이개부, 치간유두의 소실로 치간공극이 크게 노출된 부위, 상실치의 인접치면, 최후방구치의 원심면

11 치아우식 예방을 위한 식이조절
- 식이조사 : 24시간 회상법, 약 5일간, 가정용 도량형 단위로 작성
- 식이분석 : 우식성식품의 섭취여부를 분류, 총 섭취횟수에 20분을 곱하면 우식발생 가능시간을 알 수 있음, 청정식품, 기초식품 섭취 여부와 양을 조사
- 식이상담
- 식이처방 : 처방식단과 일상식단의 차이가 적게, 필수영양소는 공급하고, 환자의 기호, 식습관, 환경요인을 고려

12 • 식품의 전당량
- 점당질이 많으면 치아우식증 발생
- 전당량이 적으면 치아우식증 예방
• 식품의 점착도
- 점착도가 높으면 치아우식증 발생
- 점착도가 낮으면 치아우식증 예방

13 산부식 : 법랑질표면부식재, 35%의 인산용액, 전색재가 법랑질 표면에 부착을 돕는다.

14 ① 타액분비율 : 무가향 파리핀 왁스를 5분간 저작하여 타액을 수집
② 스나이더 : 글루코즈 agar에 자극성 타액을 주입하여 산 생성속도를 측정한다.
③ 포도당잔류시간 : 사탕을 먹은 후 tes-tape에 3분 간격으로 확인
⑤ 타액점조도 : 자극성 타액 2mL가 흐르는 데 소요된 시간을 검사한다.

15 전색의 특징
• 평균수명이 짧다.
• 와동이 형성되지 않은, 건전 치아에 적용한다.
• 유지력을 위해, 산부식과 전색재의 도포와 방습에 주의한다.
• 탈락되어 재전색할 경우, 기존 전색제만 삭제한다.

16 ③ 환자의 구강검사결과 중 구취의 원인을 치수를 침범한 우식치아로 보기 때문에 우식치료가 가장 먼저 시행되어야 한다.

18 시린증상 호소에 상악소구치 협면의 치경부 마모증으로 인한 과민증 및 하악 구치부 협면의 초기탈회에 따라 치아우식활성도가 높은 것으로 판단되어 불소도포를 우선 시행한다.

제 **2** 과목 ▶ **치면세마**

19 치면세마 : 구강질환을 예방하기 위해 구강 내의 치면세균막, 치석, 외인성 색소 등의 침착물을 물리적으로 제거하고, 치아표면을 활택하게 연마하여 재부착을 방지할 목적으로 실시하는 예방술식
③ 치근활택 : 치근면으로부터 변성되거나 괴사된 백악질을 제거하여 거친면을 활택하는 술식
④ 치석제거 : 치아의 치관부 및 치근면에서 치태, 치석, 착색물 등을 제거하는 술식

20 가압증기멸균
• 고온, 고압의 수증기를 이용하여 미생물을 파괴
• 스테인리스 기구, 직물 유리, 스톤, 열에 저항성 있는 합성수지, 멸균 가능한 핸드피스

21 상악 우측 구치부 협면 치석제거
• 하악 전치부 순면이 바닥과 평행하게 한다.
• 환자에게 입을 가볍게 벌리도록 한다.
• 환자를 수평자세로 위치시킨다.
• 환자의 고개는 좌측으로 돌린다.
• 술자는 환자의 7~8시 방향에 앉는다.

22 진료 후의 기구처리방법
- 멸균기구의 보관기간은 최대 1개월이다.
- 초음파세척기는 뚜껑을 닫고 작동하며 5~10분 소요된다.
- 초음파세척기가 손 세척에 비해 안전하고, 단시간 내에 세밀한 부분까지 세척된다.
- 세척 전 용액으로 페놀화합물, 아이오도포 등을 사용한다.

24 탐침의 방법
- 중등도의 측방압으로 적용한다.
- 팁의 배면이 접합상피에 도달하도록 한다.
- up and down stroke
- 경도 이하의 압력
- 삽입각도는 0°에 가깝도록 한다.

25
① 호(hoe) – 1 – 직사각형
② 파일(file) – 여러 개 – 직사각형
④ 그레이시큐렛(gracey curette) – 2 – 반원형
⑤ 치즐(chisel) – 2 – 직사각형

26 치면세마 난이도
- class Ⅳ : 심한 착색 및 치은연상치석
- class Ⅲ : 다량의 치면세균막과 치면착색
- class Ⅱ : 중등도의 치면세균막과 치면착색
- class Ⅰ : 영구치, 치은연에 가벼운 착색과 치면세균막
- class C : 12세 이하의 어린이, 유치열기, 혼합치열기

27 연결부(shank)
- 작동부와 손잡이를 연결하는 부분
- 경부의 형태 : 직선형 – 전치부, 굴곡형 – 구치부, 복합형 – 구치부의 인접면과 깊은 치주낭
- 경부의 길이 : 표준형과 확장형
- 말단경부(terminal shank) : 절단연이 올바른지 결정하는 지표

28
① 흑색선 : 비교적 구강상태가 깨끗한 비흡연자, 여성, 어린이에게 호발
② 주황색 : 색소성 세균이 원인
③ 갈색 : 법랑질의 표면이 거칠거나, 치약 없이 칫솔질을 하는 사람
⑤ 황색 : 치면세균막 위에 분포, 나이와 무관, 구강위생관리가 소홀한 사람

29
② 무기질의 기원은 타액이다.
③ 점토상으로 나타난다.
④ 치밀도와 경도가 낮다.
⑤ 백색, 황색을 띈다.

30 시술자의 자세
- 상박은 몸의 측면에서 20° 이내로 붙인다.
- 손목은 연장시키거나 비틀지 않는다.
- 술자의 눈과 환자 구강 간의 거리는 35~40cm 유지한다.
- 상박과 전완이 이루는 각도는 바닥과 평행할 때 위로 60° 이상, 아래로 10° 이상 넘지 않는 범위 내에서 움직인다.
- 대퇴부는 바닥과 수평이 되도록 한다.

31 ② S : sealant

③ Fx : fracture

④ Ft : fistula

⑤ ↑, ↓ : food impaction

32 노인 대상 치면세마 시 유의점
- 가능한 오전에 한다.
- 가능한 시술시간을 짧게 한다.
- 치아동요가 있는 경우 치면세마 필요하다.
- 노출된 치근의 치석은 여러 조각을 낸 후 제거한다.

33 치근활택술의 적응증
- 치은염
- 얕은 치주낭
- 외과적 처치의 전처치
- 진행성 치주염
- 내과 병력을 가진 전신질환자

34 초음파치석제거기의 시린 증상 대처방법
- 물의 양을 충분히 한다.
- 측방압을 낮춘다.
- 여러 부위를 돌아가며 동작한다.

35 엔진연마
- 러버컵의 끝을 치경부 부위에서 적합하여 시작한다.
- 입자가 크면 연마시 마모력이 증가한다.
- 평활면은 러버컵을 사용하며, 교합면은 강 모솔을 사용한다.
- 침착물의 재부착방지를 위해 모든 치면에 시행한다.
- 치주낭이 깊은 환자에게는 적합하지 않다.

37 기구연마의 원칙
- 기구가 무뎌졌을 때 실시한다.
- 무딘기구의 윤곽형성은 인공석을 이용한다.
- 기구고정법인 경우 마지막은 하방동작으로 끝낸다.
- 날의 상방 1/3 부위부터 연마한다.

38 빛이 반사되는 기구(절단연이 무뎌진 기구)
- 조직의 손상 가능성
- 기구동작 횟수가 많아진다.
- 시술시 촉각이 둔해진다.
- 시술시간이 늘어난다.

제 **3** 과목 치과방사선

39 엑스선관의 구성에 따른 역할
- 집속컵은 열전자를 텅스탄타겟에 도달시키는 데 도움을 준다.
- 필라멘트에서는 전자를 방출한다.
- 유리관에서는 납을 포함한 진공유리관으로 필라멘트의 산화를 방지한다.
- 초점은 열전자를 모은다.

40 제동방사선 = 일반방사선 = 저지방사선
- 고속의 전자가 텅스텐 원자의 핵과 충돌을 할 때
- 핵의 정전기장의 작용으로 급속히 진행방향과 속도가 감소할 때(근처 통과)

41 엑스선과 가시광선의 공통점
- 직진하며, 초당 약 30만km 전파
- 전기장이나 자기장에 의해 굴절하지 않음
- X선 필름에 감광작용이 있음
- 유사한 방법으로 물체의 음영을 투사

44 ① 대조도 : 현상딘 필름상에서 여러 부위의 흑화도 차이
② 흑화도 : 필름 전체의 어두운 정도
③ 관용도 : 사진상 구별 가능한 흑화도로 기록될 수 있는 노출범위의 측정도
④ 감광도 : 표준흑화도를 갖는 방사선 사진을 만들어내는 데 필요한 조사량
⑤ 선예도 : 상의 경계를 보여주기 위한 능력

46 상악 견치부의 해부학적 구조물
- 상악동 : 방사선 투과상
- 역 Y자 : 방사선 불투과상, 상악동의 전내벽과 비와의 측벽이 서로 교차

48 하악 대구치의 구조물
- 외사선 : 불투과상 흰선, 하악 제1대구치의 하방의 치조돌기와 만나는 부위에서 끝남
- 내사선 : 불투과상 흰선, 하악지의 내면에서 전하방 주행
- 악설골융선 : 불투과상, 다양한 폭의 흰선, 외사선보다 약간 전방에서 관찰
- 하악관 : 일정한 폭의 방사선 투과성, 하악 제3대구치 부위의 치근단과 근접
- 영양관 : 일정한 폭의 방사선 투과성, 전치부의 치간 사이~대구치의 하악공에서 개구
- 근돌기 : 불투과상, 하악 치근단 방사선사진에서는 관찰 불가

49 소아의 방사선촬영
- 촬영법은 성인과 동일
- 치근단촬영 시 등각촬영법 이용(악궁이 작아 유지기구 적용 어려움)
- 납방어복과 갑상선보호대 착용
- 고감광도필름을 사용
- 10세 이하는 성인의 50% 노출을 줄임
- 10~15세는 성인의 25% 노출을 줄임

50 상악 절치부의 등각촬영법
- 수평각 : 양측 중절치의 인접면
- 수직각 : +45°
- 중심방사선은 중절치와 측절치는 비첨을 향한다.
- 필름은 환자의 손가락이나 등각촬영용 필름유지기구를 사용한다.

51 디지털 영상획득장치

간접 디지털	• CR방식 • 초기화 과정이 필요하다. • X선량이 영상판에 노출되면, 레이저 조사를 추가로 하여 스캐닝하여 영상을 획득한다.
직접 디지털	• DR방식 • X선량이 CCD, CMOS, 평판검출기 등에 노출되면, 아날로그 디지털 변화기가 디지털 신호로 전환하여 영상을 획득한다.

52 치근단촬영 후 파노라마촬영을 추가로 하는 경우
- 매복치
- 큰 낭종의 병소
- 타액선의 타석
- 악골의 발육상태

53 • Richard법칙
  - 수직각도의 변화를 주어 촬영
  - 필름의 위치는 동일, 하악관의 협·설적 위치파악
  • Clark법칙
  - 수평각도의 변화를 주어 촬영
  - 필름의 위치는 동일, 물체의 협·설측의 위치를 파악(예 : 근관)

54 ④ 치아의 인접면이 겹친 것은 수직각이 아니라 수평각을 수정해야 하므로, 소구치의 인접면에 중심방사선이 평행하도록 한다.

55 • 고감수성 : 장점막, 갑상선, 발육 중인 태아, 생신선, 조혈조직
  • 중감수성 : 미세혈관, 성장중인 연골, 타액선, 폐, 신장, 간
  • 저감수성 : 눈, 근육, 결합조직, 신경조직, 지방조직

56 환자의 자세 실책에 따른 파노라마 영상
  • 교합면의 역V자 : 고개를 너무 들었을 때
  • 교합면의 V자 : 고개를 너무 숙였을 때
  • 하악의 전방부가 뿌옇 : 목을 전방으로 구부렸을 때

57 방사선 불투과상의 병소
  • 치근단 백악질 이형성증의 중기 또는 말기
  • 골경화
  • 경화성골염
  • 골경화증

58 술자의 보호
  • 노출량을 확인한다.
  • 필름은 환자가 잡고 고정하도록 한다.
  • 방사선원과 환자로부터 최소한 1.8m 떨어지도록 위치한다.
  • 술자, 환자 모두 노출되는 동안 방사선관구를 잡지 않는다.
  • 노출되는 동안 납방어벽(1mm)나 벽 뒤에 있어야 한다.

제 **4** 과목 **구강악안면외과**

60 악골골수염의 특징
  • 하악에서 더 빈발한다.
  • 골 감염 상태에서 해면골에서 시작하여 피질골로 확장한다.
  • 치아우식증, 치주염, 인접 연조직의 감염이 주원인
  • 황색포도상구균, 연쇄상구균, 진균이 원인균
  • 급성악골골수염, 만성악골골수염, 만성화농성골수염, 만성경화성골수염

64 중안모골절 중 상악골의 골절 분류
  • 수평골골절 : 상악골과 구개골을 분리하는 골절
  • 피라미드형 골절 : 양쪽으로 발생
  • 횡단골절 : 안면골이 두개골과 분리되는 골절

제 **5** 과목 **치과보철**

67 하악위의 종류
- 중심위 : 악관절기준, 치아의 접촉과는 관계없이 일정하게 재현
- 편심위 : 중심위가 아닌 하악골의 위치
- 하악안정위 : 생리적안정기준, 환자의 직립위, 평생동안 일정하며 잘 변하지 않음

68 고정성 가공의치의 특징
- 대부분의 경우에 해당하는 일반적인 가공의치
- 연결부는 고정되며, 하나의 장치로 치아에 접착

69 총의치 제작과정
예비인상과 연구모형제작→정밀인상→작업모형 및 교합상의 제작→교합채득→인공치 선택→납의치의 구강 내 시적→의치형 형성 및 전입→의치의 장착과 조정→후관리

70 국소의치장착자의 교육내용
- 기능회복의 한계 설명
- 점막에 통증이나 궤양 발생 가능성
- 의치를 오래 사용 시, 인공치의 교모와 치조골의 흡수 발생
- 식후에는 의치를 빼서 세척
- 밤에는 의치를 빼서 물에 담궈 보관
- 국소의치의 경우 약 2주, 총의치의 경우 6~8주 적응기간 필요
- 어색한 발음은 반복 읽기연습
- 6개월에 한번 정기검진

제 **6** 과목 **치과보존**

71 ① 치근절제술 : 근관충전을 마친 상·하악 대구치의 치관은 유지하며, 1~2개의 치근을 잘라서 발거
② 편측절제술 : 주로 하악 제1대구치에서 치관을 협설방향으로 치근이개부까지 절단 후 보존불가한 치관과 치근을 발거
③ 의도적 치아재식술 : 주로 하악 제2대구치에서 치근단 절제술이 불가능한 경우 마지막에 시행
⑤ 치근분리술 : 주로 하악 제1대구치에서 치관을 협설방향으로 치근이개부까지 절단 후 양쪽의 치관과 치근을 모두 살림

73 ④ endodoctic explorer : 근관입구를 찾을 때
① barbered broach : 발수 기구
② Ni-Ti file : 근관확대 기구
③ root canal spreader : 측방가압 충전할 때 사용되는 기구
⑤ endodontic spoon excavator : 근관입구 주위의 연화상아질 제거

75 치근단공의 특징
- 치근단공 : 근관의 끝(해부학적 치근)보다 0.5mm 짧은 곳에 위치한다.
- 치근단공과 연결되어 있다.
- 치근단공의 내부가 0.5mm 정도 백악질로 싸여 있다.

76 격벽의 방법
- 금속격벽 : 금속밴드와 금속스트랩, 넓은 쪽이 교합면, 좁은 쪽이 치은
- 웨지 : 아말감수복 시 나무웨지를 이용
- 폴리에스테르격벽 : 전치부의 복합레진, 광중합형 복합레진

제 7 과목 소아치과

78 치아발육시기
- 무치열기 : 아구창, 아프타, 앱스타인 진주, 본스결절, 구순·구개열
- 유치맹출기 : 유전치우식, 우유병우식, 걸음마로 인한 치아외상, 치과검진 필요

79 공간유지장치
- 설측호선 : 양측성 또는 2개 이상의 편측성 유치의 조기상실
- 밴드앤루프 : 제1유구치 단독상실의 경우, 제2유구치에 밴드를 장착
- 낸스구개호선 : 상악 전치의 심미수복, 상악 유구치의 양측성 또는 편측성 조기상실
- 디스탈슈 : 제1대구치 맹출 전 제2유구치의 조기상실

80 유구치 기성금속관
- 치질의 삭제량이 적음
- 비교적 강한 유지력
- 치경부의 적합불량
- 교합면과 접촉점의 정확한 회복 어려움
- 조작이 용이

82 치근단유도술 : 치수생활력이 있는 미성숙 치근의 길이성장과 치근단의 폐쇄가 정상적으로 일어나도록 치근부 치수의 생활력을 유지하는 치료방법이다.

제 8 과목 치 주

83 고유치조골
- 샤피섬유를 포함한 다발골의 형태
- 치아와 치주인대의 혈관과 신경에 분포
- 치조와를 싸고 있는 사상판의 치밀성으로 방사선 사진상 치조백선(불투과)

85 치은퇴축의 임상적 특징
- 원인 : 치은염증, 부적절한 칫솔질, 외상성 교합, 치아의 위치 이상, 높은 소대 부착
- 임상특징 : 지각과민증, 치근면우식증 발생 가능성, 치태, 음식물 잔사, 세균축적의 좋은 조건

86 교합성 외상의 임상증상
- 치근 흡수
- 치아 마모
- 측두하악관절 이상
- 저작 및 타진 시 불편감
- 치아의 동요도 증가
- 방사선상 치주인대강의 확대, 치조백선의 소실

87 치주수술 후 주의사항
- 전신 무력감, 오한 가능성
- 수술 당일 과도한 양치를 하지 않도록 함
- 마취가 깬 후 통증이 있을 수 있음
- 음압 방지를 위해 금연 및 빨대를 사용하지 않음
- 수술 후 출혈과 종창의 가능성으로 냉찜질 권유
- 이상증상 시 빠른 시간 내에 치과로 연락

88 ① 치근단농양 : 실활치수의 치근우식, 불량한 근관치료에 의함, 근단부 경계의 희박한 검은 상
③ 치주농양 : 생활치수의 깊은 치주낭에 의함, 방사선상 검은 상, V자 흡수상
⑤ 치은농양 : 생활치수의 감염에 의함, 방사선상 정상

제 **9** 과목 ▸ 치과교정

89 안면골의 성장
- 안면골의 성장은 폭, 길이, 높이 순으로 변화한다.
- 사춘기 이후의 안면은 하안면의 발육에 의해 완성된다.
- 상안면부가 하안면부보다 빨리 성장한다.

90 Angle의 부정교합
- 제1급 부정교합 : 전치부 총생, 공극, 과개교합, 개교
- 제2급 부정교합 1류 : 수평피개와 스피만곡 심함, 상악전치의 전돌과 구호흡
- 제2급 부정교합 2류 : 깊은 수직피개, 상악전치의 후퇴와 비정상적 비호흡, 상악 중절치의 설측경사와 상악 측절치의 순측경사
- 제3급 부정교합 : 가성(습관)과 진성(골격성)으로 구분

91 성인의 정상교합
- 1치 : 2치의 교합관계
- 상악 제1대구치의 근심협측교두정이 하악 제1대구치의 협측 열구와 접촉
- 상악 전치가 하악전치의 1/4~1/3을 피개
- 구치는 교두정과의 접촉, 융선과 치간이 공극과 접촉, 융선과 구의 접촉관계
- 인접치아의 긴밀한 접촉
- 치아장축의 근심경사
- 상악 전치는 순측경사, 하악전치는 약간의 설측경사
- 스피만곡은 1.5mm 이하여야 한다.
- 상악견치의 첨두가 하악견치의 원심우각부와 접촉

93 투명교정장치
- 투명한 재질의 얇은 플라스틱 막을 전체 치아에 씌워서 교정하는 치료방법
- 환자 스스로 착탈이 가능하며 이물감이 적음
- 치아 이동이 제한적

제 10 과목　치과재료

95　재료의 용어

② 크립 : 재료가 영구변형이 일어나는 항복 하중 이하의 작은 하중을 지속적, 반복적으로 받아 재료가 변화함

③ 피로 : 재료가 파괴하중 이하의 작은 하중을 지속적, 반복적으로 받아 어느 한순간 파괴됨

⑤ 갈바니즘 : 구강 내의 이종금속이 존재할 때, 각 금속의 이온화경향의 차이로 인한 전위차로 전류가 발생하여 부식되는 현상

98　알지네이트 인상체의 변형 최소화 방법

• 인상채득 후 10분 이내에 석고를 주입하는 것이 가장 정확하다.

• 석고 주입이 어려운 경우 음형인기를 100% 절대습도에서 아래방향으로 보관한다.

100　복합레진충전과 지각과민감소

• 복합레진을 2mm 이하의 두께로 충전 후 광중합하는 과정을 여러 번 반복

• 중합수축에 의한 스트레스를 줄이고, 광중합기의 투과 두께 한계를 반영

좋은 책을 만드는 길
독자님과 함께하겠습니다.

도서나 동영상에 궁금한 점, 아쉬운 점, 만족스러운 점이
있으시다면 어떤 의견이라도 말씀해 주세요.
SD에듀는 독자님의 의견을 모아 더 좋은 책으로 보답하겠습니다.

www.sdedu.co.kr

치과위생사 국가시험 기출유형문제집

개정1판1쇄 **발행**	2022년 09월 05일 (인쇄 2022년 07월 22일)
초 판 발 행	2020년 10월 05일 (인쇄 2020년 09월 01일)
발 행 인	박영일
책 임 편 집	이해욱
편 저	이남숙
편 집 진 행	윤진영 · 김달해
표 지 디 자 인	권은경 · 길전홍선
편 집 디 자 인	심혜림 · 이현진
발 행 처	(주)시대고시기획
출 판 등 록	제10-1521호
주 소	서울시 마포구 큰우물로 75 [도화동 538 성지 B/D] 9F
전 화	1600-3600
팩 스	02-701-8823
홈 페 이 지	www.sdedu.co.kr
I S B N	979-11-383-2876-0(13510)
정 가	29,000원

시험직종		교시	문제유형	응시번호	감독관 성명

국민이 신뢰하고 감동하는 시험평가기관
한국보건의료인국가시험원
KOREA HEALTH PERSONNEL LICENSING EXAMINATION INSTITUTE

답안카드 작성 시 유의사항

작성 예시 : "치과위생사"국가시험, "제5교시", "홀수형", 응시번호가 "01011037", "홍길동"이 "1번 문제의 정답을 ②번으로 표기한 경우"

응시자 유의사항

○ 답안카드 작성(표기)은 반드시 "컴퓨터용 흑색 수성 사인펜"만을 사용하여야합니다.

○ 펜의 종류와 색깔에 상관없이 예비마킹 등으로 인하여 답안카드에 필기구의 흔적이 있는 경우, 중복 답안 등으로 채점되어 **해당 문제가 "0점" 처리가 될 수 있으므로 답안 이외의 흔적을 수정테이프로 반드시 지워야 합니다.**

1. 시험 전 기재 · 표기 사항 : 시험직종, 교시, 문제유형, 성명, 응시번호
 - 시험직종 란에는 해당 직종명을 기재합니다.
 - 교시 란에는 해당 교시를 숫자로 기재하고 해당란에 표기합니다.
 - 문제유형 란에는 배부 받은 문제지의 유형을 확인하고 표기합니다.
 (※ **응시번호 끝자리가 홀수이면 홀수형, 짝수이면 짝수형 문제지를 배부받아야 함**)
 - 성명 란에는 응시자의 성명을 바르게 기재합니다.
 - 응시번호 란에는 숫자로 기재하고 해당란에 표기합니다.
 - 답란은 "●"와 같이 온전하게 표기합니다.(※ 바르지 못한 표기 (⊗ ⊘ ① ◐)를 하였을 경우에는 해당 문제가 "0점" 처리가 될 수 있음)

2. 답란의 수정 방법 : 답란을 잘못 표기하였을 경우에는 답안카드를 교체하여 작성하거나, **"수정테이프"만을 사용하여 답란을 수정합니다(수정액, 수정스티커 등 사용불가).**
 - 수정테이프를 사용하여 완전히 지우고 수정한 후 수정테이프가 떨어지지 않게 손으로 눌러주어야 합니다.
 - 불완전한 수정 처리로 인해 발생하는 책임은 응시자에게 있으니 주의하여야 합니다.

3. 답안카드는 훼손하거나 구겨지지 않도록 주의하며, 특히 답안카드 하단의 타이밍 마크(▮▮▮▮)를 절대로 칼로 긁거나 훼손해서는 안 됩니다.

시험 직종
(치과위생사) 국가시험

제 (1) 교시
② ③ ④ ⑤

문제 유형
홀수형 ● 짝수형 ○

성 명
홍 길 동

응시번호
0 1 0 1 1 0 3 7

감독관 성 명
※ 정자기재

1	①	●	③	④	⑤
2	①	②	③	④	⑤
3	①	②	③	④	⑤
4	●	②	③	④	⑤
5	①	②	③	④	⑤
6	①	②	③	④	⑤
7	①	②	③	④	⑤
8	①	②	③	④	⑤
9	①	②	③	④	⑤
10	①	②	③	④	⑤
11	①	②	③	④	⑤
12	①	②	③	④	⑤
13	①	②	③	④	⑤
14	①	②	③	④	⑤
15	①	②	③	④	⑤
16	①	②	③	④	⑤
17	①	②	③	④	⑤
18	①	②	③	④	⑤
19	①	②	③	④	⑤
20	①	②	③	④	⑤

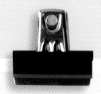

SD에듀가 준비한

치과위생사
국가시험

최근 출제기준 · 출제유형 완벽 적용!

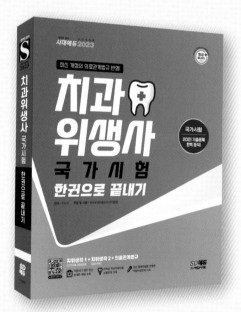

치과위생사 국가시험
한권으로 끝내기

- ✔ 최근 개정 의료법 반영!
- ✔ 이론서가 필요 없는 상세한 해설 수록!
- ✔ 과목별 필수 핵심이론만을 선별하여 수록!
- ✔ 치과위생사 최신 출제유형을 반영한 적중예상문제 수록!

※ 도서의 이미지는 변경될 수 있습니다.

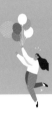
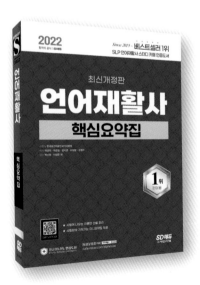